U0395008

Priceless

Curing the Healthcare Crisis

无 价

美国医疗危机的根源和出路

John C. Goodman

[美] 约翰·C.古德曼　著

许永国　译

格致出版社　上海人民出版社

各方佳评

约翰·古德曼这本了不起的《无价》的确是无价的。此书给令人厌烦的医疗保健争论注入了新鲜空气，再次展示了市场在需要富有想象力——政府驱动的体系无力提供——的解决办法的复杂环境下的最大优势。批评者或许会吹毛求疵地说，医疗保健市场绝不可能是完美竞争的。古德曼引经据典地解释了为什么市场创新远胜于自顶而下的方案，尤其包括 ACA 在内。

——理查德·A.爱泼斯坦(Richard A. Epstein)，

纽约大学 Laurence A. Tisch 法学教授

毫无疑问，今日的美国医疗体系充斥着扭曲的激励和约翰·古德曼所谓的功能紊乱。本书是对此采取行动的战斗号召。即便你未必同意古德曼的所有观点——许多观点本人就不认同——但若想更明智地参与对美国医疗保健未来的辩论，你就应该读读这本书。

——皮特·R.奥斯扎格(Peter R. Orszag)，

美国国会预算办公室前主任，花旗集团副主席

约翰·古德曼曾当面教导我们，激励至关重要。他的这本《无价》

提供了更丰富的优秀思维。

——迈克尔·O.莱维特(Michael O. Leavitt),犹他州州长,
DHHS前秘书长,美国环保局前局长

约翰·古德曼以"健康储蓄账户之父"名动天下,他的新书《无价》一如既往地富有煽动性且引发争议。他对治疗美国医疗保健开出的处方是,通过消除保险公司和公共支付者提供的约束与负激励,让消费者自由地寻求最适合自己的医疗保健方案,让医生和医院主管自由地提供力所能及的最物美价廉的保健。对所有在寻求美国医疗保健问题可行解决之道上失去信心的人来说,这都是一本有趣的读物。

——盖尔·R.威伦斯基(Gail R.Wilensky),
Project HOPE高级研究员,CMS前主管

在《无价》一书中,约翰·古德曼解释了为什么那么多美国人——患者、健康者、消费者、雇主、医疗专业人士和保险商——觉得被美国医疗保健体系困住了。令人欣慰的是,古德曼证明,我们有办法脱离这种医疗陷阱。无论你的政治立场是什么,他提出的解决方案都值得认真关注。

——约翰·恩格勒(John Engler),
Business Roundtable主席,密歇根州前州长

约翰·古德曼总是那么有趣,也那么有煽动性。他的思想不容忽视。

——吉姆·库伯(Jim Cooper),美国国会议员

约翰·古德曼的分析入木三分、令人信服。《无价》中的洞察力与创新思维对避免官办医疗带来的危害将是无价的。

——史蒂夫·福布斯(Steve Forbes),《福布斯》主席兼总编辑

本书新鲜、原创的洞察力，可以帮助我们进入一种既能控制个人选择又能让价格与质量一致而且可以更有效地利用融资实现这些目的的体系。

——琼·E.奥尼尔(June E. O'Neill)，纽约市立大学
巴鲁克学院 Wollman 杰出经济学教授、商业与政府研究
中心主任，美国国会预算办公室前主任

在一个不断造新词重新表达老掉牙的旧思想的健康政策世界里，读到这本回归第一原理、挑战传统思维并且最后提出富有想象力但极其实用的改革建议的《无价》，于我而言无疑是一种精神享受。

——马克·V.保利(Mark V. Pauly)，宾夕法尼亚大学
沃顿学院 Bendheim 教授、医疗保健管理教授、商业与
公共政策教授，医生支付评审委员会前主席

拥有务实的头脑和对弱势群体的爱心，约翰·古德曼一直是我们时代最清晰、最有洞察力的医疗保健思想家。如今，我们反常、阴差阳错的"保险"体系已经无可避免地陷入危机，该把古德曼在《无价》中提供的常识和有事实依据的智慧想法付诸实践了。

——米奇·E.丹尼斯(Mitch E. Daniels)，
普渡大学校长，印第安纳州前州长

《无价》是对美国医疗保健改革市场友好型思路的一项重要贡献。

——马丁·S.费尔德斯坦(Martin S. Feldstein)，
哈佛大学 George F. Baker 经济学教授，
美国国民经济研究局(NBER)名誉主席

如果自由派评论人士希望磨利他们的爪子，那么没有比约翰·古

德曼这本《无价》更好的基石了。

——乌韦·E.莱因哈特(Uwe E. Reinhardt),

普林斯顿大学政治经济 James Madison 教授、

经济学与公共事务教授,医生支付评议委员会前委员

《无价》的独特之处在于它既一般性地讨论了可及、成本与质量这三大健康问题,也分析了 2009 年的 ACA 对这些问题的具体含义。本书富有煽动性和启发性,要同时做到这点不容易,但约翰·古德曼把幽默和事实结合起来做到了。但凡是对医疗保健改革感兴趣的人,都应该读读这本书。

——托马斯·R.萨文(Thomas R. Saving),

得克萨斯州农工大学 Jeff Montgomery 经济学教授、

私人企业研究中心主任

约翰·古德曼是一位颇有影响力的健康政策分析家、组织领袖和企业家。他的思想总是那么有煽动性,让人无法漠视。你也许未必同意他的每个观点,但以下观点可谓一针见血:要解决未来无法持续的健康成本增长问题,必须让消费者和患者相信他们会从这些改革中受益。

——C.尤金·斯图尔(C. Eugene Stuerle),

美国城市协会会员与 Richard B. Fisher 主席

在《无价》中,古德曼指出,医生们被这种功能失调的体系困住了,他们必须获得解放。他是对的。恢复自由,停止压迫。

——唐纳德·J.彭明盛(Donald J. Palmisano),

美国医学会前会长

在《无价》中，约翰·古德曼提供了有关医疗保健问题的急需的深刻见解。他是倡导用市场化改革解决健康政策问题的主力干将。

——凯文·M.墨菲(Kevin, M. Murphy)，芝加哥大学乔治·斯蒂格勒杰出服务、经济学教授

约翰·古德曼这本及时又重要的书可赞之处甚多。医疗保健经济学的阐述跟对医疗保健的反常激励的讨论同样清晰。文采好、思想清晰，是古德曼文章的一贯特色。本人尤其喜欢书中以下三点：对时间价格的作用的考虑以及医疗改革立法产生的出人意料的赢家与输家；对医疗保健体系的政治经济学分析，以及他对欧洲的医疗体系为何与美国大相径庭的解释；改革健康保险 Medicare 和 Medicaid 的政策处方。任何对理解医疗改革真正有兴趣的人都应该认真读读书中提出的建议。

——迈克尔·A.莫里西(Michael A. Morrisey)，阿拉巴马大学伯明翰分校健康经济学与健康保险教授，Lister Hill 健康政策中心主任

我不同意古德曼对高起付线健康保险的强调……但是，任何真正关心健康改革的人们都不能忽视《无价》中的思想。

——阿兰·C.恩托芬(Alain C. Enthoven)，斯坦福大学公共与私人管理 Eccles 讲席荣休教授

在《无价》中，约翰·古德曼对美国医疗保健体系因过度自由而崩溃的传统观点的挑战来得太及时了。当前，我们即将对这一体系强化实施超级监管，古德曼令人信服地指出，我们的答案是让这套体系从政策制定者、保险商和提供者数十年来共同构筑的陷阱中解放出来。

——史蒂芬·T.帕伦特(Stephen T. Parente)，米尼苏达大学金融教授、医疗产业领导力研究所所长

《无价》阐明了市场化解决办法在帮助如今被授权的医疗保健消费者实现平价性、可及性、改善质量体验方面的重要性。

——安吉拉·F.布拉利（Angela F. Braly），
Wellpoint Inc.主席、总裁兼 CEO

每个想搞清楚华盛顿是怎么把健康政策搞得乱七八糟的人，都应该读读约翰·古德曼这本思想深邃的书。一代代健康改革者们试图基于监管和集中控制设计出一套新体系，结果收获的只是更高的医疗保健成本，患者的价值却时常并无增加。古德曼提出了一个更好的主意：用真正的保险取代第一美元保障的异常经济激励，并让竞争动起来。

——约瑟夫·R.安托斯（Joseph, R. Antos），美国企业
研究所医疗保健与退休政策 Wilson H. Taylor 学者

太多的美国健康经济学家寄希望于政府来解决医疗保健问题，却未意识到政府就是造成这些问题的根源。约翰·古德曼是一个我们期待的例外，他创造性的研究影响了健康储蓄账户的设立。他这本《无价》到处都是有助于医疗保健回归市场的同样有用的思想，当 ACA 消失的时候，此书将提供真正全面改革美国医疗保健的框架。

——保罗·H.鲁宾（Paul H. Rubin），埃默里大学
Samuel Candler Dobbs 经济学教授

20 多年来，约翰·古德曼一直在为如何创造更好的健康体系、更便宜的健康体系、更高可及性的健康体系不断开发创新思想。他确定是健康储蓄账户的创造者，并且发展了整个计划，他提出了试图赋予人们更多资源、对健康更多控制的整套主张。

——纽特·金里奇（Newt Gingrich），美国众议院第 58 届议长

只要我在国会任职，我就一直遵循约翰·古德曼的健康政策思想。他

最新的成果《无价》充分阐明了他为什么是智慧、洞察力和创新思维之源。

——保罗·瑞恩(Paul Ryan),美国众议院预算委员会主席

许多人在讨论美国医疗保健体系中存在的问题,但很少有人提出真正的解决办法。约翰·古德曼写的这本书不仅精确地介绍了美国医疗保健体系发生了什么,还对一个急需被矫正的问题提供了关键的解决办法和答案。

——杰布·布什(Jeb Bush),佛罗里达州前州长

约翰·古德曼是美国顶级的医疗保健政策思想家之一。他的新书《无价》将成为华盛顿和整个美国政策制定者们重要的思想来源。

——凯·贝利·哈奇森(Kay Bailey Hutchison),美国参议员

《无价》非常令人信服地告诉我们,解放人们是健康改革的关键。当我们把患者和医疗保健提供者们从支付者和政府的镣铐中释放出来时,我们将拉高医疗质量、拉低医疗价格,并消灭巨大的浪费。

——史蒂芬·B.邦纳(Stephen B. Bonner),
美国癌症治疗中心主席和CEO

美国处在危机关头。在《无价》中,约翰·古德曼巧妙地解释了如何打破妨碍美国医疗保健改革与医疗保健权利的日渐无法收拾的僵局。

——厄尔·L.格林诺尔斯(Earl L. Grinols),
贝勒大学Robbins健康政策与领导力学院
经济学杰出教授、博士项目开发主任

约翰·古德曼在《无价》中解释了为什么美国健康部门如此功能失调,为什么问题无法通过增加更多政府官僚层级、监管与价格扭曲来解

决。身为一名经济学家,古德曼用他清晰的思维解释了我们可以如何运用医疗保健的市场力量,重新实现激励一致,让医疗保健市场中的患者、医生和所有支付者追求更高的效率、更高的品质和更好的价值。

——葛瑞斯-玛丽·特纳(Grace-Marie Turner),Galen 研究所所长

《患者权力》的作者带来的这本《无价》,是一本探讨我们为什么必须同时授权医生和患者的新书。

——丹尼尔·H.约翰逊(Daniel H. Johnson),
美国医学会前会长,世界医学会前会长

《无价》是约翰·古德曼写的一本人人都应该读的开创性书籍。

——威廉·A.阿彻(William A. Archer),国会前议员,
美国众议院筹款委员会委员长

译者序
美国医疗和你想象的全然不同

2024 年正好是本书关注的重要主题即美国奥巴马医改全面实施 10 周年之际，且适逢中国新医改跨入第 15 个年头。随着医疗总支出加速增长并向 10 万亿元逼近，中国健康体制改革正处在关键的十字路口。笔者以为，本书中令人耳目一新的健康改革思维乃至改革方略，不仅值得后奥巴马医改时代的美国健康政策主政者们研读反思，而且也可以作为中国健康政策改革的重要镜鉴。

美国健康改革传统错误叙事的无价解毒剂

按照流行的叙事，美国的医疗卫生体制和中国的医疗卫生体制分别属于市场主导型和政府主导型，而美国历来被公认为全球"医疗市场化过度"的失败典型。然而，正如作者在前言中交代的，本书的英文标题"Priceless"其实是个双关词，除了形容人的生命健康无价这一普遍价值取向外，更重要的是揭示在美国这个全球头号市场经济国度，无论是在医疗服务体系还是在健康保险市场中都普遍存在价格信号严重缺失的情况。这种市场价格机制的长期缺失以及伴随的严重的激励扭曲，正是导致美国长期深陷医疗成本、质量与可及性危机（"美国病"）的根本原因。与人们通常的认知正好相反,美国并非医疗市场化过度的反面教材,而恰恰是医疗市场监管过度的反面教材！因此,唯有打破限制医生与患者自由选择的法律枷锁和妨碍企业家创新的第三方支付官僚壁垒,才能让美国真正摆脱医疗保健危机。以强化政府"有形之手"管制为主旋律的《平价医疗法案》(简称 ACA),非但无法将美国医生、患者、保险商、雇主乃至监管者从困局中解救出来,反而会让所有主体更加深陷其中难以自拔。

"市场缺位论"和"监管过度论"无疑是对美国健康改革传统智慧与主流叙事的大胆质疑和严重挑战。那么,本书是不是一部宣扬美国医改极右翼激进主张、语不惊人死不休的政治策论呢？作为"健康储蓄账户"之父和消费者主权运动的倡导者,作者约翰·古德曼无疑是医疗市场化的积极鼓吹者,但英文版开篇来自美国政府内外和跨越政治频谱的 31位重量级人士[包括奥巴马政府首席经济学家的皮特·奥斯扎格(Peter Orszag)]的一致盛赞提醒我们,这是一部令反对者亦为之侧目并表示尊重的高含金量,堪称美国健康改革传统错误叙事的学术解毒剂医改专著。难能可贵的是,面对如此枯燥、深奥且富有争议性的公共政策话题,作者的文风却意外地深入浅出、行云流水,像一位循循善诱、体贴入微的老教授,在一连串的自问自答中,引领读者进入(健康)经济学的鲜活案例剖析现场,读来令人如沐春风、倍感亲切又回味绵长、发人深思。

美国医疗保健体系早已深陷"无价"陷阱

作者在序言中就提醒读者,要暂时忘掉对医疗保健的一切既有认知,准备接受一套全新的健康改革思维。所有分析的起点是,承认我们经常打交道的医疗保健体系其实是让每个个体都无力参透其中玄机的"复杂系统"。这种复杂系统的重要特征之一是,人为的扰动会产生意想不到的后果,而且对系统了解越少,后果越难以预测,甚至往往事与愿违。不幸的是,这正是美国医疗保健系统半个多世纪以来发生的故事。

作为整个经济系统的一个子系统，美国医疗保健系统显得格外与众不同。最突出的特征在于，医疗体系的复杂程度远超寻常的经济系统，医疗市场则是个名不副实的非典型市场。这种复杂性主要体现在医生和患者普遍面临的制度化、官僚化、管制化禁锢，非典型性主要体现在医疗服务与健康保险价格的严重压抑或失真（不妨称之为"无价化"或者"去价格化"）。我们惊讶地发现，在这个经常被（极为荒谬地）称为"医疗市场化过度"反面典型的国度里，无论是提供者还是消费者都看不到真实的医疗服务价格，雇员也从未见识过反映自身真实健康成本的保费价格。过去半个多世纪以来，美国的健康政策制定者们执着于为人们提供不包含起付线或成本分担条款的"理想"健康保险，从而消除人们在接受医疗服务时面临的"价格壁垒"。2010 年美国国会通过的《平价医疗法案》更是雄心勃勃地试图通过强制手段和强力补贴，确保全体美国人都享有健康保险保障。

当真实的医疗服务或健康风险价格逐渐变得无迹可寻，人造的第三方支付价格或政府行政定价便开始大行其道。但是，正如经济学价格理论所预见到的，当正常的市场力量在医疗保健领域被人为打压，"先到先得"等非价格竞争机制必将取代"价高者得"的价格竞争机制，成为稀缺医疗服务的新配给方式；而时间等非金钱价格也必将取代货币价格，成为医疗服务消费者必须支付的"隐性货币"和妨碍人们就医问诊的新壁垒。随着制度化、官僚化、管制化和无价化接管正常的市场化进程，医生、医院、患者、雇主、雇员乃至第三方支付者都会被牢牢禁锢起来，陷入彼此相爱相杀却难以逃脱的异常激励怪圈（或者"陷阱"）。于是，在强大而无情的经济学规律的驱使下，美国人健康命运的齿轮开始加速转动，终于让医疗保健成为所有美国人生命中不可承受之重。

"美国病"源于服务价格竞争机制严重缺失

研究美国健康政策的学者几乎都同意，压在美国人民头上的三座沉重的医疗大山,分别是医疗成本居高不下、医疗质量不尽如人意,以及医疗可及有失公平,这就是所谓"美国病"的典型症状。成本、质量与可及性既是各国人民最关注的医疗保健问题,也是各国健康体系改革公认的核心目标。但是,像美国这样在三个维度上被朝野上下长期诟病的似乎比较罕见。那么,"美国病"背后的患病机理和深层病因究竟是什么呢?约翰·古德曼在本书中耐心地抽丝剥茧,为我们揭开了背后意想不到的真相。答案就藏在本书的书名"无价"中!而整本书的核心思想,概括起来无外乎就是:由于人们普遍相信生命健康无价(无限高价),故此坚持医疗保健应该无价(零价格),结果却导致全社会不得不承受无法承受的代价(无价)。这听起来分明就是一个求仁得仁的故事,是不是感觉有点绕,还有点反直觉?然而,其中的经济学道理其实并不复杂。只要多问一些常识性问题,再设身处地换位思考一下,就不难找到貌似复杂的问题背后的答案了。

需方过度医疗导致"看病更贵"

首先看美国最受人诟病的医疗成本问题。正如作者在书中所表,无论从宏观的支出总量还是从微观个体的经济负担而言,美国医疗成本持续的高速增长都难以为继。但是,真正令人好奇的并不是美国健康成本为什么上升得如此之快,而是为什么没有上升得更快!之所以这么说,是因为尽管美国医疗保健体系在表面上既不属于英国 NHS式的官办医疗模式,也不是像加拿大那样近乎全民保障的单一支付者模式,但大多数老百姓在医生诊所或医院看病时却几乎不用花钱,实质上是一种隐蔽的"免费医疗"模式。试想一下,假如你是一名食客,走到餐厅门口发现有人代为买单,进去以后可以像吃自助餐一样大快朵颐,你的正常反应是不是不吃白不吃,甩开腮帮子吃到最后一口,直到索然无味为止?同理,假如你去医院看病时每多花 1 美元,平均只有 10 美分需要自掏腰包,其余的钱都由雇主、保险公司或政府等第三方支付机构买单。那你对医疗服务是不是会消费到最后一单位的价值等于 10

美分？你或许对此有点半信半疑：看病的患者真的会像吃饭的食客一样对价格激励做出反应吗？毕竟没人会没事往医院跑，因为便宜就多吃药、多检查、多开刀。真相是，假如没有预算约束的话，我们完全可以把全部 GDP 都花到——哪怕只是常规筛查——医疗保健上，而且绝不挥霍浪费。既然完全不用担心医疗成本问题，人们甚至会有意无意地长期虐待自己的身体健康，反正生病之后有人会代为支付全部账单。

然而，这种看似"无价"的医疗服务绝不是免费的。无论是由个人或雇主缴纳保费的蓝十字、蓝盾、Kaiser 等私人健康计划，还是靠联邦政府和（或）各级州政府财政补贴的 Medicare、Medicaid、CHIP 等公共健康计划，最后都是羊毛出在羊身上，或羊毛出在猪身上。所谓"无价医疗"绝非"免费医疗"。事实上，无论在世界上哪个国家，都不存在真正"免费医疗"这回事，只有直接付费或间接付费、自己买单或他人买单的分别。所谓消除民众就医的"价格壁垒"，不过是一个有意无意、自欺欺人的障眼法罢了。但是，跟拿着自己的钱购买医疗服务的患者相比，享受这种"无价医疗"的患者失去了在医疗支出与非医疗支出之间权衡比较精打细算的激励，只有挥霍甚至浪费使用社会医疗资源的异常激励。与许多人以为的不同，美国医疗成本支出持续攀升的主要原因是，市场需求方的患者在"无价医疗"的异常激励诱导下主动发起的"过度医疗"。

从全社会的角度来看，医疗成本支出只是由第三方支付机构或政府机构向医疗提供机构的转移支付，真正重要的是其所塑造的医生与患者激励以及由此引致的行为扭曲。我们已经看到，每个患者在"无价医疗"模式下都存在"过度消费"的倾向。正如我们在英国 NHS 体系内观察到的，当医疗服务的总体供给保持不变时，这种"过度消费"必然导致排队配给医疗资源，人们将不得不用时间等非货币价格来付费。考虑到排队的时间机会成本，尤其是等待给重急症患者带来的巨大痛苦乃至生命威胁，这种非价格配给产生的社会代价不容小觑。在最极端的情形下，人们所付出的医疗时间价格甚至会等于医疗服务正常定价下的货币价格。因此,美国医疗成本支出持续攀升的主要原因,是市场需求方的患者在"无价医疗"的异常激励诱导下主动发起的"过度医疗"。从社会整体角度看,这种"无价医疗"产生的社会无谓损失,除了"过度医疗"本身导致的无效率就医,还包括人们被迫排队等待产生的时间成本或生命健康代价。

排队配给让穷人"看病更难"

由此我们就进入了美国人就医问诊的公平可及性问题。这也是2010年发起的奥巴马医改和 ACA 立法要解决的根本问题。一个自然而然的问题是,这种"无价医疗"模式纵有千般不是,但是不是还有一个好处"一俊遮百丑",那就是可以让没钱缺钱的穷人享受到普惠的医疗服务呢?对此的答案同样是否定的。试想一下,假如餐馆的供应没有增加,吃免费餐的食客却蜂拥而至,那餐馆门口肯定会排起长龙,最后真正吃到免费大餐的会是有闲没钱的穷人吗?但凡有一点社会阅历,你会天真地认为穷人的时间不值钱,因此肯定会排到队伍前面吗?传统智慧将货币价格视为降低(尤其是低收入家庭)医疗可及性的主要壁垒,因此,想方设法降低或消除就医价格壁垒成为健康政策最重要的努力方向。然而,残酷的现实却是,当美国人面临的医疗价格壁垒被大部分消除之后,美国低收入家庭面临的主要医疗壁垒就变成了医疗的时间价格。事实上,这些低收入家庭面临着最长的就医排队时间和最大的官僚障碍。[①]无论如何,最低收入家庭在"无价医疗"模式下并未像许多人以为的那样排在就医队伍的前列,而是排到了队伍的最末端。队伍越长,他们被迫等待的时间就越长。当队伍缩短时,主要受益的也是排在前面的相对高收入的人士。

激励扭曲导致供方"高质量"竞争乏力

由此看来,美国式"无价医疗"模式严重扭曲了市场需求方的患者激励和就医行为,从而抬高了全社会的医疗成本,同时导致全社会的就医公平性恶化。但是,这种"无价医疗"模式的危害绝不止于此,它同样会扭曲市场供给方的医生和医院面临的激励与诊疗行为。有证据显示,美国患者享有的医疗服务质量还不尽如人意,医疗机构之间的质量差异也不容忽视,可避免的医疗失误及其他恶性医疗事故数量惊人且产生了巨大的经济成本,这表明美国医生和医院尚未就服务质量展开有效竞争。

按照其他商品和服务市场的正常商业逻辑,医疗提供者也有通过提供高品质的医疗保健与舒适便利的就医环境来吸引更多患者的动力。为什么我们观察到美国医生和医院的竞争方式似乎偏离了这种趋势呢? 问题仍然出在美国式"无价医疗"模式上。由于第三方支付机构代替患者支付了全部或几乎全部的提供者费用(货币价格),时间自然就成了患者用于购买医疗保健的主要"货币"。当医疗服务的总费用由第三方支付机构给定时,医疗提供者赖以竞争的主要变量就只有时间价格、内在质量与外在便利。正如人们在婚恋市场上面临的配对问题,潜在对象内在的能力和品质不仅提升起来困难,而且向外部传递的成本也更高。于是,潜在对象肉眼可见的高颜值和追到手的等待时间往往成为求偶者投资的主要方向。按照同样的逻辑,美国医疗保健市场自然的均衡,通常是患者等待时间与就医便利性都趋同,或者等待时间与就医便利性之间的替代率趋同,唯独无法保证医疗机构的内在质量统一。只要医疗质量差异依然不为患者所感知,就会持续存在而不影响患者需求。

可是问题依然存在,优秀的医疗提供者为什么不主动向市场发送信号传递自己内在的高品质呢? 答案再次回到美国"无价"的健康保险支付制度上来。在名义货币价格为零、供不应求的美国医疗保健市场上,提供者的费用由第三方支付机构给定,提供者的时间往往通过排队来配给。在这种情况下,初级保健医生会发现,无论提高还是降低医疗质量(或便利性)都不会对自身收入产生多大影响。原因很简单,医生的时间本来就排满了,门口已经排起长队。此时提高医疗质量或便利性,只会让门口的队伍变长,但这会劝退原先排队的部分人;若降低医疗质量或便利性,则会让门口的队伍变短,但这会吸引剩下的患者更频繁光顾。医院市场的情形与此略有不同，但结论同样是质量竞争缺失。若第三方支付机构支付的价格只能覆盖医院的提供成本，医院几乎没有提升医疗质量或便利性的激励；若第三方支付机构支付的价格超过医院的提供成本，医院将产生提升医疗质量或便利性的动力。问题是医院提高医疗质量的成本相当高，而改善便利性带来的收入更高。因此，医院有更大的动力投资于改善便利性而不是医疗质量。[②]这表明，价格竞争机制的缺失往往伴随着质量竞争的缺失。事实也证明，美国患者对便利性变动更加敏感，美国医院也更乐意在这方面花钱，在虚头巴脑的门面装潢和非医疗的礼宾服务上做足功夫。而一旦恢复价格竞争与配给机制，无论是医生诊所还是医院都将恢复质量竞争的激励，更多地投资于医院的"里子"而不是"面子"，更多地投入到真正的"医疗"而不是无关痛痒的"服务"中。

美国健康市场经济秩序根基已遭严重毁损

与市场价格大相径庭的第三方"支付价格"

看到这里，有读者或许会心生疑惑：美国医生和医院固然不是直接向患者收取费用，而是从 Medicare、Medicaid 和私人健康计划等第三方支付机构那里间接获得收入。但是，这二者又有何本质区别呢？无非是第三方支付机构代替单个患者激发价格竞争罢了，这样还可以利用单一采购者权利压低提供者费用，何乐而不为呢？姑且不论这种形同价格管制、转嫁成本的做法是否会引发提供者在数量与质量两个维度的反噬，单单考虑第三方支付机构按照固定目录和定价公式开出的费率，就不难发现这种所谓的"支付价格"，其实只是一种人为计划乃至行政化的价格，它往往只能反映支付机构的议价能力，与正常市场上由无数供求主体自然互动演化形成的市场出清价格大相径庭。这种由第三方支付官僚机构人为制定出来的固定价格清单，至少会从三个方面严重限制美国医生和医院的执业自由，妨碍它们更有成本有效性的服务创新。

以美国最大的公共健康计划 Medicare 为例，它要为大约 7 500 项医生任务确定随地点和其他因素而变的价格。全美有 80 万名执业医生，其中每个人提供的患者服务都不相同。这意味着 Medicare 随时都要为大约 60 亿项医生任务设定价格！暂且不管 Medicare 为此要花费多少定价行政成本，只讨论 Medicare 对某些技能定价过高或高低的后果，就不难发现这种定价错误——事实上，这种不随供求状态变动的行政定价几乎全都是错误的——很容易扭曲医生的技能配置。此外，这种相对固定的价格清单还严重限制了医生的执业自由。比如，当需求变动或发现了更有效率的创新性提供方法时，医生会发现自己无法自由地按不同打包价格提供创新的服务组合。尤其是面对那些不幸同时出现多种病症的患者时，医生每次只能治疗其中一种病症并报销全部费用，患者必须与同一名医生或其他医生另外预约，逐个处理剩下的其他病症。这无论对医生、患者还是纳税人而言，都是一种惩罚，而且劳民又伤财。在这种由第三方支付官僚机构行政定价的体制下，很多医生还会发现，自己想要帮助患者提供的许多重要服务根本就没有被纳入价格清单之中，比如电话问诊或远程问诊等诊疗创新服务。

接下来再看美国健康保险和医疗提供体系的价格缺失与各种监管政策干预如何共同导致两个密切关联"市场"的竞争严重扭曲，并导致两个体系恶性对抗竞争，以至于从齐心协力为患者保驾护航如何走向离心离德让患者深陷绝境。众所周知，健康的市场经济的三大基石便是产权制度、价格机制与公平竞争准则。倘若三者皆被严重破坏，那所谓的美国医疗"市场化过度"又从何说起？

畸形的"健康保险价格竞争"均衡

前文交代过，美国所谓的"健康保险"并非名副其实的风险交易市场，与意外或灾害保险等真正的保险完全不可同日而语，而更像是为医疗保健提供和消费买单的人造市场。其突出表现是风险定价（保费）几乎完全与个人给共享池带来的预期健康成本脱钩,健康保险商热衷于面向身体健康者兜售消费特色的保障产品。与正常保险相比,美国健康保险显得颇为诡异:(1)承诺为人们自己能承担的常规保健费用提供几乎完全保障,却让人们自己承担重大疾病产生的高额医疗费用;(2)除非患者继续支付保费,否则拒绝为医疗费用买单(这对因为工作变换失去雇主健康保障的人非常不利);(3)基于医疗提供者提供的服务(消费额)而非患者的损失价值付费,更像是确保提供者获得付费的工具;(4)随着提供者将第三方支付者而非患者当成自己的客户,保险商为遏制成本上涨不得不涉足医疗业务。

美国健康保险产业之所以会显得如此诡异,是因为它一开始就是美国医疗执业监管造就的"有组织医疗"的畸形衍生品。随着美国医疗协会逐渐主宰医疗保健市场,人们的注意力开始转向医生和医院的付费。蓝十字和蓝盾计划就这样应运而生了。前者实际上是由医院设立的,后者则是由医生设立的。其出发点都是为了将商业保险商逐出市场,建立一套确保人人都有保险、提供者服务都有人买单的"健康保险"体系。随着蓝十字成为各州的支配性保险商,它关于健康保险的许多设想都变成了联邦和各州的立法,对美国健康保险市场演化产生了深远影响。其中,最有影响力的健康保险监管立法涉及对健康保险商市场定价权与销售权的直接干预:每个健康计划必须对所有投保人收取同样的保费,或向所有同龄同性别的投保人收取同样的保费,而且无论投保人的健康状况如何都得接受参保申请。这意味着健康保险商被禁止基于风险定价和风险管理能力展开竞争,只能基于医疗保健提供和医疗成本管理能力展开竞争。由此激发的并非健康保险机构之间的真正竞争,而是医疗提供的竞争。投保人在挑选健康保险时比较的也不是对资产损失的保护,而是享有特定医疗服务的权利。这种异于自由市场竞争的人造竞争被称为"有管理的竞争"(managed competition)。

下面来看这种人造竞争会如何扭曲市场交易主体的选择行为,并产生无效率的竞争结果。受制于政府对健康保险的定价与销售监管，美国健康保险计划只能选择与想要收取的统一保费相对应的医生和医院网络，比如健康计划A选择为健康人士提供低成本保健的提供者网络，健康计划B选择为重病患者提供高成本治疗的提供者网络。可以预料，大多数身体健康人士都会选择投保A计划，然后在发现自己不幸患上重病后转到B计划。这意味着B计划只能吸引到那些身患重病需要高昂治疗费的投保人。因此，为了覆盖这些高昂的治疗成本，B计划必须大幅提高保费直到等于治疗成本。但如此一来，购买健康保险也就失去了意义。为避免陷入财务危机，B计划将被迫瞄准更健康的人士。换言之，"有管理的竞争"为健康保险商营造了医疗歧视的异常激励，即通过调整产品结构吸引和争夺身体健康的客户，同时让高成本的客户主动远离自己。即便如"有管理的竞争"的支持者所设想的那样，一开始社区统一保费被强制设定为面向所有患者的平均医疗成本，那这种非价格竞争的均衡结果同样是健康计划调整所提供的医生和医院网络，直到每个参保人享有的健康服务的成本正好等于社区统一的保费。这意味着健康计划有强烈的财务动机减少向生病的参保人提供的服务，同时增加向身体健康的参保人提供的服务。于是前者保障不足，后者却保障过度。③

被严重破坏的健康保险公平竞争规则

除正常的价格竞争被扭曲为成本等非价格竞争外，美国健康保险市场的竞争公平性也被联邦政府的各种税收补贴与监管干预严重破坏了。具体体现在：(1)个人购买健康保险或隐性依赖社会保障网享受免费医疗的选择；(2)贫困或接近贫困家庭购买公共健康保险或私人健康保险的选择；(3)自己购买个人健康保险或通过雇主获得团体健康保险的选择；(4)个人购买第三方健康保险或自我健康保险的选择；(5)身体健康时购买健康保险或生病后才购买健康保险的选择。这些政府干预与监管立法扭曲了美国健康风险市场的激励，最终对想要帮助的那些人产生了意想不到的伤害,这显然违背了公共政策应遵循的中立原则。

权力游戏下尾大不掉的超级医疗垄断组织

背离按真实风险定价这一传统保险原则的美国"理想"健康保险模式还产生了一个意想不到的严重恶果,就是将原本共存共荣的医疗保健提供者与支付者变成了同室操戈的权游对手。一方面,近乎完全"免费"的保险合同设计催生了患者对医疗服务的过度需求,按服务项目付费模式则赋予了医生过度提供的异常激励,二者势必共同导致医疗支出的持续增长。另一方面,拥有强大单一支付能力的大型健康保险机构面临着通过预付制创新或战略采购谈判(本质都是价格管制),直接或间接地干预医生和医院的临床决策,控制不断攀升的医疗成本支出的巨大压力和诱惑。问题是,手中握有"笔杆子"和"刀把子"、身怀专业医疗知识的医生们又岂肯如此轻易乖乖就范。由此造成的不幸结果是,美国健康保险与医疗提供市场都面临着严重的竞争缺失。巨头对巨头长期的权力斗争伤害的不仅是患者,还有医生。

曾几何时,以蓝十字和蓝盾为代表的私人健康保险计划只是按服务项目为医院和医生买单的被动支付者。由于同时主导了医疗保健的提供与融资,医院和医生在美国健康经济中几乎可以一手遮天。随着医疗保健支出无可避免地增长,一种实行预付制的健康维护组织(HMOs)开始悄然兴起,但遭遇到有组织的医疗的强烈抵制。在Medicare和Medicaid计划启动之后,诸多因素共同导致美国医疗支出从1965年的6%上升到1982年的10%。Medicare很快成为美国医疗保健最大的采购方,Medicaid则成为多数州最大的预算项目。为遏制医疗支出高速增长,Medicare和Medicaid开始探索包括DRGs在内的预付制度。私人健康保险机构也开始探索对初级保健医生按人头付费。但是,这些价格控制策略大体上都不成功。直到20世纪80年代,以"首选提供者组织"(PPOs)为代表的选择性签约模式才开始从根本上改变美国医疗提供者与支付者之间的权力关系,美国跨入"有管理的医疗"（managed care）革命时代。到 20 世纪 90 年代初，美国医院和医生已经失去了垄断定价权，沦为健康保险机构眼中可以随时被替换的对象。为了对抗大型健康保险机构越来越咄咄逼人的攻势，美国医生和医院于是联合起来组建各种一体化医疗提供网络（IDNs）。到 20 世纪 90 年代末，它们成功地实现了反败为胜，医院系统开始占据统治地位。然而，这些整合型医疗提供组织凭借强大的市场垄断权力与健康保险组织斗智斗勇，导致美国消费者承担的医疗服务价格上涨，同时沉重打击了美国医生与医院创新健康体系的士气。2010 年，以"负责任的医疗组织"（ACOs）名义发起的新一波一体化浪潮又卷土重来。大量研究表明，这些基于医院的大型一体化体系要对美国医疗成本和质量问题承担最大责任。若不通过反垄断等措施遏制这些日渐尾大不掉的医疗巨无霸，美国医疗保健体系将不会有任何真正的变革。④

美式"无价"医疗是消费者甜蜜但致命的"陷阱"

难怪约翰·古德曼在书中将这种美国"无价"医疗模式比喻成一口甜蜜但致命的陷阱。它像"精神鸦片"一样让全体美国人都深陷其中，彼此相爱相杀，勾心斗角，却无力突围。令人讽刺的是，它的初心竟然是源于对被认为弱势的患者的"爱"，一切设计的出发点都是为了患者"好"。然而，正如作者在书中揭开的残酷的真相，这口甜蜜的陷阱最后给患者带来的却是深深的无力感和被控制感。身陷绝境的美国患者心态可用"拔剑四顾心茫然"来形容：放眼整个医疗保健体系，竟无一个组织可以依靠、值得信赖。

第一，传统的医生-患者代理关系被第三者插足的健康保险机构严重破坏。美国医生已经不再是患者可靠的健康守护神或受托代理人，而蜕变成了连执业决策都得听命于第三方支付者的代理人。医生理想的分内之事，应该是竭尽全力协助患者管理医疗保健和医疗支出，并在二者之间做出适合患者的权衡取舍。但是，无价的健康保险合同设计诱发了患者的过度消费,基于服务数量的支付机制则诱发了医生的过度治疗,二者共同拉高了美国的医疗支出。于是,当初为给医生买单而生的健康保险商,发现自己不得不反客为主,利用手中握有的医疗采购权,采取各种手段打击和限制医患双方的扭曲行为,甚至制定医学指南直接干预医生的临床决策。医生们很快就明白了自己的处境,将健康保险计划视为自己要取悦的客户。⑤而本应是整个医疗保健体系主角的患者,则退居幕后成了医生获得付费的托词。

第二,传统的健康保险商-被保险人风险分担关系被联邦政府的健康保险监管立法严重异化。如前文所述,美国健康保险市场早已不是出售类似意外或灾害保险产品的市场,而蜕变成"有管理的竞争"主导的人造市场。美国健康保险商面临着吸引健康人士、避开患病者的强大激励。他们倾向于出售健康人士更青睐的常规和预防性保健保障产品,而不是人们大病后急需的灾害性保障产品。这实质上将健康保险变成了对医疗保健消费的预付。

第三,正常的雇主-雇员雇佣关系被联邦政府的监管立法严重扭曲。由于联邦立法限制雇主在员工招聘和健康保险提供中歧视患病人士,却禁止雇主基于员工的健康状况收取更高保费,美国雇主同样存在吸引身体健康的员工,避开身体不好的员工的强大激励。为了降低公司福利结构对面临严重健康问题的人士的吸引力,雇主倾向于对员工的常规和预防性保健慷慨地保障,却让员工自己承担大部分大病的医疗成本。这同样背离了理性健康保险的传统原则。出于善意的联邦监管立法最后事与愿违地变成对雇员与雇主关系的"挑拨离间者"。

既然医生、保险商和雇主全都不足以信赖,那美国患者还可以信任谁呢?似乎只剩下政府了。俗话说,解铃还须系铃人。毕竟,美国患者遭遇的医疗信任"陷阱"背后几乎都可以看到政府这个"大善人"强大的"有形之手"。遗憾的是,对美式民主的简单政治经济学分析将无情粉碎人们这种美好的幻想:在任何给定的年份大部分医疗支出都是被少数不幸患病的人花掉的,需要拉票的政客们无可避免的政治压力是在健康支出等政策上偏向占绝大多数的健康人士，以及医生和保险商等更有政治影响力的团体。这解释了为什么美国患者更容易约到初级保健医生，却难以约到专科医生，获得昂贵的治疗手段；Medicare 愿意为多数老年人有能力自掏腰包的不重要服务买单，却迫使他们承担高昂的大病成本。

至此，我们大致揭示了"美国病"的患病机理与深层病因。诚如作者所言，美国健康公共政策决策中最糟糕的两大错误莫过于：（1）企图从医疗服务市场消灭货币价格；（2）禁止健康保险商按真实风险确定保费价格。这两个密切关联的医疗保健体系的真实价格缺失，共同抑制了美国医疗保健市场的蓬勃发展，导致这个市场长期存在大量未被满足的需要。美国健康政策领域几乎所有的问题都源于"无价医疗"这个核心事实。

美式"无价"医疗执念源于"医疗市场例外"迷思

但是，这就引出了一个重要悖论：在半个多世纪以来以"去价格化"为主旋律的美国健康政策演化中，历届政府都信誓旦旦地宣称要捍卫人们的基本健康权利，尤其是保护患病者、低收入和老年人等弱势群体，但这些出于善意的政策最后却像回旋镖一样，精准地打击到了其想要帮助的对象，并导致整个医疗保健体系在"陷阱"和危机中越陷越深。面对良好意图与实际结果如此强烈的反差，美国健康政策制定者为何依然如此执着于这种既缺乏效率又不公平的"无价"医疗模式，数十年如一日坚持不懈地反复干扰已经变得超级复杂的医疗保健系统，以至于 2010 年奥巴马政府顶着巨大的政治压力，也要推出将"无价"医疗贯彻到底的《平价医疗法案》？

作为长期奋战在美国健康公共政策论战第一线的资深经济学者，约翰·古德曼在经历了无数次自认为有理有据但最后发现是鸡同鸭讲的辩论之后，不得不无奈地承认自己犯了一个严重的错误，就是想当然地以为人们对健康公共政策问题的重要观点差异源于事实、推理或逻辑论证。在健康公共政策的世界里，再多的证据也无法改变大多数人根深蒂固的传统观念：在健康领域，引入价格体系的后果将是灾难性的！或许是出于善意，人们在情感上总是倾向于支持压制正常的市场力量在医疗保健领域发挥作用。正是在这种近乎执念的驱使下，"无价"医疗模式才得以生生不息，让美国人民在甜蜜的健康陷阱里越陷越深。

然而，错误的思想不是从天上掉下来的。为什么会有那么多健康政策专家认定价格机制与自由市场不适用于医疗保健体系呢？其中的缘由主要包括三个方面。

其一，诺贝尔经济学奖得主肯尼斯·阿罗（Kenneth Arrow）早在1963年就指出，参照竞争性市场模型与福利经济学规范，无论医疗提供市场还是健康保险市场都具有内在的不完美性。医疗保健产业诸多的非市场化制度特征都可以被视为对自由市场无效率的反应。这种观点的问题是：（1）世界上根本就没有完美的市场，真正重要的问题是医疗保健的市场化方案是否优于非市场化方案。既有证据毫无保留地支持前者而非后者。（2）美国医疗保健体系既有的种种低效率现象，并不是医疗保健市场固有的缺陷所致，恰恰是正常的市场力量长期被系统性地压抑的结果。事实证明，只要第三方支付机构不占据支配地位，医疗保健市场就可以顺畅地运行。健康经济学研究并未得出市场在医疗保健领域不起作用的结论，而事实全都指向相反的方向。

其二，健康政策专家对医疗保健这样复杂的系统缺少的必要的谦卑和敬畏，陷入了诺贝尔经济学奖得主弗里德里希·冯·哈耶克（Friedrich von Hayek）所谓的"致命的自负"。健康政策领域出现的重大问题，几乎都可以被直接归咎于这种严重错误。面对没有可靠模型预测的复杂系统，公共政策制定者必须对意想不到的后果保持高度警惕，避免自顶而下地监管控制整个系统，尤其是应尽量消除对市场主体微观行为的管理，充分释放和医疗提供者与企业家们自下而上自由创新的活力。遗憾的是,日渐主导美国健康公共政策方向的,似乎恰恰是这种计划与管控思维。

与此相伴而生的是与经济学思维针锋相对的社会工程思维。社会工程师们将医疗保健视为一个无组织、无计划、无效率的系统,相信医疗保健的关键生产决策应该听从技术专家们的指导,完全无视医疗保健体系中各个主体面临的激励与行为反应。他们热衷于像工程师一样发现最优的执业方式和配套的最优组织类型,然后强迫所有人复制所谓最优的成功医疗模式。不幸的是,美国医疗保健领域仍然完全被信奉这种社会工程思维的人们所主宰。

过去 30 多年来,有管理的医疗、整合型医疗、协同型医疗、价值医疗、居家型医疗、循证医疗、基于 EMR 的医疗、负责任的医疗等新潮的健康改革理念或"医疗模式",曾经在华盛顿健康政策圈风靡一时,你方唱罢我登场。然而,这些曾被健康政策分析家们视为正统的方法最后都被证明收效甚微甚至毫无成效,最终都未能实现医疗成本的节约。尤其是,所有政府试点项目的结果都毫无亮点或令人沮丧。理想与现实何以会出现如此巨大的反差? 答案是,这些令人心驰神往的新模式几乎都是由美国政府或第三方支付官僚机构等需求方发起的,而且是在"有形之手"的指导和敦促下付诸实践,完全是社会工程学思维主导健康政策的产物。事实上,我们根本找不到一个由医疗采购者设立的高质量、低成本医疗组织。联邦政府通过试点项目、专项补贴、监管干预等强加给医生的政策最后都被证明行不通甚至事与愿违。相反,任何成功的健康改革方法,无一例外都是由市场的供给方发起。正如在其他市场上那样,成功的医疗创新都来自勇于挑战传统思维的企业家,而绝不可能来自企图将自以为是的政策强加给市场主体的官僚。

由此得出的重要教训是:(1)复杂系统是无法复制的。在医疗保健体系改革中,人们或许会对那些自以为是地将一套意图良好但从未被验证过的时尚理念强推给市场的公共决策保持高度警惕,但却容易忽视另外一种更加隐蔽但同样"致命的自负",这便是简单地将别国或本国的所谓"最佳实践"或"成功模式"当成银弹直接复制过来，或者（更常见的）先推出宏伟的试点项目，然后将其中某些成功的做法当成示范模版复制到更广泛的真实世界中去。书中深刻剖析了"一刀切"式的医学循证指南往往导致医疗服务质量下降的六个理由，以及试点项目的成功经验难以向外推广复制的五大原因。实践证明，凡是能真正成功复制推广的试点项目，都不是源于自顶而下的社会工程师设计，而是来自医生自主决策与企业家创新。（2）企业家精神同样是无法复制的。按照定义，富于创新精神的企业家就不可能按照同一个模子复制出来。毕竟，企业家只有创造出跟别人不一样的商品或服务，才有可能真正赢得市场和利润。在医疗保健领域，这个不可复制定理已经被反复证实。比如，曾经有人找出美国十大最成功的医院区域，然后试图总结其中可以复制的共同特征，结果一无所获。

其三，美国健康政策的决策者缺少对经济学常识的起码尊重，倾向于将个人选择和市场价格驱动的企业家创新妖魔化，将政府发起的健康改革浪漫化甚至宗教化，由此导致对公共权力干预复杂医疗保健体系的迷信。美国政府对医疗保健市场的干预始于 20 世纪 60 年代，起初只是为了应对美国医疗支出狂飙猛进带来的巨大财务压力，为无保险人士提供健康保障。但是，从那时起的半个多世纪以来，美国政府对医疗保健体系的干预几乎已经到了无孔不入的地步，越来越像是美国人民表面无微不至实则肆无忌惮搞家长专制的"超级健康保姆"，充分暴露了美国健康政策主导者们对个人偏好的不尊重和自由选择权利的漠视。不仅如此，许多人还毫无理由地将市场视为制度化的利己主义，将政治体系视为制度化的利他主义。这不仅体现在健康政策制定者对营利性医院或保险公司的排斥上，还体现在对公共保险和私人保险厚此薄彼的双重标准上。同样是拒绝某种患者的治疗申请，私人保险公司往往会被谴责为道德暴行，公共保险机构则只会被视为不幸的预算问题。此外，美国健康政策制定者还喜欢宣称要将"医疗保健变成一项基本人权"，全然无视健康政策在改善医疗可及性上适得其反的实际效果,这实际上将健康改革浪漫化甚至宗教化了。这部分地解释了美国健康公共政策领域的一个迷惑现象:为什么会有那么多人关心别人是否拥有健康保险,却不管别人是否真正享有医疗保健?尽管找不到政府干预的恰当公共经济学理由,绝大多数健康政策分析家都将让所有国民拥有健康保险保障视为理所当然的公共目标,甚至将"拥有(没有)健康保险"与"享有(没有)医疗保健"画上等号。

为了打破人们对美国健康保险的上述迷思,约翰·古德曼揭示了几个重要经验发现。首先,真正的健康风险市场在美国确有其存在的必要性,绝不能仅仅将健康保险视为为医疗消费买单的手段。这是因为,尽管美国任何一年的大部分医疗总支出都是由少数人花掉的,但每年花掉这些费用的人群存在极大的流动性。这意味着人们确实存在防范意想不到的重大健康财务风险的需求。其次,美国健康保险激发的医疗支出增加产生的健康边际收益极其有限。比如,Medicare 计划导致美国医疗支出剧增,但显然未对老年人的预期寿命产生影响;购买高起付线健康保险的人的医疗支出少 30%,无健康保险的人的医疗支出大约是有健康保险的人的 50%,但二者显然都未对他们的健康产生显著影响。此外,医疗支出上的巨大差异显然几乎并未对总体的人口死亡率产生影响。从总量层面看,健康与医疗保健之间至多只存在弱相关关系,但与锻炼、饮食、睡眠、吸烟、污染乃至社会地位等诸多其他因素之间却存在显著的强相关关系。再次,健康保险对美国人民健康的影响并没有人们想象的那么大。比如,健康保险对多数人的健康影响都非常有限;健康保险对死亡率几乎没有影响;减少可预防的医疗失误所挽救的生命数量都比提高健康保障多得多。最后,拥有健康保险既不是获得医疗保健的必要条件,也不是保证医疗可及的充分条件。无论是美国的全民健康保障实验,还是英国和加拿大的准国民健康保险,都未能真正带来平等的医疗可及性。

令人惊讶的是,即使面对这么多挑战传统智慧的典型事实,美国健康政策决策者们依然痴迷于推进国民健康保险覆盖这个单一的从属目标,却罔顾其改善国民医疗可及性与国民健康水平的实际效果。以胡萝卜(保险补贴)加大棒(强制保险)强力推进全民健康保障和"无价"医疗保健的奥巴马医改法案,便是这种健康保险迷思继续主导美国健康政策的最新明证。这也印证了作者前面的悲观判断:人们对健康公共政策问题的多数重要观点的分歧,并非源于经验事实和逻辑推理的不同,而是源于基本的世界观差异。

美国并非全球健康改革的离群之马和差生典型

行文至此,"美国病人"(1960—2010 年)的主要剧情和演化逻辑就交代完毕了。总而言之,真正导致美国健康保健体系陷入功能失调和三重危机叠加的罪魁祸首,并不是传说中的市场化过度,而是与之相反的价格缺失和监管过度。在市场完美谬误、致命的自负、健康改革浪漫主义与健康保险迷思等因素的共同驱使下,美国医疗保健体系一直在"无价化"的不归路上狂奔,一步步逼近社会化的"免费医疗"(零价格)模式。相对于主流的叙事,这个美国病人的故事确实有点毁人三观。但是,语不惊人死不休的作者还抛出了另外两枚重磅炸弹:(1)美国(健康改革)的故事,其实也是所有发达国家乃至全世界的故事。大家都在奔向"无价医疗"和"免费医疗",非要一争高下不过是五十步笑百步。(2)在整个发达国家阵营中,美国医疗保健体系在真实投入与健康结果上的表现其实毫不逊色、可圈可点。美国医疗保健危机和健康陷阱的突围之道,可能并不在美国之外,而就在美国之内。⑥

首先,美国医疗保健体系与其他国家尤其是发达国家并没有人们想象的那么大的差异。事实上,全世界的健康公共政策都将价格视为医疗保健的壁垒并试图将其消除。尤其是,所有发达国家都像美国一样系统性地压制了医疗保健中的正常市场过程,极少有人清楚真实的医疗服务价格。毗邻美国的加拿大被公认为施行单一支付体系的国家,但两国医疗保健体系 80% 都相同。比如,第三方支付者支付了绝大部分医疗费用,而且是按服务项目付费;患者看病几乎都是免费的;正常市场力量都是长期处于完全被压抑状态,因此整个体系显得官僚化、低效率且存在大量未被满足的需要。此外,美国受到严格监管的所谓私人健康保险,其实与社会化的公共保险无异。强调美国与别国医疗保健体系差别的左右翼人士,几乎总是片面地盯着另外的20%说事。但是,即便是这些差异也在持续不断地缩小。全球各国的医疗保健体系不约而同地朝着"无价医疗"和"免费医疗"终极模式靠拢。

其次,美国常常被当成全球健康改革的离群之马和差生典型,但这种源于错误跨国比较的传统叙事并不足为信。传统的叙事是:美国医疗支出远高于别国,但美国人享有的健康结果却差强人意。尤其是,美国健康总支出占 GDP 的比例与人均健康支出额都达到 OECD 国家的两倍,但健康水平指标醒目地低于平均值。[⑦] 类似的说法在全球健康界流传甚广,就连许多美国学者都对此深信不疑。但是,作者在书中再次颠覆了上述传统认知,指出真实的情况恰好与此相反:美国人在医疗保健上投入更少,而在健康结果上收效更大。

正如前文所指出,所有发达国家都和美国一样系统性压制了医疗保健的市场价格。美国所谓的支付价格完全是一种人为扭曲的价格,反映的不过是第三方支付官僚机构的议价能力。其他国家在转嫁和隐藏真实医疗成本上干得比美国更过分。比如,它们在利用采购能力打压医务工作者收入方面更贪得无厌;有些国家的患者在医疗贿赂等非正式支出上付出的成本几乎和正式成本一样高,但这些支出并未出现在官方统计中。因此,直接用官方公布的医疗支出总额进行跨国比较,无异于拿苹果和橘子做比较。更合理的方法是运用"机会成本"这一经济学基本概念,将一国投入使用的真实医疗资源加总,计算出人均的医生数量、医院床位数量等实际收入。按照这种新算法,美国在执业医师、医生门诊、医院床位、住院次数和住院天数等重要指标上不仅低于OECD 的平均水平,而且是发达国家阵营中最低的。基于劳动力使用的估计也表明,美国的医疗支出比北欧国家低得多,甚至低于德国和法国。

那么,美国投入的医疗资源是否带来了更好的健康结果呢?这方面的证据并未得出定论,但同样挑战了人们的传统认知。美国人均的膝关节置换次数高于任何其他 OECD 国家,在各种癌症患者五年存活率上更是全球领先。美国人均扁桃体切除和剖腹产手术次数也相当高,但无法断言这是喜是忧。或许出人意料的是,研究表明健康总支出与人口死亡率和寿命预期这两个被认为最重要的健康结果指标之间几乎都没有关系。事实上,生活方式、环境与基因对寿命预期的影响远超医生和医院的贡献。这意味着这两个指标排名的高低并不能反映医疗保健体系的优劣。⑧许多人想当然地以为,国与国之间健康结果的差异主要取决于支付制度的不同,殊不知它更多地依赖于人们的生活方式、文化与个人行为。⑨由此可见,美国健康结果与健康支出反差巨大之说不仅与基本事实不符,而且严重误读了因果关系。与其他国家的医疗保健体系相比,美国根本无需自惭形秽。

美国(和全球)健康改革的未来:回归市场秩序 or 原始大草原

然而,这并未推翻美国已经深陷三重医疗危机和健康陷阱这一事实。以追求"患者平价医疗"为根本目标的奥巴马医改法案无异于是雪上加霜,必将导致美国医疗危机越陷越深。那么,美国如何才能从当下这种深重的危机和人造的陷阱中突围呢?按照约翰·古德曼给出的全新解读,"美国病人"的主要病因出在市场价格机制的严重缺位和政府监管的过度上,那治病救人的基本思路自然就是为医生、患者、雇主和健康保险机构等市场主体松绑,让美国医疗保健体系回归到正常的市场轨道上。对正统健康政策观点深信不疑的人们而言,这种观点无疑显得过于激进,因而有些不切实际。但是,当我们回首美国历史上无数次事与愿违、适得其反的公共政策干预后果之后,至少应该生出对医疗保健复杂系统的敬畏之心,并勇于尝试换一种全新的思路破解这个所谓的"世界难题"。

怀着热切的心情和冷静的头脑,作者在最后一章分别针对美国医疗保健与健康保险提出了三项基本原则,并就改善美国医疗保健的可及性给出了五条建议。其核心主旨是恢复患者作为医疗市场消费者的决策自主权,恢复医生作为医疗市场创新者的主导性地位,将价格交由竞争性市场来决定,并推进医疗保健供给侧结构性改革。具体来说,在医疗服务产品市场上,遵循价格等于社会边际成本的定价原则;在医生劳动力要素市场上,遵循工资等于社会边际产品价值的定价原则;在健康保险衍生市场上,遵循保费等于个人真实风险或成本的定价原则。如此,则世上再无医疗服务消费过度或不足乱象,也无医疗提供过度或不足乱象。此外,在医疗提供市场上,要放开医生的执业管制,消除市场进入壁垒,鼓励提供者基于价格展开竞争,大胆探索新的治疗方法;在健康保险市场上,要允许参保人自由地在自我保险与第三方保险之间做出边际转换,并确保雇员拥有自由的保险携带权。最重要的是,健康保险必须回归其作为医疗保健市场润滑剂的附属功能。作者尖锐地指出,放任健康保险替代医疗保健市场,是引致美国乃至所有发达国家健康政策危机的罪魁祸首。

细心的读者不难看出,上述的基本原则其实是任何正常的市场上通行的经济法则。但是,这些被视为理所当然的法则却遭到了各国健康制定者们不遗余力的抵制。因此,更务实的健康改革方案必须充分考虑到既有的制度约束,本着因地制宜、循序渐进的原则徐徐图之。在这里,约翰·古德曼再次展示了其敏锐的现实洞察力与开拓创新精神。正如引言中所述,美国健康政策最迫切需要的是既明智又可行的解决方案,但在政府"有形之手"掌控的情况下绝无可能产生这样的结果。唯有赋予医生、患者、医院工作者和企业家自由选择的巨大潜能,美国医疗保健体系危机与"健康陷阱"的突围之道才会自然涌现出来。为了引导美国人民和政府走出当下面临的健康改革困境,作者创造性地提出：(1)融合传统灾难保险概念与全民健康储蓄账户(控制需求)和焦点工厂(控制供给)概念的理想健康保险模式,引导患者和医生共同有效降低医疗保健的成本;(2)用"按合同担责"的无过失责任体系,取代既有的医疗事故体系,从而提高美国医院的安全性与医疗质量;(3)聚焦五个重要公共选择的中立健康政策方法,避免不明智的公共政策对美国医疗保健体系构成伤害;(4)从根本上改革 Medicare 计划的五项建议;(5)改革 Medicaid 计划的三种替代方案;(6)指出奥巴马医改法案中最急需废除和替代的十个严重问题。这些看似只适用于美国独特医疗保健体系的技术性改革方略中,其实隐藏着适用于其他国家的健康体系改革的重要启示性原则。限于篇幅我们就此打住,不予详细展开。还请有心的读者自己细细品味。

最后,我想用美国乔治梅森大学经济学教授罗宾·汉森(Robin Hanson)讲述的一个意味深长的人类故事作为结尾。很久很久以前,在茫茫的非洲大草原上住着人类的祖先,他(她)们遵循着一条简单粗暴的生存原则,就是谁拥有的盟友越多,谁就拥有更高的社会地位。可是,如何才能确定别人依然是自己的盟友,同时让别人视自己为可靠的朋友呢?在经历了无数次的试探和犯错之后,先民们终于找到了一种推断他人可靠性的聪明办法,就是看一个人是否愿意帮助陷入健康危机的同类。反过来,自己也可以通过关心不幸受伤或生病的同类来巩固盟友关系。但新问题很快又冒出来了,总有一些假装关爱他人的"大聪明"出来浑水摸鱼。为了防止被欺骗,人们期待潜在的盟友通过在健康上过度投资来发信号。日久天长,监管盟友的健康行为就被植入了人类的基因并流传至今。

这是一个关于医疗保健市场何以如此与众不同的人类演化故事。十多年前,正是这个与众不同的谜题深深地吸引住了我,并将我带入了健康经济学这片未知的领域。虽然我至今仍未找到这个谜题令自己满意的最终答案,但长期的思索终究还是有了些许可喜的收获。本书的翻译,也是对这个漫长的个人思想历险旅程的珍贵历史记录。

特别感谢多年来长期支持我的格致出版社编辑程倩和王浩淼。没有她们耐心的提醒和敦促,专业高效的校对和装帧,这本译著是断然无法按时保质完成的。

本书中涉及许多医学专业术语与美国特有的健康政策法规。译者已竭尽所能加以仔细甄别。如有错漏或不精准之处,还请读者们不吝赐教。联系方式:xyg76@sjtu.edu.cn。

注释

① 无数的证据表明,穷人在几乎任何非价格配给体系中与富人竞争资源时都处于下风。这是因为让人们在市场上胜出的诸多技能,也能让他们在非市场环境下取胜。相关文献可以参考书中介绍。

② 世纪之交的美国曾经爆发了一场以医院排行榜为代表的质量革命,旨在消除医疗消费者所面临的质量与成本信息不对称,结果表明美国医疗消费者似乎对此并不买账。详情可以参阅美国西北大学戴维·德兰诺夫(David Dranove)教授所著的《红色警报》。

③ 受制于 HIPPA 等类似的监管,美国基于雇主的健康保险体系实质上是"有管理的竞争"的放大版。

④ 关于美国医疗提供体系与健康保险体系百年来演化历程的详情,可参阅美国西北大学戴维·德兰诺夫教授所著的《美国医疗保健的经济演变》。关于美国医疗提供体系如何向着巨无霸市场演化并导致医疗成本居高不下的经济学和社会学分析,可参阅戴维·德兰诺夫等所著的《大医误国》。

⑤ 关于美国医疗保健从医生主导医疗决策逐渐演化为由健康保险商主导医疗决策的历史详情,尤其是 20 世纪 90 年代"有管理的医疗"革命的始末,可参阅《美国医疗保健的经济演变》。

⑥ 事实上,多元化的美国医疗保健体系内部的差异,甚至超过与别国间的差异。

⑦ 假如将发达国家的健康总支出占 GDP 的比例与出生时的预期寿命进行线性拟合,美国将会是赫然出现在右下角的一个异常值。

⑧ 若剔除医生几乎无法影响的致命伤害死亡结果,美国的寿命预期排名立即从第19 位跃升到第 1 位。

⑨ 若将美国多元化的人口与法国同质化的人口互换,两国的健康结果也会随之对调。

前　言
漫长而艰辛的智识历险

　　1992 年,杰拉德·马斯格雷夫和本人合作撰写了《患者权力》①一书。当时,我们并未意识到自己即将掀起一场健康政策思维的革命。几乎每个业内人士都支持有管理的医疗(managed care)与有管理的竞争(managed competition)。真的是**每个人**。大保险公司、雇主行业集团、医疗组织甚至美国医疗协会,统统支持这些盛行的思想。

　　除了奉行自由至上主义的卡托(Cato)研究所——《患者权力》即由它出版——以外,保守主义的智库拥护传统思维的激情与奉行自由主义的智库一样高涨。保守的共和党人跟自由的民主党人一样都在摩拳擦掌。史书上将会记录下希拉里·克林顿的医疗保健改革方案折戟沉沙的过程。但是,历史学家们极有可能会遗漏这样一个重要历史片段:当时,还有一套与希拉里·克林顿的医疗保健改革方案极为相似的提议得到了多数参议院共和党人的支持。

　　克林顿的健康改革之所以失败,是因为白宫的无能和基层民众的抵制。它并非是因为两党对健康政策存在任何重大分歧而受挫。

　　那是一段孤寂的时光。至少于我而言是如此。

　　当我在 20 世纪 90 年代初将健康储蓄账户(HSA)的思想引入美国会山时,只有 5 名国会议员同意在设立 HSA 的议案上签名。当独立研究院(The Independent Institute)数年后发表一部重要的健康政策著作《美国医疗保健》(*American Health Care*)时，[2] 他们只能从美国大学校园里找到一位愿意捍卫患者自行管理医疗保健资金这一思想的经济学家。

回想当年，我们所提出的想法其实根本不算激进，甚至谈不上多有洞察力。重要的是我们勇于表达自己的思想。我们就像《皇帝的新装》里面那个说真话的孩子。我们所表达的不过是千百位同仁都想表达，但却不太清楚究竟该如何表达的东西。

我们的那本书在健康政策思索的知识海洋里掀起了阵阵巨浪。直到今天，还会遇到不少朋友告诉我，他们对健康政策的所有想法都是由《患者权力》这本书所塑造和熔铸的。

既然如此，为什么我们还要写一本新书呢？部分原因是政策环境已经发生改变。在不太遥远的将来，我们可能要与《平价医疗法案》(ACA)相伴相随。另外，自《患者权力》出版以来，我又有了以下四点重要感悟。

其一是解放医生的重要性。《患者权力》的核心思想是解放患者。该书相当一部分篇幅都是在阐述这样一种想法，即人们在花自己的钱时的行为，跟在花别人的钱时是大不一样的。我们指出，若让患者掌管自己的医疗保健资金，他们会变成更谨慎、更精明的医疗消费者。

以上观点皆是真理。当时我尚未预见到的是，市场供给方的变革会比需求方的变化深远得多。在市场消费者一方，自掏腰包的患者会选购，比较价格并决定买还是不买。当你停下来开始思考这一点时，就会意识到患者只能做到这个地步了。但是，在提供者一方，我们正在释放一股企业家创新的洪流，而在十年前这还是无法想象的。

当患者花的不是自己的钱时，医生没法通过价格竞争来吸引患者光顾。当医生不进行价格竞争时，他们也不会进行质量竞争。他们只会提供第三方为之买单的服务，并且只在第三方认可的环境和方式下提供服务。但是，一旦赋予患者对自己的医疗保健资金的控制权，提供者们就会开始按负责管理第三方支付的官僚机构难以想象的方式满足患者的需要。想想看，谁会更富有创造性地满足被压抑的需要呢？是少数保险公司的高管，还是80万名天天跟患者打交道的医生？

我曾一度打算将本书命名为《医生权力》(Doctor Power)。本书传达的核心信息要比健康政策界流行的想法激进得多。正统的观点是，医生就是问题所在。我们被告知，他们拥有的自由太多了。必须约束他们，让他们乖乖听话。但是，这种观点完全是错误的。医生不是问题的制造者，而是问题的解决者。

你们是否听到过这样的言论："我们是在对数量而非对价值付费。"如果没听过，多参加几场健康研讨会，你们肯定会听到。这种观点的问题在于，它意味着我们只要改变买家为医疗付费的方式就万事大吉了。错了。我们需要的是这样一套体系，市场提供者一方之所以竞相提供价值，是因为这样吸引患者对他们最有利。我们从市场的买方绝对无法解决美国的医疗危机。这场危机只能从提供者一方来解决。

我一次又一次地发现，每个卓越中心、每个模范医疗的实例、每个高质量低成本医疗的实例，都源于市场的供给方，而不是需求方。

20年前我忽视的第二件事情是价格的重要性。整个医疗保健中最糟糕的公共政策决策，莫过于从医疗市场消灭货币价格。你们可曾想过，为什么街角的乞丐有一部手机，却无法获取初级保健？这是因为他可以从真实的市场上买到一部手机，却无法以同样的方式买到医疗保健。

就在本书即将付梓出版时，一项最新研究发现，让孩子们加入"儿童健康保险计划"（简称CHIP，本质上是儿童版的Medicaid）并未让他们获得更多的医疗。但是，当CHIP向医生支付更高的费用时，孩子们确实得到了更多的医疗。③停下来思考一分钟。我们鼓励低收入家庭让孩子加入这个计划，通常的办法是让保险完全免费。为享受该计划的福利，许多家庭退出了原先的私人保障。但是，我们的法律禁止家庭向CHIP补充费用，为自己想要的医疗支付市场价格。只有当他们同意不购买其他人都有能力购买的同样医疗时，才能获得免费的健康保险。

当我们扩大面向低收入患者的政府保险计划时，我们花掉了几十亿美元，却并未提高他们的医疗可及性。与此同时，我们剥夺了参保人自己扩大医疗可及性的机会。

不妨将这种愚蠢的做法与食品券计划做个对比。低收入的购物者可以进入任何一家美国超市，并在政府发给自己的"食品券"基础上加钱购买市场上出售的几乎任何商品。他们可以购买你我都能购买的任何东西，因为他们支付了跟我们同样的价格。然而，我们绝对禁止他们在医疗市场上做同样的事情。

在写前一本书时我未能认识到的第三件事，是所有健康政策中第二大的错误：立法禁止保险商收取反映真实风险的保费。在所有其他保险市场上，保险商都想找到面对重大风险的人，并且只在为这些风险投保是理性选择时才出售保险。然而，在健康保险市场，我们的做法正好与此背道而驰。在多数地方，我们都立法禁止保险商向期望医疗保健成本高于平均水平的人们收取公平保费。这意味着保险商有避开有健康问题的人以及不鼓励参保人寻求最优治疗的经济自利性。

医疗保健部门最令人震惊的特征之一——无论在美国还是别国——是长期存在那么多未被满足的需要。数百万糖尿病、哮喘病、高血压、高胆固醇等疾病患者无法获得所需的药品。很多人甚至根本无法得到任何医疗。根据一项计算，如果这些慢性病得到最优治疗，为此需要配发的药品数量将会是现在的两倍、三倍甚至四倍。④

健康保险的真实价格缺失，与医疗服务的真实价格缺失一道，完全抑制了一个为面临医疗问题的人们排忧解难的、生机勃勃的市场的发展。

造成这种政策错误的一个原因是对先存条件的错误理解。美国90％的私人健康保险购买者所参保的健康保险计划，都被明令禁止向任何有先存条件的人收取更高保费。一旦ACA开始生效，所有健康保险计划都不能再根据健康状况向投保人收取更高保费了。

对这个问题的解决办法不是宣布先存条件保险是非**法**的，而是宣布它是**合法**的。在一个不受约束的市场上，你应该有权为先存条件投保，并在需要更换健康保险时支付高于平均的保费。当你加入一项新的健康计划时，你和你之前的保险人会支付一笔能充分反映你们给新计划带来期望成本的保费。在这样的市场中，患者与身体健康者会同样受到保险公司的欢迎。这将会造就一个活跃的、富有企业家精神的市场，它会帮你找到解决你的健康问题的低成本手段，从而降低你和你的保险商的成本。

读者想必已经留意到了，以上两个政策错误存在同样的问题：就是压制了价格体系。这就是我最后将本书的标题定为《无价》（*Priceless*）的原因。

这显然是个双关语。一方面，多数人可能都将优质的健康视为无价的资产，也就是无法用金钱购买到的东西。但是，另一方面，如果人们感觉哪里不舒服需要帮助，我们为解除病痛而创立的这套医疗系统也是无价（排斥价格）的。在正常市场上，价格传递信息。高价格告诉创新者和企业家，市场对解决难题赋予了高价值。它还传递了一个信息，就是找到解决办法也可能获得高额回报。当价格体系被人为压制时，这种信息就无法被传达出来。健康政策中几乎所有的问题都源于这个核心事实。

在之前的那本书中我还忽视了第四个因素。通常，我不会评价跟我观点存在分歧的人们的动机和心理。我不想因为把辩论搞成人身攻击而让自己内疚。然而，这些年我逐渐发现，人们对健康政策问题的多数重要观点差异其实与事实、推理或逻辑论证的关系不大。最重要的差异源于基本的世界观差异。在健康政策领域，有相当多的人认为价格体系是灾难性的，至少对医疗是如此。

这个领悟为什么重要？因为多数健康政策界的朋友至少在口头上都赞同通过试点和示范项目来识别管用和不管用的政策。换句话说，多数健康政策专家都信奉所谓"循证"公共政策。

但是,事情的真相是,再多的证据也无法说服大多数正统的健康政策界同仁,应该允许价格在医疗市场配置资源。或许是出于善意的原因,他们在情感上倾向于支持对正常市场过程的压制。

无论如何,我认为,在开始有智慧的讨论之前,认识到这一点是有意义的。

若不是学过一点健康经济学的知识,我绝无可能写出本书来。因此,我最感谢的人是杰拉德·马斯格雷夫,在我们合写《患者权力》时他教了我许多。

马克·保利(Mark Pauly)(任职于沃顿商学院)帮助我精炼了对政府应该如何最优补贴私人健康保险的想法。我们在《健康事务》杂志(*Health Affairs*)⑤上合作发表的文章阐明了推行固定总额、可退还的税收抵免(tax credit)与罗斯(Roth)版健康储蓄账户的理由。我认为这是经济学家的方法,因为我认识的经济学家几乎都喜欢它们。过去30年来,我们提出的税收抵免概念已经被整合到大多数更激进的共和党医疗改革提案中,在某些民主党的提案中也有反映。

马克、杰拉德以及任职于南佛罗里达大学的菲利普·波特(Philip Porter)教授也帮助我精炼了对有管理的竞争的思考,相关讨论可见本书第8章。

讨论理想的健康保险设计的本书第11章,几乎完全引自哈佛商学院教授雷吉娜·赫茨林格(Regina Herzlinger)邀请我为她的《消费者驱动的医疗保健》(*Consumer-Driven Healthcare*)⑥一书所写的一篇论文。本书第12章中对医疗事故体系进行改革的许多思想,则是受纽约大学法学教授理查德·爱泼斯坦(Richard Epstein)早期研究成果的启发。

书中的某些关键思想也首次发表在本人与杰拉德·马斯格雷夫和德文·赫里克(Devon Herrick)合著的《濒危的生命》(*Lives at Risk*)⑦以及本人与迈克尔·邦德(Michael Bond),德文·赫里克,杰拉德·马斯格雷夫,帕姆·维拉里尔(Pam Villarreal)和乔·巴尼特(Joe Barnett)合著的《州级医疗保健改革手册》(*Handbook on State Health Care Reform*)中。⑧同样重要的是——尤其是在比较美国与别国的医疗保健体系时——本人和琳达·戈尔曼(Linda Gorman)、德文·赫里克以及罗伯特·萨得(Robert Sade)合写的国家政策分析中心(NCPA)论文《医疗保健改革:别的国家找到答案了吗?》⑨。

读者们会注意到,书中有许多图形和相当多的尾注参考了得克萨斯州农工大学私人企业研究中心托马斯·R.萨维(Thomas R.Saving)和安德鲁·J.雷登迈尔(Andrew J. Rettenmaier)发表在NCPA的研究成果。不用多说,我对他们深怀谢意。对本书同样重要的,还有本人多年来与波士顿大学劳伦斯·J.科特利科夫(Laurence J. Kotlikoff)教授合作完成的研究。

约翰·古德曼(John Goodman)的健康政策博客已经成为各个政治频谱的健康政策专家们就健康政策的经济学方法展开辩论的场所。我厚颜地转载了同仁琳达·戈尔曼、格雷格·斯坎德林(Greg Scandlen)、约翰·格雷哈姆(John Graham)、德文·赫里克以及其他网站的志同道合的博主们发表的帖子,包括戴维·亨德森(David Henderson)和阿诺尔德·克林(Arnold Kling)的经济学博客(*Econlog*),贾森·沙福林(Jason Shafrin)的"医疗保健经济学家"(*Healthcare Economist*)以及阿维克·罗伊(Aavik Roy)的"药剂师"(*The Apothecary*)。但是,我还从普林斯顿大学的健康经济学家尤韦·莱因哈特(Uwe Reinhardt)、全民健康计划医师声援组织(PNHP)的东·麦凯因(Don McCanne)在我的博客上发表的评论以及奥斯汀·弗兰克(Austin Frank)、亚伦·卡罗尔(Aaron Carroll)和他们的同仁在"偶然的经济学家"(*The Incidental Economists*)博客上发表的评论中获益匪浅。

顺便说一句,若不是有安伯·琼斯(Amber Jones)在幕后不知疲倦地工作,本人的博客是不可能存在的。从某种意义上说,这个博客更多是属于安伯而不是我。毕竟,我只是博客的写手而已。安伯还孜孜不倦地校阅了所有多个版本的书稿。没有她的帮助,本书是不可能出版的。

我还要诚挚地对同事德文·赫里克深表谢意,特别感谢他花了许多时间核对事实并核实资料的来源。此外,我对 NCPA 的考特尼·奥沙利文(Courtney O'Sullivan)、乔·巴尼特、帕姆·维拉里尔(Pam Villarreal)也深表谢意。

在撰写本书的每个环节,我跟戴维·泰鲁(David Theroux)以及他在"独立研究院"的同仁们的合作都很愉快。杰奎琳·塔斯科(Jaqueline Tasch)是一位了不起的审稿编辑,她细致入微的编辑以及对细节的精益求精极大地提升了书稿的质量。

最后,我必须赶紧补充一句,书中所有的推理或判断错误,概由作者本人负责。

注释

① John C. Goodman and Gerald L. Musgrave, *Patient Power: Solving America's Healthcare Crisis*(Washington, DC: Cato Institute, 1992).

② Roger Feldman, ed. *American Health Care: Government, Market Processes, and the Public Interest* (New Brunswick, NJ: Transaction Publishers for the Independent Institute, 2000).

③ Chapin White, "A Comparison of Two Approaches to Increasing Access to Care: Expanding Coverage versus Increasing Physician Fees," *Health Services Research*, 2012, http://www.hschange.org/CONTENT/1273/1273.pdf.

④ Mark V. Pauly and John C. Goodman, "Tax credits for health insurance and medical savings accounts," *Health Affairs* 14, no.1(1995):125—139.

⑤ J. D. Kleinke, "Access versus Excess: Value-Based Cost Sharing For Prescription Drugs," *Health Affairs* 23, no.1, January 2004, 34—47, http://content.healthaffairs.org/content/23/1/34.full#fn-group-1.

⑥ Regina E. Herzlinger, *Consumer-Driven Healthcare: Implications for Providers, Payers and Policy Makers*(New York: Basic Books, 1999).

⑦ John C. Goodman, Gerald L. Musgrave, and Devon M. Herrick, *Lives at Risk* (New York: Rowman & Littlefield Publishers), 2004.

⑧ John C. Goodman, Michael Bond, Devon Herrick, Gerald Musgrave, Pamela Villarreal and Joe Barnett, "Handbook on State Health Care Reform," National Center for Policy Analysis, 2007, http://www.ncpa.org/email/State_HC_Reform_6-8-07.pdf.

⑨ John C. Goodman, Linda Gorman, Devon Herrick and Robert Sade, "Health Care Reform: Do Other Countries Have the Answers?" National Center for Policy Analysis, Brief Analysis, 2009, http://www.ncpa.org/pdfs/sp_Do_Other_Countries_Have_the_Answers.pdf.

目　录

第二部分　受困于陷阱的后果

1 引　言

请暂时忘掉自己对医疗保健既有的一切认知。我要向你介绍一套有关医疗保健的新思维。

我们的医疗保健体系，属于社会科学家们所称的复杂系统的实例。这些系统如此复杂，以至于没人能完全搞清楚系统里面发生的一切。作为个体，我们所知的全部也不过是整个系统中的微小部分。通常是我们亲身体验过的那一部分。

举例来说，一个普通患者每年只会到医生那里就诊几次。一位初级保健医生只能照顾大约 2 500 名患者。这些互动无疑是重要的。但是，当我们停下来想想，美国还有 3 亿名潜在患者和 80 万名医生，就会明白任何一位医生或者任何一位患者的视野都是极其局限的。

我们身处的经济的其他市场也是复杂系统的实例。但是，医疗保健的复杂程度要数倍于寻常市场。原因是：除普通的经济力量之外，医疗市场还是机构化、官僚化并且受到大量管制的。医生深受医学伦理和传统行事方式的影响。他们所做的一切，几乎都会受到第三方支付官僚机构（保险公司、雇主和政府）以及前后不一致的、大量复杂管制措施的影响。此外，他们还要面临侵权法律起诉的持续威胁。

让问题变得更复杂的是，在美国乃至所有发达国家中，我们都完全压抑了医疗保健中的正常市场过程。其结果是，在医疗保健中，极少有人见过真实的价格。雇员从未看到过反映自身健康保险的真实成本的保费，患者几乎从未看到过自己接受的医疗的真实价格。即便是在家庭医生的办公室，也难以发现任何真实的成本。对某些复杂的服务，比如髋关节置换，患者几乎不可能获得任何信息，至少在术前是如此。

在供给一方，医生和医院也很少对自己提供的服务按真实的价格收取费用，而是按赔付公式获得支付。每个支付者可能有不同的公式。Medicare 计划（医疗保险计划，面向老年人和残疾人）有一套付费方案，Medicaid（医疗补助计划，面向穷人）另有一套付费方案。蓝十字也自有一套付费公式。所有其他保险商以及所有雇主保险计划也有独立的协商费用。由此造成的结果是，这里真的不存在像我们在其他部门体验过的那种将供给和需求撮合到一起的市场出清价格。每天，医疗市场上有庞大的资金换手。但是，经济学中的多数传统规则都无法直接适用。

复杂系统的一个有趣特征是，当你施加扰动（比如，通过一项法律）时，总会带来意想不到的后果。你对这套系统了解得越少，后果就越不可预测。经济史提供了数不清的实例：当政府实施政策试图让情况好转时，结果是局面反而变得更糟糕。遗憾的是，这种事在医疗保健中一直在发生。

举例来说，美国和全世界实施的许多公共政策的目标之一是将价格视为医疗的壁垒加以剔除。理想的健康保险常常被说成是没有起付线或者成本分担的健康保险，这使得医疗在交付时形同免费。然而，如果患者无需自掏腰包，他们的经济激励将会是过度使用医疗体系，这实际上意味着将医疗保健消费到最后的使用量的边际价值趋近于零。若患者无需为所享受的医疗服务付费，他们也不太可能四处搜寻最好的医疗服务，医生、医院及其他提供者自然也不会基于价格争夺患者。他们没有其他市场上的生产者那样的降低成本的经济激励。为了创收，提供者反而会面临利用支付方案实现成本最大化的激励。

因此,本来是出于善意为了让个人承担得起医疗保健的公共政策,却导致医疗保健支出惊人地膨胀到使整个国家无力承受。不断攀升的医疗保健支出是我们的预算赤字失控的主要推手。它正在造成城市、乡村和州政府破产,并给美国一些最大的公司带来庞大的无力偿还的负债。它还造成了工人的薪酬水平停滞不前,并可能导致不幸有成员患病的家庭——甚至包括那些有健康保险的家庭——破产。

另一项同样出于善意的——由某些州政府实施——的公共政策举措是要求保险商不论健康状况、对所有参保人收取同样的保费,从而让有先存条件的人群负担得起健康保险的成本。然而,此项立法意想不到的后果是,它鼓励人们直到患病才肯去买保险。随着健康的人群退出保险市场,只有健康有问题的人留下来,为补偿保险商的成本,所需的保费开始飙升。在纽约州,这种管制已经产生了令人咋舌的无价保费。一份普通的个人保单,牛津联合医疗中心(United Healthcare Oxford)收取的保费是每月 1 855.97 美元或者每年超过 22 000 美元。一份家庭保单的保费则是每月 5 707.11 美元或者每年超过 68 000 美元。[①]因此,一项为让人们负担得起保险成本而设计出来的政策,结果却造成数千人因为价格太高被逐出市场。

美国联邦政府的健康计划也提供了强加于一个复杂系统的公共政策如何带来意想不到的后果的实例。1965 年,美国国会通过了旨在扩大老年人的医疗保健可及性并改善老年人的健康状况的 Medicare 计划。国会议员们认为,这么做不会对医疗保健体系的其他部分产生任何重要影响。然而,麻省理工学院教授埃米·芬克尔斯坦(Amy Finkelstein)的研究已经揭示,Medicare 计划的通过对老年人的健康没有影响——至少就死亡率指标来看是如此——但新增的支出却给所有患者带来了医疗保健成本膨胀的后果,而且这种膨胀至今仍在继续。[②]

2003 年,美国国会通过了一项 Medicare 药品福利政策,主要是出于对老年人无力自行承担这笔费用的关切。由于这项新计划(Medicare D 部分计划)没有资金来源,国会为联邦政府设立了一笔 15.6 万亿美元的资金无着落的负债(unfunded liability)，允许无限期延展。这比社会保障的无法偿还负债还要高。③然而，经济学家安德鲁·雷登迈尔发现，实际上只有 7% 的福利真正用于为老年人购买新药，其余的 93% 只是将原先由老年人或者他们的保险商购买的药品账单转嫁给了政府(和纳税人)。④只有十三分之一的钱用于新药的购买。有趣的是，给原本无法获得药品的少数人的帮助实际上降低了 Medicare 计划的支出，因为药品是更昂贵的医生和医院治疗的替代品。⑤但是，真正需要这些福利的人所获得的利润，跟向不需要它们的人提供福利的成本——它给当代和未来的纳税人带来了巨大负担——相比只能算九牛一毛。

旨在让医疗保健在交付时免费的健康政策还有两个意想不到的后果。在其他市场上，生产商不只是就价格进行竞争。他们还要就质量展开竞争。然而，在医疗保健市场上，当提供者不就价格进行竞争时，他们似乎也没有就质量展开竞争。这或许是批评者认为我们享有的医疗的质量——包括数量非常庞大的可避免失误以及其他的恶性医疗事件——远未达到正常市场预期的原因之一。

在多数市场上，我们用时间和金钱来支付商品和服务，生产商和卖家也理解我们把时间看得跟支票一样重要。然而，为了压制金钱作为医疗市场交换媒介的作用而设计出来的公共政策，却产生了增加等待时间以及其他非价格医疗壁垒的意外后果。由于延长人们预约和在医生办公室门口等待的时间，这些旨在扩大医疗可及性的努力实际上可能反而降低了可及性。

1.1 我们是怎么被困住的？

本书的前提是，我们面临的大多数难题都是因为我们被困住手脚而出现的。我们陷入了一种功能紊乱的体系当中，各种有悖常理的经济激励导致所有人共同促成了提高医疗成本、降低医疗质量以及让医疗可及性更困难的结果。每个人都面对着有悖常理的激励：患者、医生、护士、医院管理者、雇员、雇主等。当我们在这套系统中互动时，大部分人都发现了解决问题的办法。比如，每个人都可以凭一己之力避免浪费和降低医疗成本。但是，这套系统通常惩罚我们做正确的事情，奖励我们做错误的事情。作为个体，我们在剔除浪费上所付出的任何努力，通常也会惠及他人。

那这个问题的答案是什么呢？当然是让人们摆脱困境。将他们从这种带来那么多麻烦的功能失调的体系中解放出来。

这个问题的答案跟你们从其他健康政策专家——无论右翼还是左翼的专家——那里可能听到的正好相反。传统的观点是，我们拥有了太多自由，而不是太少。据说医生拥有太多的自由，他们可以提供并非"最佳措施"或者不符合"循证医学"的治疗。据说患者也拥有过多的自由，他们可以光顾表现记录差劲的医生和医疗机构。

于是，传统的解决之道是：对提供治疗的医生和寻求治疗的患者施加更多的限制。最终，对美国健康政策问题的传统解答就是由政府来告知医生如何行医、告诉患者能获得什么医疗以及到哪里求医。

这种方法最大的问题是，让我们比现在陷得更深。激励会变得更加有悖常理。我们会拥有由华盛顿的朋友们帮忙设计的一套计划。但是，3亿名潜在患者、80万名医生、将近250万名注册护士以及数千名其他医疗工作者都会发现，暗中破坏这套计划更符合自身利益。我的解决办法正好反其道而行之。我希望所有患者和所有医生都会发现，解决问题而不是制造问题，更符合自己的利益。

在传统方法中，每个医生、每个护士、每个医院管理者每天起床后都会问："今天我怎么才能利用支付方案榨到更多油水？"

我的解决办法正好相反。在我提出的方法中，所有人每天都有动力主动思考："今天我怎么才能改善自己的服务、降低成本并增加患者的可及性？"

1.2 脱离困境:新兴的企业家

我们需要一种新思维,这几乎是不言而喻的。毕竟,在过去的四分之一个世纪里,医疗保健一直都被视为我们最重要的国策问题之一。它催生了数以千计的研讨会、简报、演讲、立法听证会、书籍、论文以及学术文章,并激发了试图在短短几年内将整套体系彻底改头换面的立法构想。然而,即便如此,跟 25 年前相比,我们并未逼近问题真正的解决办法。

在复杂系统中,总是存在未被满足的需要和尚待解决的难题。系统越是紊乱失调,未被满足的需要就越多,问题就越严重。在其他行业,待满足的需要和待解决的问题恰恰是企业家崛起的沃土。医疗保健领域的比尔·盖茨和斯蒂夫·乔布斯究竟在哪里呢?

答案:毫不夸张地说,医疗保健领域有数千名企业家。我每天都会碰到他们。事实上,我可以有把握地说,健康商业中的重大问题无一未曾被系统某个角落的某位企业家通过某种方式实质性地解决。不幸的是,这些努力往往零散而且作用有限。多数时候,他们会碰到三个主要壁垒:保险公司、雇主和政府。

它们是为医疗保健的大部分账单付费的三大主体,是第三方支付者(前两个当事方是医生和患者)。对于医疗保健,它们往往表现出官僚主义、因循守旧并拒绝变革。一言以蔽之,它们是企业家的天敌。

以医院成本为例。众所周知,同一种手术在不同医院的成本大相径庭,医疗服务的质量也是如此。那么,为什么没人抓住这个商机呢?在本书中,我将指出,一种被某些人称为基于价值的健康保险模式,就可以让典型健康保险计划的医院成本减半。它是怎么做到的呢?答案是保险商向一家低成本、高质量的医疗机构(可能要求患者走一段远路)支付医疗成本,而且仅限于这一成本。患者可以自由选择去另一家机构,但需支付由此增加的全部成本。

这个点子可不是我先想出来的。事实上,一家位于得克萨斯州奥斯汀的公司 Employer Direct Healthcare 正在向雇主们提供一种为此略为不同的选择。它们与选定的医院商定的价格要比其他健康保险商支付的价格低三分之一到二分之一。但是,多数保险商仍处于采购频谱的另一个极端。比如,得克萨斯州的蓝十字不仅未刻意引导患者到特定医院,而且也没有一家达拉斯医院被排除在它的网络以外。

保险商之所以如此抵制降低成本的创新,部分原因在于它们的许多雇主客户也抵制此类创新。比如,Employer Direct Healthcare 公司的典型客户免除了选择低成本、高质量机构就诊的患者的起付线和成本分担,但这就是全部的财务激励了。这或许是朝着正确的方向迈出了一步,但也只是怯弱的一步。富有进取性的策略是让雇员为自己的选择支付全部新增成本。

在三个第三方支付机构当中,政府是最抵制企业家精神的,即便是在政府亲自推行激进的变革时也是如此。比如,ACA 要求州政府设立健康保险交易所,允许个体借助电子手段从相互竞争的保险计划中挑选自己的健康保险。联邦政府也正在投资数百万美元建立这样的交易所。在某些州,官员们正在讨论该如何花掉这笔钱;在其他州,官员们事实上拒绝接受这笔钱,理由是这等于接受了自己不喜欢的健康改革。

问题是,为什么每个州都要花费几百万美元建立一个交易所呢?您知道 eHealth 已设立了电子交易所,而且已经有超过 100 万人通过这套系统在线购买到了健康保险吗?奥巴马政府要求 50 个州政府花更多的钱去发明私人公司早已发现并乐意用更少的钱替政府实施的东西。

奥巴马政府还准备花费几百万美元鼓励人们使用电子医疗记录。但是,你知道 eHealth 已经基于保险支付记录为许多客户提供了电子医疗记录(包括医生的门诊、所开的处方等记录)吗?

我们常常将企业家这一术语与追逐利润联系起来。但是,医疗保健领域也大量存在着主要受利他驱动的创新者。就拿新泽西州卡姆登的杰费里·布伦纳（Jeffrey Brenner）医生来说。⑥无论在任何别的领域，布伦纳都可能成为一名百万富翁。但是，由于他从事医疗保健，他不知道自己如何才能完成使命。跟每个市场的企业家一样，布伦纳打破了常规思维模式。他发现了一种降低医疗成本的巧妙办法：聚焦于医疗的"热点"——也就是用量高、支出高的患者——并用非常规的医疗解决他们面临的问题。

布伦纳发现，在过去一年中使用过卡姆登的医疗机构的 10 万人中，仅 1 000 人（只占 1%）就花掉了 30% 的成本。他从其中的一人入手开始分析：弗兰克·亨德里克斯（化名）是一名有严重充血性心力衰竭、慢性哮喘、失控的糖尿病、甲状腺功能减退、痛风，并且吸烟和滥用酒精的患者。他重达 560 磅。在过去三年内，他在医院内待的时间跟在医院外待的时间一样长。

布伦纳对亨德里克斯所提供的部分帮助是简单的医生服务，但其中许多是社会工作。比如，布伦纳和同事们帮助亨德里克斯申请残疾保险，从而让他摆脱了福利汽车旅馆的嘈杂环境，并得以接触到一群固定的医师。团队还敦促他找到稳定的收入来源和生命的价值。他们还带他回到匿名戒酒会。当布伦纳发现亨德里克斯是一名虔诚的天主教徒时，他敦促他回到教堂。这些努力的结果是，亨德里克斯的健康情况改善了，他的医疗费用急剧下降。

有了这次成功的经历之后，布伦纳组建了"卡姆登联盟"（Camden Coalition），将他的方法应用到更多患者身上。他告诉我，他可以沿着卡姆登的街道一路开下去，指着每幢建筑说出住在里面的人们花掉了纳税人多少钱。借助非传统的方式瞄准这些患者，布伦纳正在为 Medicare 计划和 Medicaid 计划节约数百万美元。倘若别的人能在其他城市复制这种模式，将为纳税人节约巨额资金。

现在要播报坏消息了。布伦纳为美国最大的健康计划省下了这么多钱，那 Medicare 计划给他多少奖金呢？一个子也没有。Medicaid 计划又为它省下的钱支付给布伦纳多少奖金呢？一分钱也没有。事实上，布伦纳之所以能够完成这些事情，全靠私人基金会的资助。

1.3　脱离困境：克服不明智的政策

跟许多提供低成本、高质量医疗的其他提供者一样，当布伦纳和他的同仁们未能按传统方式行医时，他们在财务上损失严重。在 Medicare 计划付钱给医生完成的上千项任务中，社会工作却不在其中。布伦纳让 Medicare 计划和 Medicaid 计划按另一种方式向自己付费的企图全都沉溺在官僚主义的沼泽之中，哪怕 Medicare 计划正在投入数百万美元搞试验计划和示范项目以"探索可行的路子"。

类似布伦纳这样的经历不断重演、日复一日而且遍布整个国家。没人知道布伦纳的方法是否可以复制，正如我们不清楚 Mayo 诊所或 Cleveland 诊所的医疗实践是否可以复制。但是，有一种办法可以帮我们搞清楚这一点，这就是让布伦纳脱离陷阱。怎样才能做到呢？让他变成富翁。成为富翁？没错，就是成为富翁。

联邦政府应该支付给布伦纳及其同仁为政府节约的资金金额的四分之一。然后，让这个国家中的每个其他医生、护士、社会工作者、医院管理者等都知道政府愿意改变对医疗的支付方式。由此传递出来的信息应该是：如果你可以为纳税人省钱，你就可以赚钱——你为我们省的钱越多，你为自己赚的钱就越多。让 1 000 个百万富翁冒出来吧。

可悲的是，联邦健康政策目前的趋势正好与此背道而驰。它不仅不会让布伦纳脱离困境，而且会让他越陷越深。在新颁布的健康改革立法中，医生被鼓励加入"负责任的医疗组织"（ACO），联邦官僚机构事实上主宰了行医方式。

事实上，布伦纳正在试图让他的组织成为 ACO 的会员。在我看来，这是一个错误。按照新规定，官僚们会问：布伦纳有规定的电子病历吗？他是否遵循了 ACO 应该遵循的各项投入检查清单？他是否管理了所有的医疗保健行为——包括医院的管理？可悲的是，上述问题的答案全都是否定的。

在一个企业家根本不受欢迎的氛围中，企业家几乎是不可能发展壮大的。让创新者感到欣慰的是，患者正在自掏腰包支付更多医疗费。只要是直接付费的患者主宰医疗市场，企业家精神就会生生不息。

1.4 脱离困境：新兴市场

在像整容手术和激光眼角膜手术（LASIK）这样多样化的领域，我们发现，医疗保健市场可以向患者提供透明的打包价格，而且成本可控——尽管需求有巨大增长而且发生了大量的技术变革（据说会增加医疗成本）。对于像随到随看诊所（walk-in clinics）和邮购药品（mail-order drugs）这样多样化的服务，我们正在目睹价格竞争发生的可能，以及由价格竞争所引发的质量竞争。在医疗旅游的国际市场上，我们正在发现，几乎每种选择性（非必需）手术都服从市场的行为准则。在美国新兴的国内医疗旅游——愿意到其他城市旅游的患者可以找到更便宜、更优质的医疗——市场上，这种市场行为准则也越来越明显。

在上述每种情形中，新产品与新服务都会突然冒出来，满足自掏腰包的患者的需要。这些产品和服务之所以可能存在，恰恰是因为作为第三方支付人的官僚机构并未横加干涉。如果允许私人部门继续这样自由地创新，我们还会有更多的惊喜。

在而今的华盛顿政策圈中流行的词语是电子医疗记录（EMR）、医疗之家（medical homes）、协同型医疗（coordinated care）、整合型医疗（integrated care），等等。政策专家会告诉你，ACA 就是被设计用来将所有这些新思想付诸医疗实践的。当然，这一切都得在政府管制者的"有形之手"的指导和敦促下。

但是，你们知道吗？随到随看诊所、私人电话和电子邮件问诊服务机构以及礼宾（concierge）医生——他们给患者更多时间、更多服务和特别关注——已经使用明智的、可行的电子记录系统（包括开具电子化处方的能力）十多年了，而且没有华盛顿或任何雇主或保险公司提供任何指导。你又知道吗？明智的、可行的医疗之家（以及提供整合型、协同型的低成本、高品质医疗的各种医生）已经在私人部门兴起许久，而且既没有任何联邦资助的试验计划指导，也没有来自第三方支付人的任何建议、鼓励或骚扰。

我之所以强调明智和可行，是因为在非人格化的官僚机构掌控之下，与市场竞争隔绝但要承受来自可以想象得到的每个特别利益集团的压力，我们可能得到的是既不明智也没办法操作的系统。

一旦从法律障碍的禁锢和令人窒息的官僚机构中被解放出来，医生、患者、医院工作者和追逐利润的企业家就可以完美地胜任解决我们最严重的健康政策难题的重任。他们所需要的，只是被允许放手去干的自由。

注释

① Uwe E. Reinhardt, "The Supreme Court and Healthcare," *New York Times*, *Economix* (blog), November 25, 2011, http://economix. blogs. nytimes. com/ 2011/11/25/the-supreme-court-and-health-care-2/.

② Amy Finkelstein, "The Aggregate Effects of Health Insurance: Evidence from the Introduction of Medicare," *Quarterly Journal of Economics* 122 (2007): 1—38, http://www. dartmouth. edu/~jskinner/documents/FinkelsteinATheAggregate_ 000.pdf.

③ "The Medicare/Social Security Trustees Spring Report: A Bleak Future," National Center for Policy Analysis, 2009, http://www. ncpa. org/pdfs/A_ Bleak_Future.pdf.

④ Andrew J. Rettenmaier and Zijun Wang, "Medicare Prescription Drug Benefit: What Difference Would It Make?" National Center for Policy Analysis, Brief Analysis, No.463, Monday, November 17, 2003, http://www.ncpa.org/pdfs/ ba463.pdf.

⑤ J. Michael McWilliams, Alan M. Zaslavsky, and Haiden A. Huskamp, "Implementation of Medicare Part D and Nondrug Medical Spending for Elderly Adults

With Limited Prior Drug Coverage," *Journal of the American Medical Association* 306(2011):402—409.

⑥ Atul Gawande,"The Hot Spotters," *New Yorker*, January 24, 2011, http://www.newyorker.com/reporting/2011/01/24/110124fa_fact_gawande.

第一部分

我们因何受困于陷阱

2　医疗保健何以与众不同

复杂系统,顾名思义是对任何个体(或个体组成的团体)都过于复杂以至于超出其领悟和理解范畴的系统。这会有什么影响呢?影响是巨大的。

我们多数人都不会一走进一间化学实验室就开始把溶液从一个烧杯倒到另一个烧杯——至少对不懂任何化学知识的人是如此。同样,如果不是训练有素的生物学家,我们也不会径直走到一间生物实验室就将物质从一个皮氏培养皿移到另一个皮氏培养皿。如果我们对核电站毫无了解,多数人也不会闯进去就开始撅动核按钮。

我们之所以不会这么莽撞行事,是因为多数人都具备常识。我们凭直觉就知道,如果我们不清楚自己处于复杂环境下究竟在做什么,无论我们做什么,结果很可能都只会弄得一团糟。

然而,并不是所有人都具备这种基于常识的谦卑。已故的诺贝尔经济学奖得主弗里德里克·哈耶克(Friedrich Hayek)将这种爱瞎鼓捣自己不懂的系统的人们的狂妄自大称为"致命的自负"。①这个词用得相当贴切。健康政策中所出现的乱子,几乎都可以被直接归咎于这种严重错误。接下来,我想要更仔细地审视一下健康政策究竟出了什么问题,以及问题发生的根源。

2.1 无可靠的模型

200 多年来,经济学家一直在孜孜不倦地研究我们称为经济的复杂系统。他们是怎么研究的呢?他们并未尝试理解经济的所有复杂细节,而是利用高度简化的模型来推断参数变化对普通市场的某些总体效应。比如,我们可以肯定地说,房租管制会导致房屋短缺,农业价格支持则会导致产量过剩。

遗憾的是,医疗保健系统没有这样的模型帮助我们作出任何此类的推断。在短短数年内,ACA 将为 3 200 万新增人口提供保险。此外,我们其余的多数人也必须转换到比现在所拥有的更为慷慨的健康计划。我们清楚,当拥有更多保险作为保障时,人们会试图在医疗方面消费更多。但是,当系统层面的需求提升但供给没有变化时,会发生什么呢?

这种超额需求会将成千上万的人赶到医院的急诊室吗?由护士经营的诊所会异军突起以满足医生们无法满足的需求吗?如果服务通过增加等待时间来配给,有经济承受能力的人们会转向服务及时但额外收费的礼宾医生吗?随着越来越多的医生转为礼宾医生,医疗体系会怎样管理剩下的人们所面临的越来越严重的配给难题呢?患者会不会被迫走出国门,到国际医疗市场上求医问诊?

不幸的是,没有一种模型能帮助我们有丝毫自信地回答这些问题。

我们为什么不能把寻常的经济学模型直接套用到医疗保健市场呢?原因之一是,在医疗保健中,价格并未像它在经济其他部门那样发挥同样作用。有不少人想当然地认为我们的系统与其他国家的全民健康保险方案大不相同。然而,真相是美国人对医疗的付费,与所有发达国家的人们在享有医疗时的付费方式相差无几——都是用时间,而不是金钱。

平均而言,每当我们在一个医生的诊所花掉 1 美元,只有 10 美分出自我们自己的腰包。结果是,对大多数人,医疗的时间价格——包括往返医生的诊所、在服务台等待、在体检室等待,等等——往往要比货币价格更高,而且很可能要高得多。

总的来说,没有可靠的模型告诉我们,当医疗的时间价格对所有人上升时(这是 ACA 一旦全面实施我们可以预见的后果),谁将得到医疗,谁将得不到医疗。

2.2　价格的作用

请看表 2.1。该表列出了不同患者在不同环境下膝关节置换的代表性价格。其中最令人震惊的事情是,本质上相同的程序的价格令人眼花缭乱。这里是一些明显的疑问:

1. 一个加拿大人到美国做膝关节置换的价格怎么不及美国人支付的价格的一半?

2. 为什么来美国动手术的加拿大人支付的价格只比印度、新加坡和泰国医疗旅游者多区区几千美元? 要知道这些国家的物价水平只有美国物价水平的几分之一。

3. 为什么美国雇主和保险公司支付的费用的变动幅度超过 3 倍(从 21 000 美元到 75 000 美元)? 而当时外国甚至一些美国医疗机构正在推出统一打包价。

4. 为什么一条狗的膝关节置换价格——跟人类的膝关节置换采用同样的技术、需要同样的医疗技能——还不到一家典型的健康保险公司为人类膝关节置换手术支付的价格的六分之一? 还不到医院向 Medicare 计划中报告的手术成本的三分之一?

人们常常只见树木不见森林的习性令人惊叹。想想有多少汗牛充栋的文献试图(而且未能)解释美国医疗保健成本为什么那么高。有时候,问一些最简单的问题更容易找到复杂问题的答案。

表 2.1　膝关节置换成本

地区/类型	金　　额[1]
要价	
医院总费用[2]	60 000—65 000 美元
私人保险商支付	
范围（达拉斯）[3]	21 000—75 000 美元
平均（达拉斯）[3]	32 500 美元
Medicare 计划（达拉斯）[4]	
Medicare 计划支付	16 000—30 000 美元
Medicare 计划报告的成本	14 627—15 148 美元
医生费用	1 400—1 700 美元
国内医疗旅游	
Medibid 网站费用（美国）[2]	12 000 美元
加拿大公民来美国现金价格[5]	16 000—19 000 美元
国际医疗旅游	
Medibid 网站费用（海外）[2]	7 000—15 000 美元
泰国康民医院中位数价格[6]	14 916 美元
美国的狗（达拉斯）[4]	3 700—5 000 美元

注：1.除兽医费用外，不包含医师费；2.数据来自 Medibid.com；3.数据来自 Group and Pension Administrator, Inc.；4.数据来自 NCNelink.com；5.数据来自 North American Surgery Inc.；6.资料来源 http://www.bumrungrad.comlthailandhospita。

　　回到人狗对比问题。当你做完膝关节置换手术以后，可能还要在医院住两个晚上等待康复。如果你像某些病人那样，也许会舒适地待在豪华酒店里。但菲多（Fido）是在笼子里面康复，成本估计要低得多。但是，就算附带餐饮，在一家酒店待两晚花费应该也不超过 1 000 美元。而我们要解释的价格差异要比这个金额高出许多倍。

　　当然，外科医生的技艺有高下之分。给人做外科手术的医生想必更有天分，因而更有价值。但是，达拉斯一名整形外科医生的收费只有保险商支付给医院的 32 500 美元中的大约 10%。

在这一两天的康复期内,你(身为一名患者)从护士和辅助人员那里得到的关注大概要比菲多更多。猜猜一名护士在达拉斯的薪资是多少？ 每小时大约 30 美元。这与我们想要的解释还相去甚远。

我们不妨看看医院向 Medicare 计划报告的手术真实成本。[②] 大约是 15 000 美元,不含外科医生的费用。但是,既然兽医可以按三分之一的成本做这种手术,为什么人类的医院成本就不能降到现在的至少一半呢？

我想到的对人类膝关节置换成本为什么高出那么多的唯一解释是:(1)政府监管;(2)医疗事故责任;(3)第三方支付体系创造的无效率。这三大因素看来正在导致美国医疗保健成本翻倍。

先来看监管。从规则、限制和官僚汇报要求来看,医疗保健部门是美国经济中监管程度最高的产业之一。监管要求以明目张胆的方式干涉医院医务人员的活动,几乎影响到医疗实践的每个方面。在《患者权力》一书中,马斯格雷卡和我描述了 Scripps Memorial 医院面对的负担。这是地处加利福尼亚州圣地亚哥的一所中等规模(250 张床位)的急症医疗机构。Scripps 必须向 39 个政府部门和 7 个非政府部门回复,[③] 定期提交 65 份不同的报告,大约每 4 张床位就要提交一份报告。多数时候,这些报告都不是可以交由办事员完成的简单形式,常常冗长复杂到必须由受过高级训练的医院工作人员负责每天记录信息。

接下来还有医疗事故体系。据估计,这套体系带来的负担占美国医疗保健成本的 2%—10%。但是,我们难以将医疗事故带来的影响与监管带来的影响区别开来。要记住,这两种制度都在试图做同样的事情:降低有害医疗事件的发生(无论多么不完美)。假如一家医院因为未能按监管行事结果引发一名患者死亡,这无疑会成为医疗事故官司的导火索。因此,医疗事故体系的存在有助于鼓励提供者遵从监管——同时也增加了他们的成本。

最后,还有第三方支付体系产生的无效率。在本书的引言中提到,当提供者不基于价格争夺患者时，往往也不会对质量展开竞争。医院部门通常只会对舒适性展开竞争。当然，竞争的方式就是在这方面多花钱。这也会增加成本。

现在考虑医疗旅游。如果你向一家邻近的医院请求提供对某项标准外科手术的打包价，很可能会遭到拒绝。在正常的市场力量被压制大半个世纪之后，医院对用价格争夺患者几乎没有兴趣，因为反正这些患者会成为自己的客户。

外国患者的待遇就不一样了。这是医院不争夺就没法得到的顾客。这就是越来越多的美国医院愿意向外国人提供透明的打包价的原因，而且这些报价接近它们提供医疗的边际成本。

北美外科手术（North American Surgery，一家医疗旅游中介企业）公司与 24 家美国手术中心、医院和诊所谈判争取到了极其优惠的折扣价，主要面向在本国没法得到及时治疗的加拿大人。该公司对美国膝关节置换报出的现金价格介于 16 000—19 000 美元之间，具体取决于患者选择哪家机构。④

有意思的事情来了：适用于愿意到美国旅游手术的外国人的经济法则，同样适用于愿意旅游医疗的任何患者，其中包括美国公民。换句话说，要享受到北美外科手术公司的低成本打包价，你无须成为一名加拿大人。每个人都可以做到。

愿意出行并可以现金付款的美国患者还可以利用 MediBid 网站得到更优惠的交易条件。只要在 MediBid 网站上注册，并对一名医生、外科医生、皮肤科医生、脊椎推拿师、牙科医生或大量其他专科医生提供的特定手术询问报价或估价。隶属于 MediBid 网站的医生及其他提供者会对患者的请求做出响应，并对患者寻求的医疗服务提交竞争性报价。MediBid 网站撮合这笔交易，但协议是医生和患者之间签订的，双方必须对价格与服务达成一致意见。

2012 年，MediBid 网站所属公司撮合了 50 多次膝关节置换术。每项请求平均收到 5 个报价，有些多达 22 个报价。多数价格介于 10 000—

12 000 美元之间,平均价格约为 12 000 美元。⑤

这一切的含义是令人震惊的。许多美国医院有能力向旅游患者提供能与世界上顶级医疗旅游机构匹敌的打包价格(毕竟,你不必到泰国旅游)。但是,这里必须提醒读者:尽管产能过剩的医院向边际顾客收取边际医疗成本是有好处的,但如果它对每个顾客都收取这一价格,将无法收回继续营业所需的全部成本。因此,我们看到的价格未必是长期均衡价格。

最后的问题是:为什么美国雇主和保险商会过度支付这么多? 为什么他们过度支付的金额差异如此大?

这部分是因为,在整个医疗市场中没有像其他经济部门那样形成统一市场出清价格的自然演进。一个小镇上的 MRI 扫描价格相差可能超过 650%。大多数提供者甚至根本不清楚如何对自己的服务进行定价,因为他们不知道自己的成本有多高。⑥

2.3　右翼和左翼都错了

尽管价格在医疗保健中未像在其他市场中那样发挥同样作用,但无论政治上的右翼还是左翼都有漠视这一事实的倾向。

比如说,右翼人士经常呼吁价格要透明。许多提案甚至要求医生和医院公布自己的价格。医生们对这些提案感到迷惘,因为他们清楚,在典型的医生办公室里根本就没有价格。有的只是不同的支付率。把这些费率贴到墙上去又有何益? 假如你是蓝十字的患者,知道 Aetna 的患者所付的价格怎么会对你有任何帮助?

左翼人士普遍认为,健康成本之所以过高,是因为医疗保健的价格太高。他们相信,控制成本的办法就是压低价格。这种想法事实上被写进了 ACA 立法中。这部新法将各种类型的效率想法一网打尽,但是,在其他想法全部失败时——多数有智识的人都认为它们会失败——ACA 会试图通过压榨提供者来遏制不断上升的 Medicare 成本。Medicare 计划的首席精算师预计，到 2020 年，该计划支付给医生和医院的费用将低于 Medicaid 计划，[7] 而且不会止步于此。不止一个组织主张将 Medicare 式的价格管制推广到整个医疗保健体系。[8]

这种思维的问题在于，医疗保健价格是问题的症状，而不是病因，就像体温高是发烧的症状。正如通过降低体温来治疗发烧没有意义，不管价格为什么那么高，一味想着控制价格也没有意义。此外，当我们治疗症状而不是病因时，无可避免地会产生意想不到的负面后果。比如，如果强行规定每个提供者对所有患者都只能收取低价，我们将会把大部分能干的医生赶出现有体系——他们会进入付现金看病的另类体系，甚至可能完全退出医疗保健市场。

但是，试图通过压制价格来解决成本问题，还有一个更根本性的问题。压制提供者的支付额等于将成本从患者和纳税人转嫁给提供者。即使我们做到这一点，转嫁成本也不等于控制成本。医生跟患者一样，是社会的一分子。把成本从一个社会群体转嫁到另一社会群体，只会让前者受益，后者受损，却无助于降低整个社会的医疗保健成本。

最后，无论右翼还是左翼——尤其是左翼——大多时候都假定低收入患者理想的医疗价格是零。毕竟，如果价格是医疗的"拦路虎"，那自然的推论岂不是让医疗保健在消费时免费就可以最大化医疗可及性？其实未必。

2.4 哪个更重要：医疗的时间价格还是货币价格？

健康政策的正统观点信奉两个命题：(1)对穷人而言，真正重要的健康问题是医疗的可及性；(2)为保证可及性，排队总是优于付费。换言之，如果你不得不配给稀缺的医疗资源，通过等待配给总是比通过价格配给更好。

（顺便说一下，这种正统观点至少在表面上是有道理的。毕竟，穷人拥有的时间跟你我一样，但钱少得多。由于穷人的工资比别人低，他们的时间的机会成本更低。因此，如果所有人必须用时间而不是金钱为医疗付费的话，穷人得到的好处应该更多。但是，这种观点之所以看似合理，是因为你对那些表明穷人在几乎任何非价格配给体系中与富人竞争资源时从来都处于下风的海量数据视而不见。）

这种正统观点就是 Medicaid 计划宁可让患者在医院急诊室和社区卫生中心等待几个小时也不允许他们获得更便宜而且几乎不用等待的随到随看诊所医疗的政策基础。对数百万低收入美国家庭来说，最轻松、最便宜的可及性扩大方式是赋予他们比现在更大的选择自由：在 Medicaid 计划报销费用的基础上自掏腰包，按市场价格到随到随看诊所、急诊医生、手术中心和其他商业化渠道就医。然而，在传统的健康政策圈子里，这种想法被视为异端邪说。

这种正统观点也是痴迷于让每个人付更高保费从而免费（无需共同支付或设起付线）享受避孕服务以及一长串筛查和预防保健的政策依据。但是，这种做法肯定会鼓励过度使用和浪费，很可能还会提高这些服务的时间价格。

这种正统观点也是健康储蓄帐户（HSA）、健康补偿安排（HRA）以及任何其他用金钱换取医疗服务的账户遭到敌视的根源。然而，正是这些账户赋予了低收入家庭在医疗市场的选择权，正如食品券赋予他们自由选择到任何百货商店购物的权利。

这种正统观点同样是那么多 ACA 的支持者们以为这部健康改革新法会扩大数百万国人的医疗可及性的原因（即使医生的供给不会增加）。由于完全忽视了医疗的时间价格几乎肯定会上涨，这些狂热分子的人完全没有想到这部法案事实上反而会降低多数弱势人群的医疗可及性。[9]

这种正统观点也是对度量医疗时间价格的学术兴趣如此低，以及为什么从事这种度量研究那么招人恨的原因。这解释了麻省理工学院教授乔纳森·格鲁伯（Jonathan Gruber）在关于马萨诸塞州健康改革的论文中为什么绝口不提在波士顿找新医生看病要等待两个多月这一点。⑩

本书将要考察的证据会雄辩地指出，这种正统观点错得彻头彻尾。

2.5　非价格配给的成本

健康政策的正统方法过分关注医疗的价格壁垒带来的负担，却极度无视非价格壁垒带来的负担。然而，非价格壁垒的代价可能非常高。

以英国为例，数十万仰仗英国国家医疗服务体系（NHS）的患者要排几个月的队才能到医院动手术。很多人都是在痛苦中等待，甚至冒着生命危险。对许多人而言，这种等待的成本无疑高于手术（带给政府）的成本。⑪

通过排队配给不仅代价高昂，而且往往造成社会浪费。用一个数值实例说话，考虑人们到一家医院的急诊室接受免费初级保健。我们假定医生为患者进行一次门诊诊疗的人均真实成本为 100 美元。在正常市场上，医疗的市场出清货币价格同样为 100 美元。这将是患者要付的价格。

如果服务免费，则会有更庞大的患者人群意图享受这种好处，其中包括对医生门诊估价只有 5 美元或 10 美元的患者。由于在零价格上需求大大超过供给，本例中这名医生的时间将仅由那些愿意等待最长时间的患者所支配。平均来说，人们愿意等待多久呢？答案是对医生的门诊估价 100 美元的人愿意花费价值 100 美元的时间。（考虑一名按自己的工资率对时间估价的患者。如果每小时工资为 20 美元，他将愿意等待 5 个小时；如果每小时工资为 25 美元，他将愿意等待 4 小时。以此类推。）

正如价格配给产生市场出清的医疗货币价格，排队配给产生的是市场出清的医疗时间价格。在本例中，市场对边际患者将在 100 美元的时间价值上出清。但是，请记住，其他人（很可能是纳税人）必须向医生支付 100 美元的货币。这意味着同一项医疗服务被付费两次：一次是用时间,一次是用金钱。在本例中,非价格配给事实上导致医疗的社会成本翻倍。

顺便说一句,有数量惊人的患者——平均大约五分之一——被搞得灰心丧气,未接受门诊就离开了急诊室。正如拍卖竞标者会被愿意出更高的货币价格的对手打败,急诊室患者往往是被那些愿意出更高的医疗时间价格的对手打败。

2.6 60亿项医生费用

即使价格在医疗市场的含义不同于其他市场,它们仍然有影响提供者行为的威力。

拿Medicare计划来说,它有一份包含大约7 500项医生任务的清单。每项任务都有一个随地点和其他因素变动的价格。全美共有800 000名执业医生,并不是所有人都为Medicare计划中的患者服务,也没有哪个医生会做完Medicare计划清单上的所有任务。

但是,Medicare计划随时都得在全美范围设定大约60亿项医生费用。

Medicare计划这样设定费用和批准交易能够做到不产生严重问题吗?不太可能。

Medicare计划犯错时会发生什么?一种结局是医生面对提供比本应该的更贵但更不合适的医疗的悖谬激励。还有一种结局是美国医生的技能集合将出现配置错误,因为医学生和执业医生会对Medicare计划向有些技能付费过高、向其他技能付费过低的事实作出反应。

每个律师、会计师、建筑师、工程师——事实上每个其他领域的每个专业人士——都比医生拥有更多的工作自由。他们可以对自己的服务打包并重新定价。如果需求变动或者发现了更有效率地满足客户需要的新方法,他们可以自由地按不同价格提供不同的服务捆绑。跟他们相比,医生的手脚却被捆住了。

假设你被人告上法庭,而且你的律师像医生那样得到付费。也就是说,假设有某个第三方支付官僚机构,对律师在辩护中的每项任务分别支付一个不同价格。假设你的律师对陪审员遴选每小时收取 50 美元,对把最后的案子提交给陪审团每小时收费 500 美元。

这么做会发生什么? 在终审那天,你的律师的总结陈词将会激情澎湃、扣人心弦、充满逻辑、令人信服。事实上,只有挑对陪审团,你才有可能逍遥法外。但是,你找不到合适的陪审团。由于上面的费用结构,你的律师在审判开始前就会克扣陪审团遴选的支出。

这就是为什么你不想按任务支付律师或任何其他专业人士费用的原因。你希望你的律师会重新配置时间——在这个案子中包括总结陈词到预审程序。如果每小时的酬金相同,他就会放心地把花到你的案子上的最后小时配置到拥有最高价值而不是配置到最高付费的活动上去。

2.7 60 亿项任务

美国医疗的问题不仅仅在于所有价格都是错的。医生可以帮患者做的许多非常重要的事情根本就不在 Medicare 计划补偿的任务清单上。

除此以外,Medicare 计划对任务的组合方式也有严格的规定。比如,特需患者往往有五种或更多病症——这是一种表达祸不单行的委婉方式。这些患者每人每年通常要花费 Medicare 计划中的大约 60 000 美元,他们消费了 Medicare 计划总预算的庞大份额。理想的情况是,当其中一个患者拜访一名医生时,这名医生会逐一解决所有五个问题。这将节约患者的时间,并保证每种病症的治疗方案与其他病症整合且一致。

然而,在 Medicare 计划的支付体系下,一名专科医生在每次门诊期间只能治疗五种病症中的一种并报销全部费用。就算治疗了另外四种,他也只能按半价报销这些服务。初级保健医生面临的情况更糟糕。他们治疗另外四种病症通常得不到任何支付。由于医生们不愿意义务劳动或看到收入减半,多数人奉行一次看一种病的政策。身患五种病的患者必须与同一名医生或其他医生另外预约,才能看剩下的四种病。对患者最有利而且很可能帮纳税人节约长期成本的医疗类型在 Medicare 的支付体系下恰恰是会受到惩罚的。

我们拿理查德·扬(Richard Young)医生做例子,他是来自沃斯堡(Fort Worth)的家庭医生,担任联邦政府新建立的医疗创新中心的顾问。吉姆·兰德斯在《达拉斯晨报》上这样解释说:[12]

> 当扬在塔兰特(Tarrant)郡的 JPS 医生集团收治 Medicare 计划或 Medicaid 计划患者时,他每次只能治一种病。即使患者身患多种慢性病——糖尿病、心肌梗塞、高血压——政府的支付规则也只允许他对一种慢性病收费。

"你可以花额外时间处理所有疾病,但你那么做等于是在免费提供服务。"他说。患者被告知要再预约一次,或去找一名专科医生看。

扬形容这种支付规则"荒唐地复杂"。

2.8　压制正常市场力量的结果

想想超市的例子吧。光是达拉斯一座城市可能就有超过 100 家超市。我可以走进任何一家超市——在多数情况下,白天或黑夜的任何时候——买到几千种不同的产品。唯一体验到的等待是在收银台,如果我只想买一两件东西,可以走快速通道。当我去买自己想要的东西时,产品总是在那里等我。我想不起什么时候货架上没有我想要的东西。此外,被出售的产品是由几千个不同的供应商生产出来的,它们通过几千条不同的路线被送到这家超市。达拉斯的情况在全美任何一个有规模的城市都可以看到。

不妨将超市跟医疗市场做个对比。在医疗市场上,几乎没有什么是唾手可得的。几乎每四名患者里就有一名必须等待 6—8 天才能约到一名医生。只有不到三分之一的医生诊所允许患者在诊所下班之后来看病。60%的患者认为在下班后或在周末看病困难。⑬全美国的报纸都报道过因为抗癌药和其他救生药物短缺引发的悲惨故事。在医院急诊室等待 4—5 个小时并不是什么稀罕事。

事实上,美国医疗市场有一些排队不严重的地方在正统医疗体系的外围提供服务。Teladoc 承诺,医生会在 3 小时内回电话,否则将免费提供电话问诊。多数情况都是在 1 小时内回电话——其间你可以自由干任何事情。某些 CVS 药店的随到随看诊所甚至会帮你预估等待时间,这样你就可以趁等待医疗的间歇去逛商店。想想吧,最后两个实例是在正常市场过程没有被压抑的地方发展出来的医疗服务。

我们在超市购买的一切都是按服务项目付费。那里没有医疗保健中被那么多人垂青的那种预付制。一手交钱(市场价格)一手交货。但是,再借用一个流行的时髦词,这里有捆绑。向雇员打听信息无需额外付费,要求屠夫把牛腩上的肥肉剔除也无需另外加钱。这些服务都打到了所购买的产品价格当中。但是,捆绑决策是超市而不是产品的顾客做出的。超市没有有管理的医疗、整合型医疗或协同型医疗的对应模式。市场价格不停地向全世界数千种商品的生产商传递出连续的信号,它们完成了一件无与伦比的壮举,就是保证我们想要的一切随时都摆放在超市的货架上。

超市里绝大多数商品并不是由自己的员工生产的,而是由像私人诊所——再借用一个医疗术语——那样的独立实体生产的。超市无需雇用所有生产这些产品的人就能满足数百万人的需要。这一点跟奥巴马政府计划强迫几乎所有医生成为医院的雇员的做法不同。

超市有电子存货和监控系统,远比我们在医疗中看到的任何系统高级。当山姆·沃尔顿(Sam Walton)第一次在沃尔玛商店启动电子存货控制时,他的目的是提升服务质量、降低价格,从而吸引更多顾客。跟医疗保健不一样,电子存货系统在超市行业出现得相当自然,没有任何政府指导,也没有任何政府补贴。

现在,你或许会争辩说,拿医疗保健跟超市货架相提并论不合情理。没错。我承认这一点。一种是产品,一种是服务。但是,考虑你的黑莓手机或iPhone、iPad,它们跟我们的身体有某种相似之处。就是也有可能会发生故障。此时,我们希望有人帮忙修好它们。

在临近的地区,我可以不经过预约就径直走进几乎任何一家手机店,而且多数时候都可以立即享受到服务。手机店有竞争对手。每天都有新冒出来的独立手机维修公司。互联网上甚至有工具帮助你自己修手机。[14]在多数地方,维修公司距离客户都在10英里范围内;维修要花15分钟或更少;价格通常不贵(比如40—60美元)。[15]购物中心有手机维修门店。有些公司会上门提供手机维修。[16]

考虑顾客的教育。上年纪的顾客往往不太会使用自己购买的电子设备。市场找到了解决办法。Verizon向顾客提供两小时免费课程教他们如何使用iPhone。但是,我们没听说过达拉斯哪里有给Medicare计划中的患者免费(甚至付费)提供如何控制糖尿病的咨询。真不幸。这可是美国每年耗资高达2 180亿美元的疾病。[17]

为什么市场对我们的iPhone手机要比对我们的身体友好得多?原因是,一种服务是从真实市场中涌现出来的,另一种服务的市场却被压抑了。

2.9　走出陷阱

有没有更好的办法呢?这里就有现成的。[18]我们不应该让Medicare计划给预先设定好的医疗包规定几百万个价格,而是应该允许提供者有机会通过重新打包和定价服务,生产出更优质、更便宜的医疗。应该鼓励每个提供者向Medicare计划报出更优惠的价格。Medicare计划应该接受这些报价,只要:(1)政府的总成本不增加;(2)患者的医疗质量不下降;(3)提供者有合理的方法保证(1)和(2)被满足。

医生和医院不再是在支付公式给定的情况下寻求最大补偿,而是有动力去发现更有效率的医疗提供方式。只要能为纳税人省钱同时又不伤害患者,它们就有能力为自己赚到更多钱。

2.10　自由市场在医疗保健中起作用吗?

时常听到政策专家说市场不能在医疗保健中起作用。他们往往会引用斯坦福大学经济学家肯尼斯·阿罗(Kenneth Arrow)很久以前写的一篇文章,其中宣称医疗保健市场内在就是不完美的。[19]确实如此,但多数市场都是不完美的。真正的问题是:医疗保健的市场优于医疗保健的非市场方案吗? 本人相信,证据支持毫无保留地给出肯定回答。

考虑一些通常针对现行医疗体系的标准抱怨:价格和质量信息不透明,市场缺乏竞争性,无法持续的成本攀升无可避免,质量达不到要求,提供者未充分利用技术(包括电子医疗记录和电子处方)。但是,这些问题之所以存在,究竟是因为医疗保健市场固有的缺陷,还是因为正常的市场力量长期被系统性地压制呢?

事实证明,只要第三方支付者不占据支配地位,医疗保健市场似乎可以运转得足够顺畅。只要患者用自己的钱买单,提供者就总是会对价格展开竞争,只要存在价格竞争,透明度就不成为问题。此外,在这样的市场上,也不会存在困扰系统其余部门的医疗保健成本膨胀问题。过去 15 年来,整容术的真实价格事实上在下降。LASIK 手术的真实价格在过去十年来也下降了 30%。[20]

在健康经济学中,从来没有什么东西会让一个理性的人得出市场在医疗保健领域不起作用的结论。事实上,证据全都指向相反的结论:只要释放它们的活力,市场可以运转得比我们现有的体系好得多。

2.11 为复杂系统选择公共政策

大部分健康政策研究者都不理解复杂系统。他们也没办法真正理解社会科学模型。其结果是,在主张或颁布公共政策时,他们几乎总是对意想不到的后果无可避免这一点视而不见。出于善意的政策反而可能让后果变糟的思想超出了他们理解范围。

就拿为低收入患者设计的健康政策来说。通过坚持不懈地把低收入家庭推向免费公共计划的同时禁止私人计划为他们服务,穷人最后往往不得不依靠无法对他们的需要作出及时响应的官僚化医疗保健。

这个问题并不是医疗保健领域所独有的。可以公正地讲,我们为帮助低收入家庭满足基本需要所做的一切都有深层缺陷:[21]

- 比如,最便宜的住房形式是预制构件房。然而,几乎在所有大城市,区划监管都禁止建立这种低成本的庇护所。通过未经审慎思考的监管,事实上我们用高房价把许多低收入家庭赶出了私人住房市场,迫使他们转而求助公共住房。

- 通过出租车/小型公共汽车监管,我们已经消灭了私人的低成本出行选项,迫使低收入家庭求助于公共交通(大多数地方都有一套能或不能把人们运送到他们最想去的地方的公共汽车系统)。在真正求助于私人部门时(低收入家庭比中产家庭打车更多),他们很可能要花费自由市场价格 2 倍或 3 倍的代价。

- 在教育领域,政府已经建立了一种部分通过穷人负担的税收来筹资的(通常是不充分的)垄断。结果是,很少有低收入家庭的孩子能够享用私人部门的教育资源。

- 医疗保健同样符合这一模式。通过坚持不懈地把低收入家庭推向免费的公共计划同时禁止私人计划为他们服务,穷人最后不得不依靠反应迟钝的官僚化医疗保健。

总之,中产阶层有机会享受到资本主义的福利,穷人却不得不仰仗政府。中产阶层拥有选择权，穷人却只能接受给定的选项。中产阶层享受到竞争的好处，穷人却只能面对公共部门的垄断。如果中产阶层的患者对一名医生或一家医疗机构不满意，他可以带着钱光顾其他医生或医疗机构。但是，穷人通常只能被动接受指派给他们的医生或医疗机构。

没人存心要让穷人接受更劣质的官僚化、反应迟钝的服务。这些结果是为好心帮助他们设计的政策而产生的意想不到的后果。

在同没有可靠的预测模型的复杂系统打交道时，第一个教训就是要心怀谦卑。对行为的限制制约了人们满足自己和他人的需要。如果没有更好的信息，我们应该让人们自由发挥他们的智慧、创造力和企业家才干来解决难题。

第二个教训是，我们应该消除对行为的限制，除非有强有力的证据表明这种限制利大于弊。比如，这意味着要允许参加 Medicaid 计划的低收入家庭更多地选择由市场决定价格的服务。[22]此外，我们还应该放松职业牌照限制，让护士、助理医师和其他非医生提供者更自由地为低收入患者提供医疗。[23]

第三个教训是避免自上而下地管理和监管整个系统的尝试。如果我们在同复杂系统打交道，又没有可靠的模型预测它会如何对简单的参数变化做出反应，避免自上而下地解决问题就比从前更重要了。事实上，我们必须自下而上地开始解放的过程。

考虑一个因违反上述原则而失败的实例。苏联的领导人一度以为自己足够理解整个国民经济，因此通过中央命令方式统管一切。结果，今天连苏联人自己都承认错了。

第四个教训是复杂系统无法复制。假如我对你说："我们来看看身边的世界，找到一个看起来运行得最好的经济，然后用它替代我们的系统。"如果你头脑没有发热，你会回答说："古德曼，这真是个笨主意；你难道不知道复杂系统是无法被复制的吗？"

你是对的，这的确是个笨主意。但是，你知道吗，这正是奥巴马总统谈论医疗保健的方式。他不止一次地说，"让我们来看看哪些管用，然后照着做。"这是一种事先已经注定要失败的方法。

在供给方，我们有 Mayo、Intermountain、Healthcare、Cleveland Clinic 等卓越的代表。在需求方，我们有大量的绩效付费实验以及旨在检验需求方改革能够促进供给方行为改善的试点计划。二者根本就是水火不相容。

我们不可能找到一个由需求方医疗购买者设立的高质量、低成本医疗组织。主管 Medicare 计划和 Medicaid 计划的美国医疗保险和医疗补助服务中心（CMS）不行，蓝十字不行，任何雇主不行，任何支付者、任何时间、任何地点，都不行。那些试点项目的绩效都表现平平、令人失望。[24]

其他的需求方改革如何呢？强迫、诱导、哄骗提供者采纳电子医疗记录，实行协同型医疗、整合型医疗、有管理的医疗，强调预防医疗，实行循证医疗，诸如此类。美国国会预算办公室（CBO）评估了所有这些改革的证据，最后得出的结论是：就算它们有效，实现的结余也微乎其微。[25]

2.12　医疗对健康有何影响？

下面我想转到一个有吸引力但颇有争议的问题上来。认为我们从医疗支出中受益匪浅的人不少，其中之一便是哈佛大学健康经济学家戴维·卡特勒（David Cutler）。[26] 1950 年，一名 45 岁的男子若遭遇今天最常见的"杀手"——心脏病，几乎没有什么有效的治疗手段。当时，人们在治疗或预防上几乎也没有支出。根据卡特勒的研究，如今这样一个男子可以在余生中花 30 000 多美元（按 2004 年的物价水平）治疗心脏病，带来的收益是他预期能多活 4.5 年。换言之，每多活一年只需要花费 6 667 美元的成本，这简直是一笔惊人的健康投资回报。因此，卡特勒说，从医疗保健收益的角度而言，我们付出的钱总体上是相当值得的。尽管医疗保健消费了比过去更大的经济份额，但我们也得到了丰厚的回报。

身体残疾减少是又一个进步，卡特勒将此归功于现代医学奇迹。30 年前，四分之一的美国老年人无法独立生存。髋关节和膝关节置换以及其他医学进步将这一数字降低到如今的五分之一。卡特勒认为，这就是养老院的人口在过去 20 多年几乎没有变化的原因。

与这种观点相反的是，越来越多的研究对我们从医疗保健支出中获得的收益——至少是边际收益——表示高度怀疑。

在上一章，我们指出，尽管 Medicare 计划带来了医疗支出的巨大增长，但它显然没有对老年人的预期寿命产生影响。[27] 有些读者可能会对这一结果感到不可思议。如果真是这样，下面还有更让你们不可思议的结果。购买高起付线健康保险的人们的支出大约要比有第一美元保障（就是没有起付线）的人们少 30％；然而，这种更低的支出显然并未对他们的健康产生不利影响。[28] 根本没有健康保险的人支出大约是有保险的人支出的 50％，[29] 但这同样没有对他们的健康产生明显影响。[30]

想象一下，你不幸遭遇了一场车祸。一辆救护车冲到现场，急救医务人员和随后的急诊室医生拯救了你的生命。这是许多人头脑中对整个医疗保健体系的医疗英雄的形象投射。

但是，假如你要选择在两个城市中的某一个城市居住，城市 A 的市民的人均医疗支出是城市 B 的 2 倍。城市 A 有更多医生、医疗设备、医院床位，而且那里的医生每年工作更加兢兢业业。如果你选择住在 A 城市，你的预期寿命会比住在 B 城市更长吗？答案是，很可能不会。

研究者们针对 50 个州不同医院区和老兵事务区展开了比较研究，结果发现医疗保健支出上的巨大差异显然对总体的人口死亡率几乎没有影响。乔治梅森大学的经济学家罗宾·汉森（Robin Hanson）这样总结此类文献：[31]

健康政策专家们清楚,我们至多只能找到健康与医疗之间的弱总量关系,这跟健康与诸多其他因素(比如锻炼、饮食、睡眠、吸烟、污染、气候乃至社会地位)之间明显的强总量关系形成鲜明对比……比如,一项研究发现了显著的巨大寿命影响:吸烟减寿 3 年,住在农村多活 6 年,体重偏低减寿 10 年,低收入和少体育锻炼都会减寿 15 年(除掉通常的年龄与性别影响之外)。

这个结论太重要了,我们在评估健康改革的可能影响时必须牢记在心。整个美国很可能会大幅提升我们在医疗保健上的支出。但是,如果我们想改善国民健康,也许该更明智地花这笔钱。

2.13　谁花掉了大部分医疗保健支出?

你曾读过比较过去十年位于前 1% 的收入与后 99% 的收入的文章吗?这类文章的问题是:作者在怂恿你认为十年初收入属于顶部 1% 的同一批人在十年后仍然属于顶部的 1%。事实并非如此。人们以惊人的频率进入和退出这个行列。然而,如果他们不是同一批人,比较还有何意义?

类似的情况也发生在医疗保健领域。我们经常看到有人撰文说少数人花掉了大部分的医疗保健支出。这是真的。但是,今天的少数人跟上年或上上年的少数人并不是同一拨人。

如同收入比较,读者可能被误导以为我们的医疗保健问题最终可以归结为如何照顾好这少数人。真相并非如此。美国医疗保健与研究质量局(AHRQ)的一项研究告诉我们,花掉大部分医疗保健支出的患者类别的构成流动性有多大:[32]

● 2008 年,1% 的人大约占用了医疗保健总支出的五分之一。然而,到 2009 年,其中 80% 的患者退出了前 1% 的行列。

● 前 5％的人占用了医疗保健总支出的将近一半。然而，其中 62％的患者在下一年退出了这个行列。

● 尽管前 10％的人口花掉了医疗保健总支出的 64％，下一年只有不到一半的患者仍然留在这个行列。

● 在频谱的另一端，底部的半数人口只花了医疗保健总支出的 3％。但是，其中四分之一的患者下一年进入了前 50％的行列。

下面的数据也很值得玩味：

● 在任何一年，前 10％的人口都花掉了医疗保健总支出的几乎三分之二。

● 连续两年仍然留在这一类别的患者中，43％的是老年人，另外 40％不到 18 岁。

换句话说，长期患病的老病号往往是年轻人或老年人。在成年人当中，第一年处于前 10％的非老年人口，几乎有四分之三在下一年会掉到医疗支出底部的 75％。

为什么这一点很重要？如果少数人花掉了大部分医疗保健支出，而且年复一年都是同一帮人在花，建立真正的健康保险市场就没多大意义了。

考虑一下火灾保险。只有火灾在大体上无法预料，而且可能发生在任何房主身上，这个险种才有意义。但是，假如在某年遭遇火灾的少数房主与每年都会遭遇火灾的人是同一群人。在这样的世界里，火灾保险就不是很实用了。同样的道理也适用于医疗保健。

多数健康政策界人士都把健康保险仅仅当成一种支付医疗账单的手段。本书是所有健康政策文献当中捍卫真正的健康保险有其存在的社会必要的极少数著作之一。它也是论证我们为何需要建立真正的健康风险市场来决定最佳风险防范方式，以及何为分割自我保险和第三方保险这两种保险产品的最佳方式的极少数著作之一。

2.14　医学伦理的作用

本书与健康政策传统文献的最大区别之一是,我们相信患者应该被鼓励在金钱的医疗保健用途与其他用途之间进行选择,这不只是针对小额费用。患者还应该被鼓励作出涉及昂贵手术的选择。如果这是对的,医生就必须改变执业的方法,在采纳这种新方法时,他们可能不得不重新思考自己如何看待医学伦理。

美国医师协会伦理手册最新版中的一段内容引发了相当大的争议:[33]

> 医生有责任践行有效(effective)和有效率(efficient)的医疗保健,并负责任地运用医疗保健资源。用最有效率的方式有效地诊断疾病并加以治疗的节约型(parsimonious)医疗,既尊重了明智利用资源的需要,又有助于保证资源被公平地享用。

在右翼阵营,美国企业研究院学者斯科特·戈特利德(Scott Gottlied)对此的反应是,"于我而言,所谓节约型医疗就意味着吝啬,吝啬意味着找借口逃避责任"。[34]在左翼阵营,印第安纳医学院小儿科教授艾伦·卡罗尔表达了以下观点:[35]

> 我会竭尽全力争取任何资源——我的意思是一切资源——来救活[我的孩子]。就算花了大价钱也救不活孩子,我也会那么做。这就是为什么我认为你们不应该把这类决策交给个人来做的原因。每个人在面对他们所爱的人时都跟我有同感。这就是人性。
>
> 同理,我认为把它变成一名医生的责任未必公平。我也希望给孩子治病的医生会竭尽全力、动用一切手段救活我的孩子。医

生常常同患者保持长期联系。要求他们摆脱那种迫使他们不惜一切救死扶伤的人类情感未必能真正改善医学实践。他们也应该像个人类。

那么，这是谁该干的活呢？好吧，这是我该干的。这是我作为一名健康服务研究者要干的，也是政策制定者该干的……

这等于是委婉地说只有政府可以正确地配给医疗。

我的观点是：医疗保健界的人们如此完全沉迷于第三方支付的念头，以至于完全忽略了代理（agency）的完整思想。你能想象一名律师在讨论打一场官司的胜负前景时不提成本问题，或者一名建筑师提交的建筑方案不管建造成本问题吗？在医疗之外的任何领域，你能设想有专业人士在同客户讨论任何项目时假装金钱不重要吗？当然不能。

那么，医疗究竟有什么地方如此特别呢？答案是：这个领域已经完全被以下思想腐蚀：（1）绝不应该让患者在健康收益与货币成本之间选择；（2）医生也不应该考虑这样的取舍；（3）为避免患者不得不在货币的医疗保健用途和其他用途之间选择，第三方支付者应该支付全部医疗账单；（4）由于没有其他人思考医疗成本，第三方支付者于是成为决定哪些服务值得、哪些不值得的唯一实体。

要领会到医生可以怎样像其他专业人士一样向患者提供该怎么花自己的钱的建议，不妨看看图 2.1。在掌握这一信息之后，一名负责任的医生该怎么跟她的患者讲巴氏涂片检查，患者该多久后再做一次呢？

注意，按总人口平均计算，每四年做一次巴氏涂片检查（相对于从不做检查）每延长一个生命年的成本是 12 000 美元。负责任的医生应该这么说，"在风险规避行业，这是一笔真正合算的买卖。基于跟你相似的人们在其他行业的选择，这是个不错的决策。这类风险减少的成本花得值。"

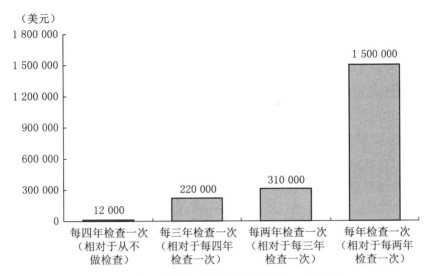

图2.1 宫颈癌检查：每年节约的费用（20岁女性）

资料来源：Tammy O. Tengs et al., "Five Hundred Lifesaving Interventions and Their Cost-Effectiveness," *Risk Analysis*, June 1995。

那每三年检查一次呢（相对于每四年检查一次）？每两年检查一次呢（相对于每三年检查一次）呢？此时医生应该这么说，"现在，我们正在逼近大多数为避开各种发生概率低、损失金额小的风险所愿意支付的费用的上限。因此，此时你应该认真思索这次检查是否真的值得做。"

每年检查一次怎么样（相对于每两年检查一次）？负责任的医生会这么说，"这肯定是一笔糟糕的买卖（除非有某种明确迹象或不做检查患者晚上就睡不着）。每年做一次巴氏涂片检查的成本相对于所降低的风险，超出了多数人在面对其他风险时的选择区间。"

注意到这里发生了什么。所谓负责任的医生，就是要充当患者——他既不熟悉医学文献，也不善于评估风险或者在风险降低与货币的其他用途之间做取舍——的代理人，给患者提供这些方面的咨询。医生要帮助患者同时管理健康与金钱——因为二者都很重要。

当卡罗尔医生说"就算花大价钱也没法救活孩子，我也会那么做"

时，我可以肯定这是他的肺腑之言。但是，我同样肯定的是，这不是他做决策的通常方式。花一笔钱避开小概率事件事实上是很常见。美国环境保护署(EPA)每天都在强迫私人部门做这个。但是，如果一个普通家庭这么做的话，他们的所有收入都得花在避免微不足道的风险上。这不是正常人会做的事。

下面是体现"一旦涉及生死攸关决策，无论救活机会多大都要不惜金钱"观念的又一个实例。这是白宫前健康顾问伊齐基尔·伊曼纽尔在《纽约时报》上表达的观点：㊱

> 质子射线疗法是一类用于治疗癌症的辐射。粒子由原子核而不是寻常的 X 射线构成，理论上它可以更加精准地瞄准癌变组织，最大程度地降低周围健康组织的危险。但是，这种机器极其昂贵，必须把一台粒子加速器放在一个足球场大小的水泥墙房子里。因此，Medicare 计划会为前列腺癌患者的质子射线疗法支付大约 50 000 美元，这大约是这名患者接受另一类辐射的付费的两倍。

伊曼纽尔声称，没有证据显示这种治疗对前列腺癌有效——因此这种疗法浪费了 25 000 美元。他说得对吗？我不知道。如果你打算从自己的口袋再掏 25 000 美元，不妨先听听梅奥诊所的医生（支持使用）的建议，再听听伊曼纽尔的忠告，然后自己拿定主意。

基本结论是：帮助患者同时管理他们的健康支出与医疗保健，应该是医生的份内之事。

注释

① Friedrich Hayek，*The Fatal Conceit：The Errors of Socialism*(Chicago：University of Chicago，1988).

② 医院成本是使用一个复杂的公式计算出来的，并作为 Medicare 计划的报告提交给医院，医院称为 Medicare 计划成本报告。这些报告会接受定期审计，以确保其准确性和没有欺诈行为。

③ John C. Goodman and Gerald L. Musgrave, *Patient Power*: *Solving America's Healthcare Crisis* (Washington, DC: Cato Institute, 1992), 7.

④ Devon Herrick, "Medical Tourism: Have Insurance Card, Will Travel," National Center for Policy Analysis, Brief Analysis, No. 724, September 22, 2010, http://www.ncpa.org/pdfs/ba724.pdf.

⑤ MediBid.com website, correspondence, and discussions with Ralph Weber, president and CEO of MediBid.

⑥ Kelly Kennedy, "Healthcare costs vary widely, study shows," *USA Today*, June 30, 2011, http://www.usatoday.com/money/industries/health/2011-06-30-health-costs-wide-differences-locally_n.htm.

⑦ John D. Shatto and M. Kent Clemens, "Projected Medicare Expenditures under an Illustrative Scenario with Alternative Payment Updates to Medicare Providers," Centers for Medicare & Medicaid Services, US Department of Health & Human Services, August 5, 2010, https://www.cms.gov/ReportsTrustFunds/downloads/2010TRAlternativeScenario.pdf#page=7.

⑧ Michael Ettlinger, Michael Linden, and Seth Hanlon, "Budgeting for Growth and Prosperity: A Long-Term Plan to Balance the Budget, Grow the Economy and Strengthen the Middle Class," in *The Solutions Initiative*, Peter G. Peterson Foundation, Washington, DC, May 2011, 40—47, http://www.pgpf.org/Issues/Fiscal-Outlook/2011/01/20/~/media/4595173EB72C47EF9E8E85DE680A22B0.ashx.

⑨ John C. Goodman, "Emergency Room Visits Likely to Increase under ObamaCare," National Center for Policy Analysis, Brief Analysis No. 709, June 18, 2010, http://www.ncpa.org/pdfs/ba709.pdf.

⑩ Jonathan Gruber, "The Impacts of the Affordable Care Act: How Reasonable Are the Projections?" National Bureau of Economic Research, NBER Working Paper 17168, June 2011, http://www.nber.org/papers/w17168.pdf.

⑪ "Hospital Waiting Times/List Statistics," Department of Health, United Kingdom, 2nd Quarter, 2008/2009, http://www.performance.doh.gov.uk/waiting-times/index.htm.

⑫ Jim Landers, "Trust your doctor to save?" *Dallas Morning News*, January 9, 2012, http://www.dallasnews.com/business/columnists/jim-landers/20120109-trust-your-doctor-to-save.ece.

⑬ Karen Davis, Cathy Schoen, and Kristof Stremikis, "Mirror, Mirror on the

Wall: How the Performance of the U.S. Healthcare System Compares Internationally, 2010 Update," Commonwealth Fund, June 2010, http://www.commonwealthfund. org/~/media/Files/Publications/Fund%20Report/2010/Jun/1400_Davis_Mirror_Mirror_on_the_wall_2010.pdf.

⑭ "How to Start a Cell Phone Repair Business," eHow.com, http://www.ehow.com/how_5635463_start-cell-phone-repair-business.html.

⑮ Daniel Vitiello, "Business Idea: iPhone Repair Business," PowerHomeBiz.com, December 4, 2010, http://www.powerhomebiz. com/News/122010/iphone-repair-business.htm.

⑯ Website for Onsite Cellular Repair: http://onsitecellularrepair.com/index.php.

⑰ Timothy M. Dall, Yiduo Zhang, Yaozhu J. Chen, William W. Quick, Wenya G. Yang, and Jeanene Fogli, "The Economic Burden of Diabetes," *Health Affairs*, Vol.29, No.2, February 2010, pp.297—303.

⑱ John C. Goodman, "Markets and Medicare," *Wall Street Journal*, February 23, 2008, http://online. wsj. com/article/SB120373015283387491. html; John C. Goodman, "A Framework for Medicare Reform," National Center for Policy Analysis, Policy Report No.315, September 2008, http://www. ncpa. org/pdfs/st315. pdf; John C. Goodman, "Reforming Medicare the Right Way," *John Goodman's Health Policy Blog*, June 13, 2011, http://healthblog.ncpa.org/the-only-way/.

⑲ Kenneth J. Arrow, "Uncertainty and the Welfare Economics of Medical Care," *The American Economic Review*, December 1963, http://www.who.int/bulletin/volumes/82/2/PHCBP.pdf.

⑳ Ha T. Tu and Jessica H. May, "Self-Pay Markets In Healthcare: Consumer Nirvana or Caveat Emptor?" *Health Affairs* 26 (2007): w217—w226, doi: 10.1377.

㉑ Roger Koppl, Editor; Wendell Cox, Jennifer Dirmeyer, Devon M. Herrick, Kai Jaeger, Edward P. Stringham, Shirley Svorny, Diana W. Thomas and Michael D. Thomas, "Enterprise Programs: Freeing Entrepreneurs to Provide Essential Services to the Poor," National Center for Policy Analysis, Special Publication, August 2011.

㉒ John C. Goodman, "Why the Poor Need the Marketplace," *John Goodman's Health Policy Blog*, August 24, 2011, http://healthblog.ncpa.org/poor-need-the-marketplace/.

㉓ Devon M. Herrick and Pamela Villarreal, "Healthcare for Hurricane Victims," National Center for Policy Analysis, Brief Analysis No.532, October 6, 2005.

㉔ Megan McArdle, "Why Pilot Projects Fail," *The Atlantic*, December 21, 2011, http://www. theatlantic. com/business/archive/2011/12/why-pilot-projects-fail/250364/; and Megan McArdle, "The Value of Healthcare Experiments," *The Atlantic*, December 24, 2011, http://www.theatlantic.com/business/archive/2011/01/the-value-of-health-care-experiments/70106/; and John C. Goodman, "Pilot Programs," *John Goodman's Health Policy Blog*, September 8, 2010, http://healthblog.ncpa.org/pilot-programs/.

㉕ Douglas W. Elmendorf, "Letter to the Honorable Nancy Pelosi," Congressional Budget Office, March 18, 2010, Table 3, p. 4, http://www.cbo.gov/ftpdocs/113xx/doc11355/hr4872. pdf; and "Budget Options, Volume I: Healthcare," Congressional Budget Office, December 2008, http://www.cbo.gov/ftpdocs/99xx/doc9925/12-18-HealthOptions.pdf.

㉖ David M. Cutler, *You Money or Your Life: Strong Medicine for America's Healthcare System*(Oxford: Oxford University Press, 2004).

㉗ 老年人利用了医疗科学的创新,但是医疗保险的存在似乎并没有影响死亡。Amy Finkelstein and Robin McKnight, "What Did Medicare Do? The Initial Impact of Medicare on Mortality and Out of Pocket Medical Spending," *Journal of Public Economics* 92(2008):1644—1669. Also see Amy Finkelstein, "The Aggregate Effects of Health Insurance: Evidence from the Introduction of Medicare," *Quarterly Journal of Economics* 122, 3(2007):1—37.

㉘ Joseph P. Newhouse, *Free for All?: Lessons from the Rand Health Insurance Experiment*(Cambridge: Harvard University Press, 1993).

㉙ Jack Hadley and John Holahan, "Covering the Uninsured: How Much Would It Cost?" *Health Affairs* 22(2003). doi: 10.1377/hlthaff.w3.250.

㉚ 读者可能会时不时听到这样的说法:每年有成千上万的人因为没有保险而死亡,正如我们在第 7 章展示的,CBO 前主任琼·奥尼尔(June O'Neill),健康经济学家琳达·戈尔曼(Linda Gorman)和其他学者仔细分析后发现,这些说法完全没有事实根据。

㉛ Robin Hanson, "Cut Medicine in Half," Cato Institute, *Cato Unbound*, September 10th, 2007, http://hanson.gmu.edu/CutMed.htm.

㉜ Steven B. Cohen and William Yu, "The Concentration and Persistence in the Level of Health Expenditures over Time: Estimates for the US Population,

2008—2009," Agency for Healthcare Research & Quality, Statistical Brief No.354, January 2012, http://meps. ahrq. gov/mepsweb/data_files/publications/st354/stat354.pdf.

㉝ Lois Snyder, editor, "American College of Physicians Ethics Manual, Sixth Edition," *Annals of Internal Medicine*(2012):73—104.

㉞ Rob Stein, "Physicians Group: Weigh Costs in Treating Patients," National Public Radio, All Things Considered, January 2, 2012, http://www.npr.org/2012/01/02/144591018/physicians-group-weigh-costs-in-treating-patients.

㉟ Aaron Caroll, "Is it unethical for physicians not to consider costs?" *The Incidental Economist*(blog), January 4, 2012, http://theincidentaleconomist.com/wordpress/is-it-unethical-for-physicians-not-to-consider-costs/.

㊱ Ezekiel J. Emanuel, "It Costs More, but Is It Worth More?" *New York Times Opinionator*(blog), January 2, 2012, http://opinionator. blogs. nytimes. com/2012/01/02/it-costs-more-but-is-it-worth-more/.

3 为什么人们对健康政策总是观点分歧

朋友,你目睹过鸡同鸭讲的辩论吗?没有一方真的看起来理解甚至听懂对方到底在说什么。事实上,他们甚至没有用同样的语言描述所争论的问题。是的,本人亲眼目睹过这样的辩论。这不仅是对国会相当精彩的形容,更是对健康政策领域的准确描述。

当我讨论医疗保健时,我常常采用经济学术语。比如,我经常把医疗市场挂在嘴边。我频频将患者称为消费者,将医生和医院称为医疗生产者或提供者,而且谈到医疗的时间价格与货币价格。健康政策界人士很少用到这些术语。随便拿起任何一本健康政策方面的书,看看能否在术语表里找到时间价格这个词。我打赌你几乎找不到。消费者一词同样如此。

于我而言,经济学的思维方式就是常识。我意识到有许多读者未曾上过经济学入门课,但是请你们停下来略加思索。当价格更低时,你们难道不会更有可能买一件东西吗?当然如此。好了,这就是对需求定律的一种常识化描述。不仅如此,本书中用到的所有经济学概念都是这样常识化的。遗憾的是,我发现很多人并没有我所谓的常识。接下来我给大家举一些实例。

3.1　个人偏好该有多重要？

多年以前，肯尼斯·阿罗（1972 年诺贝尔经济学奖得主之一）指出，帕累托最优①——一种每个人从自己的立场来看都已经达到最好的格局——是个好东西。他说，除非你愿意系统地否决别人想要的任何东西，否则帕累托最优似乎是一种人人都认同的价值观。我所知道的几乎所有经济学家的确也都认同这一点。②

然而，在健康政策的世界里，我可以介绍给你一大堆乐于完全否决人们所想要的任何东西的人。由于找不到更合适的词，我把他们称为"家长专制主义者"。

奥巴马政府在推行健康改革时最富有争议的决策之一是认为健康保险应该涵盖几乎每个人都可以轻松地自掏腰包解决的一件事：避孕。

你可能会好奇，为什么这项决策必须由华盛顿政府来做？为什么这样的决策不能交给个人和市场来做呢？为什么不让想要避孕保障的人付更高的保费购买自己想要的保障呢？为什么不让所有其他人支付更低的保费呢？在决定这项干预时，奥巴马政府付出了沉重的政治代价。强迫天主教大学、医院和慈善机构提供包含避孕（还有节育）的健康保险引发了尖刻和激烈的反应。

奥巴马政府愿意承受这种政治压力的事实表明，很多健康改革者主宰他人决策的意愿有多么强烈。（就在本书行文之际，奥巴马政府决定放雇主一马，但要求雇主与之签约的健康保险公司提供免费避孕服务③——经济学家认为二者之间的区别不值一提。）

有趣的是，希拉里·克林顿在 20 世纪 90 年代发动医疗保健体系改革时最富有争议的决定之一也涉及另外两项便宜的程序：乳房 X 射线摄影和巴氏涂片检查。事实上，有些人相信，她对这两个问题所持的立场最终毁掉了对整个健康法案的公共支持。

15 年前，专家们就对妇女该多久做一次乳房 X 射线摄影和巴氏涂片检查争论不休,今天情况依然如此。可以肯定,当妇女们询问不同的医生时,她们会得到不同的答案。顺便说一句,这本身没什么错。只要存在风险和不确定性,人们的意见就会产生分歧。这不是什么世界末日。

然而,最后终结希拉里医改的正是认为白宫应该帮每个美国妇女做这些决策的想法。如果你停下来想想这一点,就会感受到其中的肆无忌惮。它还反映了一定程度的多管闲事主义,对不属于家长专制主义者的人们来说,这一点真的难以理解。但是,无论是克林顿政府还是奥巴马政府的工作人员都无法忍受你拥有不同于他们认为你应该拥有的健康计划的想法——哪怕是最微小的细节也不放过。

希拉里和她的智囊们的意图归结起来就是:他们认定性活跃的女性应该每三年(而不是每两年)做一次宫颈癌筛查。对 50 岁左右的妇女,他们要求每隔一年(而不是每年)做一次乳房 X 射线摄影。不幸的是,这些决策不同于多数医生在当时推荐的次数。④

现在,思考这一切问题的正确方式其实非常简单。做一次乳房 X 射线摄影要多少成本?如果你付现金的话,大约是 100 美元。如果你想做一次,就从你的 HSA 里取出钱来购买。你应该多久做一次呢?只要自己感觉安心就好了。不做是不是晚上睡不着?那就花 100 美元做一次吧。同样的原则适用于避孕。如果你想要做,就去花钱购买。

可是,那些真的没钱承受得起这些服务的极少极少极少的人怎么办呢?她们可以去社区卫生中心或者计划生育协会请求免费做检查。

顺便说一下,如果有鼓励避孕的充分社会理由,政府可以做三件胜过监管每个人的健康保险的事:(1)政府可以把已经花掉的数百万美元改为通过郡县的健康项目免费发放避孕用品;(2)政府可以允许人们不凭处方获得避孕用品;(3)政府可以允许药剂师开处方(从而节省医生的门诊费),就像很多国家那样(1938 年以前的美国也是如此)。(感谢经济学家戴维·亨德森告诉我最后两点。⑤)

3.2 公共/私人双重标准

如果一家私人保险公司驳回一名乳腺癌患者的骨髓移植申请,[6]
将被视为一种道德暴行——即使这种程序尚处在试验阶段,而且随后
被证明无效。然而,如果亚利桑那州的 Medicaid 计划驳回人们有效而
且确实能救命的器官移植申请,却只会被视为一个不幸的预算问题。[7]

如果每年有 25 000 名英国癌症患者因为 NHS 没有购买能延长他
们生命的药品,而又没钱自掏腰包购药而病逝,那同样会被当成一个遗
憾的预算问题。[8]但是,哪怕只有一名无保险的美国人因为买不起同样
的药品而早逝,那在伦理上便是无法接受的。

由此暴露出来的当然是一种双重标准。比如,很多健康政策人士
从内心深处讨厌搞私人 Medicare 计划优先项目的想法——这是大约
四分之一的 Medicare 计划参保人选择的备选计划,却愿意看到所有人
参保传统的 Medicare 计划——这是一个公共计划。你会对那么多学
识渊博的人们完全未意识到 Medicare 计划其实不是由联邦政府在运
作这一事实感到震惊。Medicare 计划由私人承包商负责运营,其中包
括 Cigna 和蓝十字这样的私人保险商。

认为公共保险好、私人保险坏的观点其实相当于是在说,当蓝十字
被称为 Medicare 时就是好的、利他的,当同一家公司被称为私人保险
商时,它就是坏的、自私的。这显然讲不通,但许多人就是这么想问
题的。

3.3 社会的经济观与工程观

对复杂社会系统,有两种根本不同的思维方式:经济学方法和工程
学方法。

社会工程师们将社会视为一套无组织、无计划、无效率的系统。他

们总是会看到绩效低下的人们在有缺陷的组织内生产不完美的商品和服务。怎么解决? 让专家来研究问题,发现该生产什么、如何生产,然后按他们的建议办。社会工程师总是相信,哪怕每个社会成员都有打败计划的自利动机,一项计划也会起作用。他们隐含地假定激励不重要。或者,激励确实重要,但不太重要。

然而,对一个有常识的旁观者来说,激励似乎是非常重要的。复杂社会系统呈现出无法预料的自发秩序,有意识的行动会产生各种意想不到的后果。要实现良好的社会结果,人们必须发现,当他们追逐私利时,也满足了他人的需要。有悖常理的激励几乎总是导致异常结果。

在20世纪,一个又一个国家、一个又一个政权试图把一种工程模型强加给整个社会。谢天谢地,多数实验最终都终结了。到20世纪末,全世界开始意识到,经济学模型,而非工程学模型,才是我们的希望所在。然而,医疗保健领域仍然完全被顽固地抵抗经济学思维的人们所主宰。

在我看来,医疗保健领域可以被形容为被卓越的岛屿不时颠覆的平庸的大海。岛屿总是从底下往上冒出来的,绝不会自上而下产生;它们往往是随机分布。它们总是少数人的激情、领导力和企业家才华的结晶。它们几乎总是受到支付体系的惩罚。⑨

现在,如果你像一个有常识的经济学家那样思考,你会说:"为什么我们不奖励(而不是惩罚)这些卓越的岛屿,也许我们会从它们那里得到更多。"但是,如果你像工程师一样思考,你将完全无法接受这种思想,而是试图:(1)搞清楚该如何行医;(2)搞清楚医生那样行医需要哪种类型的组织;(3)然后要求每个人照着做。

下面是哈佛医学院教授阿图尔·葛文德(Atul Gawande)解释的行医方式:⑩

　　这可能不再是一个个人给来就诊的患者酝酿计划的工匠职

业。我们必须更像打造机械装置的工程师:让机械装置的部件真正连成一体,更加精准地调节它的运作,从而更有效地为人类提供协助和舒适。

下面是联邦基金(Commonwealth Fund)的卡伦·戴维斯(Karen Davis)在解释医疗保健应该如何组织(其背景是健康改革):⑪

> 立法还包括医生支付改革,要鼓励医生、医院和其他提供者联合起来组建ACO,提升效率和改善医疗质量。那些实现医疗质量目标并把成本降低到某个支出基准以下的组织可以分享它们为Medicare计划创造的结余。

ACA受到工程学模型的严重影响。除了社会工程师,谁会认为你能通过运行试点项目控制医疗保健成本呢? 它们是社会工程师徒劳无功的最好实例。

3.4 企业家精神能复制吗?

奥巴马总统反复地告诉我们,他想解决我们的医疗保健难题:在试点项目和其他试验上花钱,看看哪些有用,然后加以复制。他对教育也反复表达了同样的观点。唯一的差别是:在教育领域,我们20年来一直在沿用这种方法,却并未成功。

我们可以进一步追问,如果总统对健康和教育的观点正确,为什么不能把同样的想法适用于每个其他领域呢? 为什么我们不先研究制造一台计算机或投资股市的最好办法,然后复制呢?

我想提出一项涵盖上述一切的原则:企业家精神是无法被复制的。换言之,世上没有按模子造出来的企业家。

暂时假设我错了。假如我们可以研究成功企业家的行为,并把他们的成功秘诀写到书里面供每个人阅读和模仿。考虑比尔·盖茨、沃伦·巴菲特和山姆·沃尔顿。如果我们可以找到他们哪里做得对,而且每个人都可以复制他们的做法,那人人都可以成为亿万富翁。对吗?恐怕不太对吧。

问题出在这里:要让每个人成为亿万富翁,我们必须干一些能创造出价值亿万美元的商品和服务的事情。但是,如果我们只会按照一本书复制别人的做法,我们不可能做出与众不同的东西。如果我们干不出任何与众不同的事,肯定没法创造出亿万美元的附加值。

数学上的哥德尔定理告诉我们,复杂的公理化体系不可能既一致又完备。我们实际上是在针对社会科学表达类似观点。极为成功人士的某些习惯可以识别并模仿,但是,单单通过盲目模仿行为是无法让每个人跟他们一样高度成功的。

姑且称之为古德曼不可复制定理。

在医疗保健中,这个定理已经得到证实。布鲁金斯协会的学者们找出了全美十大最成功的医院区域,然后试图发现其中可以被复制的共同特征。[12] 结果几乎一无所获。有些区域的医院雇用了医生,其他区域按服务项目付费。有些有电子医疗记录,有些没有。对医生诊所的独立研究的发现也大抵如此。[13] 就是没有足够客观的诊所共有特征可供某个独立方复制建立一个成功的诊所。

顺便说一句,这并不是坏消息。假如我们成天都复制从书上读到的东西,人生还有什么乐趣可言呢?

3.5 健康保险与医疗保健

你们关心我是否有健康保险吗?如果真的关心,你们同样会关心我是否有其他类型的保险吗?

趁着你还在思考上面的问题,这里再列出一些后续的问题:

● 你关心我是否有人寿保险吗?

- 是否有伤残保险？
- 是否有房屋保险？
- 是否有汽车意外保险？
- 是否有汽车责任保险？
- 是否有养老保险？（养老金或储蓄计划）
- 你关心我是否在某个有 FDIC 保险的机构存款吗？
- 我是否为自己的车买了延期质量保证？
- 我在去帕劳群岛戴水肺潜水之旅之前是否买了旅游保险？（如果你生病了不能去，这是合算的。）

你为什么应该关心我的某些决策而不是其他决策，背后其实是有一个（基于经济学的）理性原因。我们大都不怎么关心别人是否为他们自己的资产投保（至少我们没有关心到要让他们投保的地步）。但是，我们的确关心会对其余人产生外部性成本的决策。

通过社会保障，我们迫使人们购买受益人为被抚养的孩子（而不是处于工作年龄的配偶）的人寿保险，因为孩子有可能成为国家的被监护人。除了三个州，其余所有州都强迫人们购买汽车责任险（保障对他人的伤害），但不强迫人们购买意外险（保障自己的车）。我们基本上不关心人们是否为自己的房子买保险，但会强迫他们向退休和残疾计划缴费，以防意外导致我们其余人不得不赡养他。

这里是背后的原则：政府干预的是那些一个人是否购买保险的选择会给其他人带来潜在成本的保险市场。由于我们基本的慷慨人性，我们不会让同胞们挨饿或陷入赤贫。因此，当人们在某些地方不买保险时，社会就会干涉并（在需要的时候）给予援助。隐性地，我们签订了一份社会化某些风险的负面影响的社会契约。如果我们将正面的影响交给个人来选择，我们已经私有化了收益、社会化了损失。当人们不为自己的冒险行为承担社会成本时，他们会冒更多风险。

思考这个问题的另一种方式是从是否有机会利用他人的慷慨"搭便车"这一角度。考虑没有人寿保险（对受抚养孩子）、没有伤残保险也没有退休储蓄计划的人们。由于无须付保费或为退休储蓄,他们可花光自己的全部收入,并享有比所属人群更高的生活标准。但是,如果他们赌输了(比如在孩子年幼的时候去世、不幸残疾或退休时没有资产),就得指望其他社会成员援助。

这一切如何运用到健康上呢?考虑人们对为无保险者提供保险的浓厚兴趣,你预期会有浩瀚的相关文献。然而,除了罗宾·汉森分析医疗保健为何不同的论文,⑭事实上你找不到一个理性的、深思熟虑的关于为什么你应该关心我是否有健康保险的一致分析。

如果我们担心无保险者会对其余人产生外部性成本,这里有一个简单的补救办法:让他们交一笔等于他们可能产生的医疗欠账的期望成本的罚款。但是,要注意无保险的中等收入家庭已经支付了更高的税收,因为他们没有邻居们拥有的税收补贴(雇主提供)保险。这些家庭远远算不上是搭便车者,他们似乎已经用自己的方式买了单。当然,无保险者多缴纳的税收往往流向了华盛顿政府,但慈善医疗通常是由本地州政府提供的。然而,这种收入与费用的不匹配并非由无保险者造成。这是政府之间没有统一行动的结果。

对高收入家庭,我们更没有理由关心他们。拥有比如 100 万美元或更多资产的人们——大约占总人口的三十分之一——没有保险也付得起自己的医疗费用。而且,一个家庭的收入越低,干预的理由越弱。无论如何都买不起健康保险的人并不是存心的搭便车者。他们并不是主动选择要把成本强加给他人。因此,没有明显的社会理由强迫他们买保险。然而,他们时不时会需要医疗保健。

让低收入和资产少的人拥有医疗保健的最佳方式是什么?不是 Medicaid 计划或 CHIP(你可以把它当成少儿版的 Medicaid 计划),也不是不恰当地以医疗保健的保险方法为模版的任何其他体系。

基本结论:试图让每个人都有保险的理由不容易找到。但是,我所认识的大部分健康政策人士都沉迷于这一想法。事实上,他们关心人们是否有健康保险要胜过关心人们是否获得医疗保健。

当然，这就是马萨诸塞州的情况。该州的健康改革的全部焦点都放在为无保险者提供保险上面。但是，有任何人得到了更多的医疗吗？学者们无从证实这一点。类似地，ACA 的整个焦点也放在了健康保险和让人们有保险上。但是，如前文指出的那样，这部立法丝毫没有创造出更多医生来提供更多医疗保健。

为什么有那么多的健康政策人士沉迷于健康保险，却对真实的医疗保健提供几乎漠不关心呢？请听下回分解。

3.6　过程抑或结果

这些年，我参与了许多许多有关加拿大医疗保健体系优于美国的辩论。原因是：我遇到了许多主张搞单一支付健康保险的人，他们对这套体系的理解就是政府支付全部医疗账单。全世界基本上只有三个真正的单一支付体系：加拿大、古巴和朝鲜。

在这样的场合，我会指出：(1)美国体系比加拿大体系更加平等（也比多数其他发达国家的健康体系更加平等）；(2)无保险的美国人得到的预防保健跟有保险的加拿大人一样多甚至更多（我们有同样或更多的乳房 X 射线摄影、PSA、肠镜检查，参考图 3.1）；(3)美国的低收入白人的健康优于加拿大的低收入白人；(4)尽管两国的少数族群都没那么

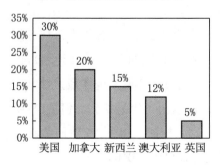

患者与医生相处超过 20 分钟

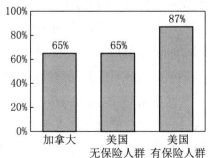

5 年内做过乳房 X 射线摄影的
女性比例（40—64 岁）

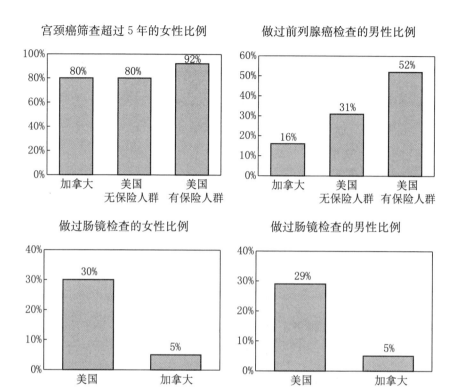

图 3.1

注：欲了解更多关于美国和加拿大医疗保健之间的比较研究，感兴趣的读者可以参考图 3.1 的资料来源。特别是 CBO 前主任琼·奥尼尔和她丈夫戴维·奥尼尔（Dave O'Neill）的研究。

资料来源："Patients Spending More than 20 Minutes with Their Doctor"：Karen Donelan et al.，"The Cost of Health System Change：Public Discontent in Five Nations，" *Health Affairs* 18（1999）：206—216. doi：10.1377/hlthaff.18.3.206；Source for charts on mammogram，cervical cancer screening and prostate test：June E. O'Neill and Dave M. O'Neill，"Who are the Uninsured? An Analysis of America's Uninsured Population，Their Characteristics and Their Health，" Employment Policies Institute，June 2009，http://epionline.org/studies/oneill_06-2009.pdf；Source for charts on colonoscopies：June E. O'Neill and Dave M. O'Neill，"Health Status，Healthcare and Inequality：Canada vs. the US，" NBER Working Paper No.13429，September 2007，http://www.nber.org/papers/w13429。

健康，但我们对待少数族群的照顾要优于加拿大；（5）即使两国都有数千人去急诊室看他们到别处没法看的病，我们急诊室中的病人比加拿大急诊室中的病人更快得到治疗，而且治疗效果更好。

我知道你心里正在嘀咕什么。我通过这样的论证说服过任何人改变想法吗？在许多令人沮丧的交流之后，我发现喜欢加拿大那种医疗保健组织方式的人们，并不是因为它实现了任何特定的结果而喜欢它。他们之所以喜欢它，是因为他们喜欢它的过程。

在加拿大，你接受什么医疗、到哪里接受医疗，以及如何接受医疗，都不是由个人选择和市场来决定的。它们是集体被决定的。对某些人而言，这本身就是目的。

3.7 制度化的利他主义

公共选择经济学中最重要的一个信条是：当我们离开私人部门进入公共舞台时，我们不会变成不同的人。比如，当我们离开超市进入投票站时，我们不会变得更不自私。当我们离开投票站返回超市时，也不会变得更加自私。在两个领域，我们还是我们——同样利他或同样自私。然而，有些人要我们把市场看成一个制度化的利己主义，把政治体系看成制度化的利他主义。换句话说，他们把政治浪漫化了，把市场妖魔化了——二者都未能窥见真实世界的本来面目。

这就是为什么那么多健康政策人士相信营利性医院或保险公司不应该存在的基本原因。事实上，利润是资本的机会成本，这种成本必须有人承受，哪怕是被称为非营利的实体。[15]

3.8 把健康改革浪漫化

考虑奥巴马总统在休会期间任命的 Medicare 计划和 Medicaid 计划运营主管唐纳德·伯威克(Donald Berwick)。他在 2011 年秋季上任时对外宣称，ACA"要把医疗保健变成一项基本人权"。[16] 他接着说，由于这部新法，"我们是一个迈向正义的国度，在医疗可及性上的公平和正义"。[17]

事实上，这部立法根本没有让"医疗保健成为一项权利"，也没有任何地方让政府的角色变得更加正义或公平。相反，许多学识渊博的人们（不仅仅是保守的批评者）预言，美国最弱势的人群的医疗可及性会变得更差。这似乎已经是马萨诸塞州的经验，奥巴马总统将马萨诸塞州当成新联邦健康改革的模板。借助州长米特·罗姆尼（Mitt Romney）的健康改革，马萨诸塞州的确把该州的无保险者减少了一半。但是，在扩大医疗需求的同时，该州却没有采取任何措施增加供给。想要得到医疗的人比以前更多了。但是，由于医疗服务供给没有增加，看病事实上相比从前更困难了。

这部联邦新健康法远远谈不上什么公平，它给某些人的健康保险补贴，要比同等收入水平的其他人得到的补贴高出 20 000 美元。

就在 ACA 通过之后，奥巴马政府的健康顾问罗伯特·科克（Robert Kocher）、伊齐基尔·伊曼纽尔和南希-安·德帕尔（Nancy-Ann DeParle）宣布，新健康改革"保证全体美国人的医疗可及性"。[18]

事实上，这部法案根本没有保证任何美国人的医疗可及性，更别提全体美国人了。真相远非如此。我们再拿马萨诸塞州作为先例。在波士顿，找一名新家庭诊所医生看病的等待时间，要比美国任何其他大城市更长。[19]从这个意义上讲，一名寻求医疗的波士顿患者的可及性还不如任何其他地方的新患者。

其他国家的改革者也喜欢把本国的成就浪漫化。英国在二战后颁布 NHS 时，改革者宣称他们已经让医疗保健成为一种权利。加拿大在建立单一支付者 Medicare 计划体系之后也发布了同样的宣言。然而，在现实中，没有哪个国家真的让医疗保健成为一种权利。它们甚至没有接近这一目标。无论英国还是加拿大公民，都没有权利享受任何特定健康服务。他们也许能获得想要的医疗，也许不能。悲哀的是，通常情况下是不能。

一些人思考和谈论医疗保健的方式，几乎带有宗教的性质。

想象有一名传道者、牧师或拉比站在教众们面前讲话时犯错了。

也许是讲错了事实，歪曲了现实或者说了你知道不对的其他东西。你会从教会的椅子上跳起来大喊"那是谎言"吗？当然不会。但是，如果同样的错误表述是在某个工作日由别人讲出来的，你很可能会相当严肃地指出来。这中间有何分别？我认为这里涉及人们常有的两种不同的思维过程，我们可以分别称之为"星期天早晨"思维和"星期一早晨"思维。我们在星期天会容忍在星期一绝不会容忍的东西。而且，这么做很可能没有丝毫的错，除非人们把日子搞混了。在我的职业生涯中，曾经参加过几百场健康政策会议、讨论、聚会等，我发现人们似乎完全无法相互沟通。直到有一天，我突然恍然大悟，原来我们是在进行两种不同的谈话。绝大多数时候，我的思维处于星期一早晨的思维状态，但其他人都处于星期天早晨的思维状态。

如果人们不通过推理的方式形成自己的信念，那推理是不会说服他们改变自己的想法的。这条原则适用于医疗保健，正如它也适用于其他领域。

注释

① 参见 http://en.wikipedia.org/wiki/Pareto_optimality。

② 参见 Kenneth J. Arrow, *Social Choice and Individual Values*, *2nd edition* (New York：John Wiley and Sons，1963)。

③ Helene Cooper and Laurie Goodstein, "Rule Shift on Birth Control Is Concession to Obama Allies," *New York Times*, February 10, 2012, http://www.nytimes.com/2012/02/11/health/policy/obama-to-offer-accommodation-on-birth-control-rule-officials-say.html.

④ Gina Kolata, "Mammogram Debate Moving From Test's Merits to Its Cost," *New York Times*, December 27, 1993.

⑤ David Henderson, "How to Cut the Cost of Contraceptives by Regulating Less," *EconLog*（blog），February 13, 2012, http://econlog.econlib.org/archives/2012/02/how_to_increase_1.html.

⑥ Cheryl P. Weinstock, "Lawyers Debate the Insurability of Bone-Marrow Transplants," *New York Times*, March 20, 1994, http://www.nytimes.com/1994/

03/20/nyregion/lawyers-debate-the-insurability-of-bone-marrow-transplants.html.

⑦ Alex Sundby, "Organ Transplants Denied in Arizona after Medicaid Agency's Budget Cut," CBS News *HealthPop* (blog), November 17, 2010, http://www.cbsnews.com/8301-504763_162-20023102-10391704.html.

⑧ Karol Sikora, "Cancer survival in Britain," *BMJ* 319 (1999): 461, doi: 10. 1136/bmj.319.7208.461.

⑨ John C. Goodman, "It's Still Not What I'm Looking For," *John Goodman's Health Policy Blog*, February 20, 2009, http://healthblog.ncpa.org/its-still-not-what-im-looking-for/.

⑩ Atul Gawande, "The Velluvial Matrix," *New Yorker* (blog), June 16, 2010, http://www.newyorker.com/online/blogs/newsdesk/2010/06/gawande-stanford-speech.html.

⑪ Karen Davis, "How Will the Healthcare System Change Under Health Reform?" *The Commonwealth Fund Blog* (blog), June 29, 2010, http://www.commonwealthfund.org/Blog/How-Will-the-Health-Care-System-Change.aspx.

⑫ Atul Gawande, Donald Berwick, Elliott Fisher, and Mark B. McClellan, "10 Steps to Better Healthcare," *New York Times*, August 12, 2009, http://www.nytimes.com/2009/08/13/opinion/13gawande.html. See also John C. Goodman, "The Demand-Side Approach to Changing What Doctors Do," *John Goodman's Health Policy Blog*, November 16, 2009, http://healthblog.ncpa.org/the-demand-side-approach-to-changing-what-doctors-do/.

⑬ Mark Kelley, "Productivity Still Drives Compensation in High Performing Group Practices," *Health Affairs Blog*, December 20, 2010, http://healthaffairs.org/blog/2010/12/20/productivity-still-drives-compensation-in-high-performing-group-practices/.

⑭ Robin Hanson, "Showing that You Care: The Evolution of Health Altruism," Department of Economics, George Mason University, August 2007 (first version May 1999), http://hanson.gmu.edu/showcare.pdf.

⑮ 对于利润的经济学解释见 "Profit (Economic)," Wikipedia.com, June 2011, http://en.wikipedia.org/wiki/Profit_(economics)。

⑯ Joe Nocera, "Dr. Berwick's Pink Slip," *New York Times*, December 5, 2011, http://www.nytimes.com/2011/12/06/opinion/nocera-dr-berwicks-pink-slip.html?_r=1.

⑰ Robert Pear, "Health Official Takes Parting Shot at 'Waste'," *New York Times*, December 3, 2011, http://www.nytimes.com/2011/12/04/health/policy/parting-shot-at-waste-by-key-obama-health-official.html.

⑱ Robert Kocher, Ezekiel J. Emanuel, and Nancy-Ann M. DeParle, "The Affordable Care Act and the Future of Clinical Medicine: The Opportunities and Challenges," *Annals of Internal Medicine* E-274 published ahead of print (2010). http://www.annals.org/content/early/2010/08/23/0003-4819-153-8-201010190-00274.1.full.

⑲ "2009 Survey of Physician Appointment Wait Times," Merritt Hawkins & Associates, 2009, http://www.merritthawkins.com/pdf/mha2009waittimesurvey.pdf.

第二部分

受困于陷阱的后果

4　被困对你意味着什么

自利是一种极其强大的驱动力。亚当·斯密在 200 多年前就说过，我们大部分需要的满足，不是来自利他主义或慈善。[①] 我们的需要之所以得到满足，是因为生产者和卖家们认为这么做符合他们自己的利益。但是，假设你发现自己处在一个正常市场力量被系统压抑、异常激励成为常态的制度环境当中。再假设其他人发现不满足你的需要才符合自身利益——甚至做对你有害的事情才符合他们的利益。

遗憾的是，那正是几十年来美国医疗保健部门前进的方向。

4.1　你有多信任自己的医生？

我们寻求专业服务的主要原因是经济学家所谓的信息不对称性。专家知道得比我们多。律师比我们更懂法律，会计师更懂会计，工程师更懂工程；如此等等。我们不仅是带着知识的赤字来找专家，而且通常难以判断专家给的意见是不是最好的，甚至不清楚它是否准确。[②]

这就是代理关系如此重要的原因。当我们找人代理上法庭时，我们希望律师把我们（而不是检察官或对方）的利益放在第一位。当我们遇到税务问题时，我们想要我们的会计师维护我们（而不是美国国税局）的利益。同样的原则也适用于医学。

理想的医生是我们的代理人，但他要应付的不仅仅是疾病，还有我们称为医疗保健体系的错综复杂、令人晕头转向的制度。问题是，健康保险破坏了本应该竭尽全力服务于我们需要的医患代理关系。由于保险合同通常降低了需要患者自掏腰包的成本，它们产生了过度消费（over-consume）医疗的异常激励。由于同样的合同根据预定的门诊、化验和手术的数量向医生付费，它们又形成了过度治疗（over-treat）的异常激励。

因此，为了控制成本，保险商往往会用尽各种手段来控制和限制患者与医生的选择，包括控制我们服用的药品、我们做的检查，甚至我们可以就诊的医生和医疗机构。第三方支付者之所以有能力限制我们的选择，是因为它们手里握有对医疗费用买单或拒付的大权。哪怕它们的决策遭遇挑战并在后来被推翻，第三方支付者也可以对不按它们规矩办事的任何医生或患者施加可观的时间和货币成本。

在这种环境下行医的医生们早就清楚，自己没有成为患者毫无羁绊的代理人的自由。举个例子，如果你是蓝十字的参保人，你的医生就会把蓝十字（而不是你）当成自己的顾客。他们会依照蓝十字的规则和程序，判断该开什么药、预定什么检查，以及何时且是否要做手术。如果你是 Aetna 的患者，他们就会把 Aetna 当成自己的顾客，并依照 Aetna 的规则和程序来做治疗决策。

其中隐藏的危险是，医生不再是你的代理人，而是第三方——保险公司、雇主、Medicare 计划、Medicaid 计划等——的代理人。在某种程度上，第三方的需要越来越比患者的需要重要。我们还要记住，第三方的首要需求是避免在你身上花太多的钱。

这种令人不安的趋势会走多远？答案是比你想象得更远。Medicare 计划最近宣布要向遵守它制定的十多项程序（包括在手术前服用抗生素、给心脏病突发患者服用抗凝药）的医院支付更高费用。[③] 不这么做的医院将得到更低的付费。同样的事情也发生在医生身上。谨遵 Medicare 计划规定的多达 194 项指标——包括采纳电子医疗记录——行事的医生将获得更高的补偿。④ 抵制者将获得更低的补偿。上述实例的背后是一种声势浩大的趋势：华盛顿政府告诉医学界该如何行医。然而，最近的一项研究发现，⑤ Medicare 计划愿意付费的投入与患者生存等产出之间几乎没有关系；最新的试点项目表明，按绩效向医生付费并未提升质量。⑥ 尽管如此，这种趋势仍在蔓延。

请记住循证医疗这几个字。它们可能成为你未来的重要部分。对它的支持者而言，循证医疗遵循了专家们基于科学文献——医学期刊和学者报告中报告的——开发出来的医疗指南和方案。他们认为，如果所有医生都遵循同样的方案，病况类似的患者将会接受同样的治疗。医学实践上的巨大差异将被统一化、标准化的治疗所取代。

你们难道不希望自己的医生基于科学证据为你提供医疗建议吗？你们难道不希望他们遵循由回顾了所有重要文献的知名学者拟定的行医指南吗？那你们还有什么好抱怨的呢？事实上，出现了许多抱怨。想想你在手提电脑或手机上设定的日历。它也许是确实帮助你规划自己的生活的无价助手。现在，假设这份日历不再是你的仆人，而是摇身一变成为你的主人。如果其中有一条规定说你不得在本周做任何事，除非周日它被列在日历上。我们称为"按日历制定日程"。如此，这份日程就不再是你的助手，而是很快成为限制你行动自由的压迫性壁垒。

同样的原理也适用于医疗。方案与指南有利或有害，取决于如何被人使用。这类指南若被错误的人使用，可能会从六个方面降低你接受的医疗的质量。

第一，大部分医疗领域并没有治疗指南，即便是有，往往也不可靠、相互冲突而且不完备。即便是对像妇女要不要做乳房 X 射线摄影这样看似简单的问题，医疗建议也是相互冲突的。⑦ 如果保险商不得不从相互冲突、前后不一致的指南中做选择，你觉得他们会选择什么样的指南呢？毫无疑问是花费成本最低的那些指南。

第二，即便是被公认的指南，难免也是面向普通患者。但是，如果你不是普通患者呢？医生能自由地偏离方案，基于自身的训练、知识与经验为你提供治疗吗？或者,他们会被迫照本宣科,不管患者实际感受吗？健康保险计划总是说,医生若有充分的理由可以偏离指南。但是,如果医生不得不填写一堆表格,费尽周折才可能获得批准,他们将被诱惑遵守指南行事,即便这并不是对你最好的选择。

第三,指南往往是由并非利益中立的人士拟定的。一项研究发现,帮助撰写心脏病治疗指南的医生中的56%存在潜在利益冲突。[8]这些冲突要比人们通常意识到的更加普遍。得克萨斯大学法学教授罗南·亚埃拉罕(Ronen Avraham)在《纽约时报》上撰文指出:[9]

> 保险公司制定的指南有时候会把自身利益放在最前面。比如,哪怕并无必要,医疗事故保险商也会建议每年做一次乳房X射线摄影,因为它们要负担未及早诊断发现乳腺癌的起诉成本,但不用承担多做乳房X射线摄影的成本或健康风险。此外,许多其他指南背后的非营利团体传统上依赖医药和医疗器械公司提供资金。2010年,医学专科协会理事会发布了新的行为规范,试图阻止这些产业赞助指南的开发,但这里面仍然存在太多的漏洞,改革前制定的数千份指南仍在继续使用。

这里有一个极其恶劣的案例:为促销一种健康效果存疑的药品,礼来公司赞助制定了一种治疗致命感染的医学指南。[10]

第四,循证指南基于既有研究,但这些研究往往把某些人群完全排除在总体之外。比如,对心力衰竭患者的大量研究都排除了老年患者,尽管大部分心力衰竭患者都是老年人。[11]如果你是一名老年患者,你希望你的医生遵循的程序是基于比你年轻30—40岁的患者的研究成果吗？根据杜克大学健康政策分析家唐·泰勒(Don Taylor)的研究,将具有某些特征和病况的患者排除在临床试验之外,但这些被排除的患者在试验结束后仍然受制于这些指南,根本不是什么非常规做法。[12]

第五,医学研究的"黄金标准"是随机控制实验。但是,史蒂文·戈

德伯格(Steven Goldberg)历数了为什么就连这些实验往往也是面对真实患者的执业者的糟糕指南的所有原因：⑬

> 在这个领域，研究者面对具有几乎无限、有时候不明确或隐性特征的特定人群时，设计真正随机的实验极为困难、费时和昂贵。

最后，指南与方案背后的整个理念是，按同样的方式治疗病况类似的患者是恰当的。但是，每个人都是不一样的个体。他们未必总是会对治疗做出同样的反应。比如，对药物滥用，显然不存在对不同患者群体都管用的方案。⑭

循证指南可以成为医学实践的助推者，帮助医生做好自己的工作。比如，标准化在宾夕法尼亚州中部的 Geisinger 医疗系统似乎特别管用。在那里，医生们在做选择性心脏旁路手术前要遵循 40 个特定步骤，哪怕有一个步骤出问题，手术都得取消。这个体系如此高效，以至于它向患者提供了一项长达 90 天的保证——任何导致患者重新入院的失误都会得到免费治疗！⑮

但是，当这些由外部实体开发出来的工具取代医生的判断时，患者可能会成为受害者。

4.2　你有多信任你的雇主？

多数人都是这样进入劳动力市场的：他们寻找一份自己喜欢的工作，只把健康保险当成一种与之挂钩的额外福利。但是，还有一些人是这样进入劳动力市场的：他们搜寻自己想要的健康保险，并为了获得它答应其他的工作条件。

我是在与一个大零售商交流时才第一次意识到第二类人的存在。这名零售商发现，有一个大材小用的人在公司负责邮件收发。原因是他的女儿每年要花 500 000 美元的医疗费，这笔钱全部由该公司慷慨的健康保险计划来买单。（星巴克也遇到了类似问题。[16]）我们很难不同情这名为了照顾女儿不遗余力的父亲。但是，强迫公司为这类社会问题买单的监管措施会给其他人带来意想不到的后果。

按照联邦法律，雇主不得以雇员可能需要使用大量医疗保健为由拒绝雇佣或提供健康保险，也不能基于雇员的健康状况收取更高保费。这些监管措施改变了雇主与雇员之间的关系。比如，按照现行的监管措施，一名理性的雇主有强烈的激励找到吸引（其他条件同等情况下）身体健康的员工、避开患病员工的合法方式。事实上，他们的确就是这么干的。

普华永道的一项研究发现，73％的雇主提供了健康（Wellness）项目。员工人数超过 5 000 人的雇主中，有 88％提供此类项目。但是，它们为什么要提供这类项目呢？这类项目对雇主来说不可能是划算的，除非它们瞄准急需改变生活方式的少数员工。预防性医疗对个人可能是一项明智的投资，但很少能降低雇主的医疗总成本。[17]

更可信的动机是要营造一种健康生活的文化。这种文化可以吸引到身体健康的新雇员。（吸烟或超重、身体走形的人跟每天在健身房锻炼的人不太容易相处。）

显而易见，没有哪家公司会承认这个不那么体面的目标。政治正确的立场是对外宣称公司是为了鼓励所有人变得更健康。但是，如果最终结果相同，真实的动机究竟是什么又有何区别？

不仅如此，偏爱健康人士和歧视患病人士不过是同一枚硬币的两面。正如《经济学人》指出的：[18]

越来越多的 Healthways 的客户有意同时挥动大棒和胡萝卜……在百货连锁公司西夫韦，雇员们若能控制体重与胆固醇，自己支付的医疗保险保费就会下降。换句话说，不健康的雇员受到了惩罚。GE 公司最先向戒烟的雇员提供激励；如今，那些仍然戒不掉烟瘾的员工为健康保险支付的费用要高出 650 美元。现在，公司也许是在助推，但将来它们会强推。

雇主还可以采用另一种方法：让公司福利的总体结构对面临昂贵健康问题的人们越来越缺少吸引力。比如，现在典型的雇主计划会对体检和预防保健提供第一美元的保障，却让员工承受大部分的灾难性疾病成本。正如朱莉·艾普尔(Julie Apple)在《今日美国》上指出的：[19]

> 为设法控制支出，一些雇主开始要求患者支付一定比例的专科药品成本——从25％—33％或更高比例不等——而不是分担固定的成本。调查显示，13％—17％的雇主往本公司的药品福利中增加了一个"专科"类别，考虑到600多个专科药品正在开发当中，未来更多的雇主也会这么做。

这些成本可能导致癌症患者要自付数万美元的总医疗费用。而且，雇主们不只是把成本转嫁给雇员，他们还鼓励有健康问题的潜在雇员另谋高就。

雇主们提供的健康保险计划正在越来越有悖于理性保险的全部传统原则，理性保险要求人们自己支付力所能及的费用，但帮他们规避无力承受的灾难性成本。

我们由此得出一个令人悲哀的结论：联邦监管创造的异常激励正在摧毁雇员和其雇主之间的关系，以及让大多数人获得想要而且需要的健康保险类型的可能性。

4.3　你有多信任你的保险商？

丹尼斯·海斯伯特(Dennis Haysbert)是令我印象最深的演员，因为他在电视剧《24小时》中扮演了美国总统。你更熟悉的很可能是他担任过好事达保险公司的代言人。在一个商业广告中，他站在一个看起来像是被龙卷风摧毁过的小镇前面,他的开场白是:"这个镇被毁灭只花了两分钟。"结尾是这么说的:"你有安全保障吗?"好事达公司还拍了一个"伤害"(mayhem)系列,讲的是所有类型的倒霉事。

好事达保险公司并不是独行侠。Nationwide 保险公司也做过一个聪明的商业广告,讲述了一个邻家小鬼引发的灾难。在 State Farm 公司的一个广告中,一个篮球破窗而入。Nationwide 公司的"人生无常"系列讲述了所有类型的不幸遭遇。当然,Aflac 公司的商业广告也全都是关于意外的悲惨事件。

我钟爱的一则印刷广告是由 Chubb 公司赞助的。一名男子正坐在一艘小船上钓鱼,但他背后的形势无比凶险。他乘坐的船眼看就要从一个像尼亚加拉瀑布那么大的瀑布上翻下去。广告的标题是:"谁为你保险不重要,直到它重要起来。"

现在我向读者们提一个问题:你见过以你为什么真的需要健康保险为主题的健康保险商业广告吗? 换言之,你见过这样的健康保险商业广告吗? 它告诉你需要一个真正好的保险商,以防你患癌、得心脏病、艾滋病或某种其他治疗成本昂贵的潜在致命疾病。

我打赌你没见过。事实上,我打赌你根本就没见过多少健康保险商业广告。很多人是在每年秋末的华盛顿特区看到健康保险电视和印刷广告的。这是联邦雇员有机会挑选一份新的健康保险计划的"开放季"。"联邦雇员健康福利计划"(FEHBP)的成员们每年有一次机会从十多个或更多相互竞争的健康保险计划中进行挑选。此时,参加竞争的保险商们会用印刷和电视广告竞相招揽新顾客。

然而,跟意外或灾害保险商业广告不同,健康保险广告从来不把重点放在什么可能出问题上,而是全部聚焦于做正确的事。广告不是描绘癌症或心脏病的受害者,它们会展示孩子健康的年轻家庭的照片。背后的潜台词是:如果你看起来像照片中的家庭,我们就欢迎你。

这种反差再明显不过了。意外或灾害保险商试图根据你对它们的产品的需要来向你推销保险。它们的潜台词是:我们知道你只有在遇到问题时才会想到保险,那就是你会需要我们的时候。健康保险商甚至从不告诉你为什么你会真的需要它们的产品——除非你所谓的"需要"是指身体健康者想要的服务(比如体检、预防保健、锻炼设施,等等)。

那么,究竟是哪里出问题了?

简短的回答是:意外或灾害保险市场是一个买卖真正保险的真正市场。健康保险市场则是一个交换根本不是真正保险产品的人造市场。在很大程度上来讲,它只是一种对医疗保健消费的预付(prepayment)。

在意外或灾害保险市场中,每个买家支付的保费都反映了他进入保险共享池时带来的期望成本(与风险)。保险商之所以竞相兜售自己产品的保险特色,是因为这是买家想要的东西。相比而言,联邦雇员从来不支付反映他们的期望成本的溢价。他们所购买的是用别人的钱消费医疗的机会。由此造成的结果是,健康保险商竞相兜售自己的产品的消费特色,而且公司只对那些不打算消费太多的人感兴趣。

FEHBP 为什么如此重要? 因为它代表了依据 ACA 设立的健康保险交易所中买卖保险的有管理的竞争(managed competition)模式。

在联邦体系内,保险商必须向每个投保人收取同样的保费——无论健康状况如何。这赋予它们吸引健康人士、避开患病者的强大激励。这种异常激励在参保之后仍然继续存在。健康保险计划有向健康者过度提供(overprovide),以及向患病者提供不足(underprovide)的强烈激励。前者是为了留住他们并吸引更多的健康投保人,后者是为了赶走已经加入的患病者同时打击类似的新来者。[20]

前文指出,向健康者过度提供的最简便方式就是提供他们消费的服务:预防性保健、健身项目、免费体检,等等。向患病者提供不足的方式则是严格遵循循证方案,拖延昂贵的新药和其他疗法的审批。除此以外,一个健康保险计划还可以把最好的心脏病专家和最好的心脏治疗中心排除在网络之外,把最好的肿瘤专家和最好的癌症治疗中心排除在网络之外,如此等等,以此来减少向病人提供医疗服务,并阻止他们投保。

联邦雇员计划带来的经验启示是什么？有证据显示，昂贵的程序被避开，必须经过政府审批。但是，异常激励受到人事管理办公室（OPM）的某种遏制，后者就像是一个大型人事关系部门。与此类似，当有管理的竞争面向州政府雇员、大学教职工和大型公司的雇员实施时，雇主通常会采取行动试图遏制这种最恶意的虐待。

如果 OPM 不再干预，允许 FEHBP 向华盛顿特区的所有人开放，结果会怎样？恐怕会有大麻烦，保险商有对患病者治疗不足的异常激励，又没有人阻止它们那么干。当然，还有反制的力量：职业伦理、医疗事故法以及监管机构。但是，请读者自问：你想在一间你事先就清楚人家根本不想跟你做生意的餐馆就餐吗？你对健康保险计划应该进行同样的思考。

随着 ACA 到来，这些异常激励将影响到全国。数万名雇员将离开自己的雇主计划，进入健康人士受待见、患病者受欺负的无人地带。那些身患重疾的人们会发现自己再也找不到保护和捍卫自身利益的雇主了。由于联邦抑制健康保险计划保费上涨的无情压力（为控制纳税人资助的保费补贴），他们的问题只会变得更糟。

但是，你可能有这样的疑问，联邦监管者会不会出手保护病重的雇员不遭遇治疗不足和其他虐待？遗憾的是，政府这么做的动机会非常弱。

4.4　你有多信任政府？

正像不懂经济学的人以为工资水平可以被任意设定，某些人以为公共政策也可以被任意制定。假如工资被认定为过低，经济学门外汉认为那是因为企业老板们心太黑。如果一项公共政策被断定不够慷慨，不熟悉公共选择的人们认为公共官员心太狠。在两种情形中，所犯的错误都一样：就是相信决策者可以为所欲为。但真相是，他们并没有多少自由裁量权。

4.4.1　支出决策的政治学

在一个典型的健康保险池中,大约 5% 的参保人会花掉 50% 的钱。大约 10% 的人会花掉将近三分之二的钱。[21]具体数值会因人群而异,但在任何给定的年份,少数人都会花掉我们大部分的医疗保健资金。

现在,假设你是美国卫生部部长。你敢把半数的医疗保健资金花到 5% 的投票人身上吗? 即使他们能熬到下一次选举,可能也被疾病缠身到无力去投票站为你所在的政党投票。

从政治的角度看,答案显然是否定的。无可避免的政治压力是对患病者吝啬,把钱花到健康者的福利上。换句话说,医疗的政治学促使决策者对患病者提供不足,从而能对健康者过度提供。

这就是我们在英国要比在美国更容易看到初级保健医生,但更难看到专科医生、更难获得昂贵技术的原因。20 世纪 70 年代,英国发明了 CAT 扫描仪,并且很快就占领了全球一半的市场(很可能有政府补贴)。但是,英国 NHS 只购买了极少的 CAT 扫描仪为英国本土患者服务。英国(还有美国)还发明了肾透析术,但今天英国是全欧洲肾透析率最低的国家之一。[22]

类似的观察适用于加拿大。在那里,对相对健康者提供的服务无处不在,但昂贵的技术稀缺。比如,PET 扫描仪可以比 MRI 提早一年发现原发癌症。最新统计显示,美国拥有 1 000 多台 PET 扫描仪,但加拿大 Medicaire 体系(涵盖相当于美国五分之一的人口数)只有24 台。[23]

4.4.2　美国 Medicare 计划的政治学

在美国 Medicare 计划体系中,决策者们通过患者成本分担做到别国通过定量配给服务做到的事:惩罚患病者,奖励健康者。比如,基本的 Medicare 计划对多数老年人有能力自掏腰包解决的许多不重要的服务付费,却让老年人自己承受数千美元的大病成本。这与保险的初衷背道而驰。

参与 Medicare 计划的医院起付线为 1 156 美元。但是,老年人住院满两个月之后再多住一天要分担 289 美元的成本。满三个月之后每天要分担的成本更高。住院满 5 个月之后,Medicare 计划干脆让患者自付全部住院成本。[24]

当联邦政府开始监管 Medigap 保险(为填补 Medicare 计划的漏洞而设立)时,国会强迫保险商遵循同样的模式。Medigap 保险必须支付小额账单,但老年人仍然要自掏腰包支付数千美元。[25]

这种模式在新的 Medicare 处方药计划(D 部分)中再次出现。一个"甜甜圈洞"让身体相对差的人承担重大的自付医疗费用,背后无非是向相对健康者提供第一美元保障的政治意图在作祟。2012 年,一项 Medicare D 部分计划的最高起付线为 320 美元。一旦达到起付线(不是所有计划都设有起付线),Medicare D 部分计划会支付接下来的 2 610 美元药品支出中的 75%,直到药品总支出达到 2 930 美元。"甜甜圈洞"代表了介于 2 930—4 700 美元之间的药品支出。2012 年以前,参保人要自己支付洞内的全部成本。ACA 在 2012 年设立了一项新福利,支付这笔成本的 50%。超过 4 700 美元的药品总支出后,Medicare D 部分计划中的参保人只需要每次开药时分担 2.60 美元和 6.50 美元。但是,2020 年"甜甜圈洞"被彻底堵死。[26]

4.4.3 Medicaid 计划的扩张

不足为怪,Medicaid 计划对医生支付不足、对医院过高支付,或者它们对医院的支付不足程度没有对医生那么严重。无论哪种情形,这都限制了医生提供的初级保健,驱使低收入患者到医院就诊。我们如何解释这种异于前文描述的模式的明显例外呢?

如果低收入人群不投票,或者他们总是投同一个政党的票,政客们就不用争夺他们的选票。这意味着唯一重要的政治压力来自提供者;医院似乎要比医生更善于追逐自身的政治利益。

注释

① Adam Smith, *The Wealth of Nations*, *5th edition* (London: Methuen & Co., Ltd., 1904).

② 在一项调查中,超过半数的人报告说他们使用互联网收集健康信息,60%的受访者认为他们收集到的信息与他们从医生那里得到的信息"相同"或"更优"。参见 Joseph A. Diaz, Rebecca A. Griffith, James J. Ng, Steven E. Reinert, Peter D. Friedmann, and Anne W. Moulton, "Patients' Use of the Internet for Medical Information," *Journal of General Internal Medicine* 17, No.3(2002): 180—185。

③ Donald M. Berwick, "Medicare Program: Hospital Inpatient Value-Based Purchasing Program," Final Rule 42 CFR Parts 422 and 480, Centers for Medicare & Medicaid Services, Department of Health and Human Services, May 6, 2011.

④ "2011 Physician Quality Reporting System(Physician Quality Reporting) Measures List," Centers for Medicare & Medicaid Services, Department of Health and Human Services, March 31, 2011, https://www.cms.gov/PQRS/Downloads/2011_PhysQualRptg_MeasuresList_033111.pdf.

⑤ Lauren H. Nicholas, Nicholas H. Osborne, John D. Birkmeyer, and Justin B. Dimick, "Hospital Process Compliance and Surgical Outcomes in Medicare Beneficiaries," *Archives of Surgery* 145(10)(2010):999—1004.

⑥ Brian Serumaga et al., "Effect of Pay for Performance on the Management and Outcomes of Hypertension in the United Kingdom: Interrupted Time Series Study," *BMJ* 342(2011):108. doi: 10.1136/bmj.d108.

⑦ "Screening for Breast Cancer," US Preventive Services Task Force, US Department of Health & Human Services, November 2009, http://www.uspreventiveservicestaskforce.org/uspstf/uspsbrca.htm; see also Gina Kolata, "Mammograms' Value in Cancer Fight at Issue," *New York Times*, September 22, 2010; Gina Kolata, "Study Sets Off Debate Over Mammograms' Value," *New York Times*, December 9, 2001; and Gina Kolata, "Dispute Builds Over Value of Mammography," *New York Times*, February 01, 2002.

⑧ Thomas R. Burton, "Study Cites Cardiology Conflicts," *Wall Street Journal*, March 28, 2011, http://online.wsj.com/article/SB1000142405274870373920457 6228850121858250.html.

⑨ Ronen Avraham, "A Market Solution for Malpractice," *New York Times*, March 28, 2011, http://www.nytimes.com/2011/03/29/opinion/29Avraham.

html.

⑩ Diedtra Henderson, "Article Questions Eli Lilly Marketing Push," *Boston Globe*, October 19, 2006, http://www. boston. com/business/globe/articles/2006/10/19/article_questions_eli_lilly_marketing_push/.

⑪ Don Taylor, "More on Generalizability," *The Incidental Economist* (blog), March 29, 2011, http://theincidentaleconomist. com/wordpress/more-on-generalizability/.

⑫ Don Taylor, "COPD and Generalizability," *The Incidental Economist* (blog), March 28, 2011, http://theincidentaleconomist. com/wordpress/copd-and-selection-bias/.

⑬ Steven Goldberg, "Deciding What Works Responses," *The Healthcare Blog*, March 28, 2011, http://thehealthcareblog. com/blog/2011/03/28/deciding-what-works/.

⑭ Anirban Basu, "Economics of Individualization in Comparative Effectiveness Research and a Basis for a Patient-Centered Healthcare," National Bureau of Economic Research, NBER Working Paper 16900, March 2011, http://www. nber. org/papers/w16900.

⑮ Reed Abelson, "In Bid for Better Care, Surgery with a Warranty," *New York Times*, May 17, 2007.

⑯ L. J. Goes, "A Day in the Life of an Autism Mom," *Age of Autism*, August 28, 2011, http://www. ageofautism. com/2011/08/a-day-in-the-life-of-an-autism-mom-1.html.

⑰ Ha T. Tu and Ralph C. Mayrell, "Employer Wellness Initiatives Grow, but Effectiveness Varies Widely," Center for Studying Health System Change, NIHCR Research Brief No.1, July 2010.

⑱ "Trim Staff, Fat Profits?" *Economist*, July 30, 2011, http://www.economist. com/node/21524905.

⑲ Julie Appleby, "Specialty Drugs Offer Hope, But Can Carry Big Price Tags," *USA Today*, August 22, 2011, http://www.usatoday.com/money/industries/health/drugs/story/2011/08/Specialty-drugs-offer-hope-but-can-carry-big-price-tags/50090368/1.

⑳ 为讨论管理式医疗下的配给,参见 Emily Friedman, "Managed Care Rationing and Quality: A Tangled Relationship," *Health Affairs* 16 (3) (1997): 174—182。

㉑ Mark W. Stanton，"The High Concentration of US Healthcare Expenditures，" Agency for Healthcare Research and Quality，*Research in Action* 19（2006），http：//www.ahrq.gov/research/ria19/expendria.pdf.

㉒ John C. Goodman，Gerald L. Musgrave，and Devon M. Herrick，*Lives at Risk： Single-Payer National Health Insurance Around the World*（Lanham，MD： Rowman & Littlefield Publishers，2004），62.

㉓ Canadian Agency for Drugs and Technology in Health，"Publicly Funded PET Scanners and Cyclotrons in Canada，" undated，http：//www.cadth.ca/media/ healthupdate/Issue8/pet.pdf；and Society for Nuclear Medicine，"Referring Physicians：Positron Emission Tomography（PET）Scan，" Center for Molecular Imagining Innovation and Translation，undated.http：//www.molecularimag- ingcenter.org/index.cfm? PageID＝7608.

㉔ 关于 Medicare 计划的成本分担的解释，参见"Summary of Medicare Benefits and Cost-Sharing for 2012，" California Health Advocates，November 15，2011，http：//www.cahealthadvocates.org/basics/benefits-summary.html。

㉕ William J. Scanlon，"Medigap：Current Policies Contain Coverage Gaps， Undermine Cost Control Incentives，" Testimony before the Subcommittee on Health，Committee on Ways and Means，House of Representatives，March 14， 2002，http：//www.gao.gov/new.items/d02533t.pdf；also see Noam N. Levey， "Once Politically Taboo，Proposals to Shift More Medicare Costs to Elderly Are Gaining Traction，" *Los Angeles Times*，July 15，2011.

㉖ "2012 Medicare Part D Outlook，" Q1Medicare.com，undated，http：//www. q1medicare.com/PartD-The-2012-Medicare-Part-D-Outlook.php.

5 为什么我们在医疗保健上花那么多钱

据最新统计,美国的每个男人、女人和孩子每年花费在医疗保健上的支出超过 8 000 美元。相当于一个三口之家要花费超过 24 000 美元,占消费总支出的将近五分之一。有必要花费这么多吗? 如果没必要,我们为什么要这么做? 如果继续这么做会发生什么? 我们如何才能止住这种趋势?

5.1 美国医疗之路

过去 40 年来,美国医疗保健支出的增长率一直是收入增长率的 2 倍。就算你不是会计师、数学家或经济学家,也能意识到这是不可持续的。如果你消费的某种东西的成本增长得比收入快一倍,最终将会挤出你预算中的所有其他东西。事实上,如果我们继续走目前的路,到 21 世纪中叶,医疗保健将挤出所有其他消费。等到今天的年轻人退休时,他们将没有钱吃、穿和住。但是,他们会拥有数量惊人的医疗保健。显然,这不是任何人想要的结局。

在医疗保健支出挤出所有其他消费之前,它早就会威胁到联邦政府乃至多数州和地方政府破产。这并非美国独有的问题。其他国家也经历了类似增长。事实上,过去 40 年来,美国人均真实医疗保健支出的增长率一直保持在欧洲平均水平。整个发达世界都在走一条人人都清楚不可持续的支出道路。①

由此造成的后果之一是联邦赤字支出显然会失控。过去十年来,对是否需要控制福利支出的争论主要围绕社会保障展开。但是,如果社会保障是我们唯一的问题,我们也许可以通过小变革勉强应付过去。然而,就资金无着落的负债(unfunded liability)而言,Medicare 计划面临的问题是社会保障的 6 倍。Medicaid 计划的问题几乎跟 Medicaid 计划一样大。

请看图 5.1。到 21 世纪中期,医疗保健支出将消耗掉联邦政府预算的半数以上。②不仅如此,图 5.1(基于 CBO 的数据)假定健康改革(即 ACA)会显著地遏制 Medicare 计划的增长。如果结果证明这是个错误的假定,前景将会悲惨得多。

从数据来看,2009 年社会保障托管机构(ACA 出台以前)的报告估计社会保障和 Medicare 计划的资金无着落的负债为 107 万亿美元(该报告无限期地展望到未来)。③这是我们承诺的支出超过这些计划

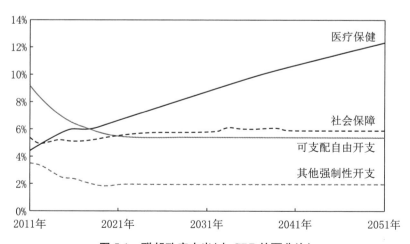

图 5.1 联邦政府支出(占 GDP 的百分比)
资料来源:由 G. William Hoagland(CIGNA)和 CBO 计算。

预期收到的保费和定向税方面的金额，相当于整个美国经济的 6.5 倍。其中，Medicare 计划的资金无着落的负债大约是 89 万亿美元。如果我们把 Medicaid 计划、伤残保险和其他福利项目（把它们都处理为当代和子孙后代的隐性承诺）都加进来，资金无着落的负债的总额将超过 200 万亿美元。④这其中的大头，当然还是医疗保健。

5.1.1　我们为什么会走上这条难以为继的路？

对信奉健康政策正统观念的人们而言，现代医疗保健的谜题是：为什么健康成本上升得如此之快？对我而言，谜题则是：为什么健康支出没有更快地增长？

每当我们在医生的诊所多花 1 美元，平均而言只有 10 美分出自自己的腰包。⑤其余的钱来自第三方支付——雇主、保险公司或政府。这意味着我们的激励是尽可能多地消费，直到边际价值只值 10 美分。这是巨大的浪费。这意味着我们在消费价值 10 美分的医疗保健，而同样一笔钱本来可以消费价值 1 美元的东西。为什么我们会这么做？因为我们掉到坑里了。我们处在一种不花白不花的第三方支付者体系中。多数时候，我们的健康保险计划都没有赋予我们少买医疗保健、多买其他东西的选择。

随着 ACA 的到来，我们的激励会变得更糟糕。一长串的预防服务唾手可得，无需任何共同支付，也没有设定起付线。然而，如果这些服务在我们消费它们时的成本为零，我们的动机将是消费它们直到最后几乎毫无价值为止。

某些 A 型人格的读者可能对人们会过度使用医疗保健体系这一点心存怀疑。我们是在谈疑病症患者还是普通人？答案是后者。比如，在佛罗里达州，很多专科医生的候诊室变成了老年人借机社交和相互陪伴的聚集场所。

第一美元的健康保险保障意味着医疗保健是免费的，或者在获得它时几乎免费。当一样东西免费时，我们的动机是不停地消费它，只要它给我们带来任何正的价值。然而，现实情况是，这些服务并不是无代价的。事实上，按照现行体系的运作方式，它们是非常昂贵的。因此，尽管我们在消费医疗时好像它是免费的，但所有人最终要通过缴纳更高保费和更高税收来承担极高的代价。

作为一个实际问题，一旦我们支付保费，那笔钱就会同所有其他人的保费汇总到一起。一旦钱进了那个池子，就不再属于"我们"了。事实上，当我们从池子中取钱时，我们是在花每个人的钱。不仅如此，从健康保险池中获得收益的唯一方式就是把它花在医疗保健上。

如果你们和我在同一个保险池，想想我有多少种方式花掉你们的钱：

- 如果我和妻子决定再生一个孩子，而且我们遇到了生育问题，那总是可以通过试管婴儿技术解决。成本：20 000 美元。
- 如果我们决定不要孩子，那就要做输精管结扎或输卵管结扎。成本：1 000—7 000 美元。
- 如果我想让自己稀疏的头发变得浓密起来，可以用保法止（Propecia），每年成本为 842 美元。
- 如果我的睾丸酮水平与我理想中的男子气概不匹配，可以使用昂斯妥凝胶（Androgel），每年成本为 831 美元。
- 如果我因为饮食不健康患上糖尿病，由此产生的许多成本也将变成"大家的"，平均每年新增成本为 7 000 美元。

请注意，我尚未提到常规的诊断性筛查（PSA 化验、肠镜检查等）。这些项目也要花钱。然后，假设我长期虐待自己的身体，包括喝酒、抽烟、吸毒还有吃高脂肪食品，也不锻炼，等等。我知道，别人会为我支付医疗成本——主要来自第一美元——一旦我年纪到了，还有资格享受Medicare 计划。

5.1.2　我们未满足的医疗需要不是太多，而是太少

一切健康政策中最大的一个错误是，认为人们总是应该享有任何

收益大于零的医疗保健。请扪心自问：这条原则适用于任何别的商品或服务吗？当你走进一家超市时，你会把凡是想要的东西都买走，还是会把一些心仪的东西留在货架上？当你走进一家服装店时，你会把自己想收藏到衣柜里面的衣服全部扫荡回去吗？当你买房时，你会买一间大到足以满足你对舒适居所的一切愿望的房子，还是量力而行买一间更经济适用的房子呢？

好了，如果你不愿将上述原则应用于食品、服装和房子，那有什么理由坚持把它用到医疗保健上呢？我相信，我们可以把全部的国民收入都投入医疗保健上，而且不是挥霍浪费，而是切切实实花在但凡有微小可能改善我们健康的商品和服务上。兹举数例：

- 达拉斯的 Cooper 诊所提供一种全方位体检（全身扫描），费用约为 4 000 美元。它的客户包括一些名人。但是，如果每个美国人都做此类体检的话，美国每年的医疗保健支出将增长近一半。⑥

- 根据西蒙·罗滕贝格（Simon Rottenberg）不久前的一项估算，美国人每年大约要购买 120 亿次非处方药，而且几乎都是自行用药。如果每个人在购药之前先咨询专业建议（若无时间或货币成本，人们很可能愿意这么做），我们需要的初级保健医生数量将是目前实际数量的 25 倍。⑦

- 大约需要做 1 100 次基因检测，才能判断我们是否有罹患某种疾病的倾向。⑧2010 年，一次全面基因定位（mapping）的收费约为 50 000 美元。⑨假如所有美国人都做一次这样的基因定位，总费用将超过全美的 GDP。（这一价格确实在不断下降，但无论按任何价格计算，潜在支出数字都是惊人的。⑩）

请注意，在上述的假设支出中，我们尚未治愈任何一种疾病或治疗一种真正的疾病，我们只是在采集信息。如果在搜寻过程中，我们真的发现了需要治疗的问题，支出会更加惊人。

5.2　无济于事的成本控制政策

如果你想对比本书中主张的控制医疗保健支出的方法和正统健康政策分析者们开出的传统方法,你会发现彼此之间很少有共同点。正统的方法会讨论有管理的医疗、整合型医疗、协同型医疗、居家型医疗、循证医疗、基于电子病历的医疗以及林林总总的其他医疗。这些都是奥巴马政府想用示范项目、专项补贴、规则、监管和其他手段来实现的目标。

5.2.1　ACA 又如何呢?

我不打算在本书中过多谈论这些想法,原因如下:(1)它们不过是新瓶装旧酒;(2)许多想法早就被尝试过了,但收效甚微,或者毫无成效;(3)所有联邦试点项目的结果最终都毫无亮点或者令人沮丧[11];(4)CBO 已经(第三次)宣布,上述所有想法都无法节省开支[12];(5)奥巴马政府青睐的医疗保健递送组织形式 ACO 已被美国最大的健康保险计划所拒绝,包括那些被政府当成高质量、低成本服务的典型[13];(6)我非常尊重你的时间与智商。

从理论上,你可以为上述每个想法找到合情合理的论证。谁能否认支离破碎的医疗——众多医生对一名患者护理方面作出的多方面独立决策——会造成浪费呢?假如把所有医生聚到一起协同决策岂不是更好?整合型医疗不是要比非整合型医疗更合理吗?假如有把患者所有的记录放到一个医疗之家,整合型医疗难道不会更容易吗?假如所有医生都能通过电脑屏幕看到别的医生对患者所做的和要做的诊疗,一切不是会更有效率吗?

对上述看法我统统没有异议。事实上,在本书中,我指出了其中一些真的管用的实例。我的问题是,无论我在哪里发现其中任何一种方法管用,它们无一例外都是市场的供给方(而非需求方)发起的。

每当这些想法通过某个政府试点项目或某个别的第三方支付官僚机构强加给医生们时,它们不仅不起作用,还会适得其反。当被医生用于解决他们的特定问题时,电子病历和其他电子信息系统似乎管用,而且运行得不错。(毕竟,信息系统在其他经济部门中不就是这样被采纳的吗?)但是,当它们由医疗的买方来设计并强加给医生时,就不怎么管用了。

到本书出版时,预期 ACA 所构想的任何需求端改革会降低成本或提升质量的学术文献还非常少。那么基于医疗质量对医院评分怎么样? 最近的一项研究发现,Medicare 计划的报告对死亡率几乎毫无影响。[⑭]另一项综述发现,质量报告卡不仅不管用,而且可能弊大于利。[⑮]那么按结果付费如何呢? 对绩效付费的最新研究发现它也不管用。[⑯]ACO 又怎么样? 最近的研究结果表明,没有理由对其寄予希望。[⑰]那电子病历呢? 对所有学术文献的最新综述表明,它们既无助于提升质量,也无助于降低成本。[⑱]事实上,《健康事务》(Health Affair)杂志的一项新研究发现,当医生们可以方便地通过网络预订诊断型检查时,他们往往会预订更多检查,这会导致成本上升。[⑲]

医疗保健的根本问题是,这一系统中的人们面对着异常的激励。若要改变异常的结果,就得改变引发这些结果的异常激励。正统的健康政策专家们坚决反对讨论这些根本性的激励。因此,除了讨论最新的奇思妙想之外,他们真的没什么别的可以讨论了。前文列出的所有想法都是取代上一代奇思妙想的新奇思妙想,而它们也会在数年后被新一代奇思妙想所取代。

最近,白宫的前健康顾问伊齐基尔·伊曼纽尔在全国电视上解释说,ACA 的立法"囊括了所有严谨的健康政策专家提出的每项成本控制设想"。在他看来,这是一个悲哀的事实。还有另一个不幸的真相:在这些想法全部被实施以后,我们面对的体系仍然是无人会对医疗保健和货币的其他用途进行选择,患者、医生、雇主、保险商、政府官员都不会。如果没人做这样的选择,医疗保健支出未来仍将像过去一样无情地持续攀升。

5.2.2　试点项目怎么样？

前文提到，ACA 对 Medicare 计划乃至整个医疗体系的成本控制和质量提升方法都是基于试点项目的运行。这种方法管用吗？最近，CBO 发布的一份报告几乎打消了人们的幻想。[20]过去 20 多年来，Medicare 计划的管理者实施了两类示范项目。

疾病管理与医疗协同示范项目共有 34 个，护士在其中充当保健管理者，教导患者应对慢病，鼓励患者依从自我保健方案，监控他们的健康，并跟踪他们是否接受了建议的检查与治疗。其主要目标是通过减少住院来节约支出。对于这些努力，CBO 发现：

- 平均而言，这 34 个项目对住院几乎没有或者毫无影响。
- 在几乎所有项目中，支出要么跟未实施项目一样，要么上升。

基于价值的支付示范项目有 4 个，在这些项目中，Medicare 计划向医院和医生支付一笔涵盖与心脏搭桥关联的全部服务的捆绑费用。对这些项目，CBO 发现，"4 个项目中只有一个……给 Medicare 计划带来了显著的节约"，而且这个项目仅为 Medicare 计划"节省大约 10％的支出"。[21]

为什么没有一个管用呢？很可能是因为只有市场需求方参与其中，他们企图取代通常处于市场供给方的企业家。成功的创新来自勇于挑战传统思维的企业家，而不是企图贯彻传统思维的官僚们。在医疗保健部门，有诸多企业家精神成功的实例，却很少有官僚成功的实例。你能想象，在任何其他市场上，一种产品的买家试图告诉卖家该怎么有效率地生产吗？

梅根·麦卡德（Megan McArdle）是《大西洋报》的高级编辑，她对这些试点项目为何通常（不仅仅是在医疗保健中）会失败的全部原因给出了令人赞叹的剖析。[22]她的观点，一言以蔽之，就是在试点项目中起作用而且效果不错的东西不可能复制到更广泛的真实世界中去。为什么？因为"前景光明的试点项目往往无法等比例扩展"。[23]

哪怕你让拥有专业资质的超级聪明人负责，这些项目也无法放大复制。哪怕你保证提供充裕的预算资源，它们仍然无法放大复制。超出已有系统放大复制，跟（哪怕）效果不错的试验根本不是一回事，经常发生的情形是，好东西一旦放大复制就走样了。

以下是有待克服的五大障碍：

- 有时候，前期项目的成功纯粹是撞大运，或者源于研究者们所称的"霍桑效应"：无论提供什么不同寻常的激励，甚至是被当成研究对象本身，都会让工人干得更卖力。
- 有时候，这种成功源于所谓的"隐藏参数"，也就是研究者没有意识到会影响试验结果的别的因素。
- 有时候，这种成就源于高素质、尽心尽力的参与人员，他们的工作无法被只想找一份工作、并未将试点项目的目标当成自己的人生使命的人所复制。
- 有时候，试点项目变大之后会变得无法管理。
- 有时候，试点效果源于幸存者偏差——继续参与项目的实验对象跟随机总体截然不同。

对于上述最后一点，麦卡德解释说：

在研究医疗保健与穷人时，这尤其是个大问题。医疗保健的依从率相当低（据我所知的一项估计，大约有四分之三的高血压药物在开方出来之后9个月内没有被患者服用），穷人的生活乱糟糟的，而且经常居无定所。因此，他们可能被迫退出，或者在退出后难以被找到并重新加入。最后，我们只能研究依从性高得不正常的稳定人群，无论怎么看他们都跟普通人不同。哎，总之就是无法代表总体的特征。

总之，真实世界与试点项目的世界大不相同，麦卡德说：

真实世界的应用……不同于众志成城而且背后有大量政治助推的厉害的试点项目；它们被全面推广到一种已经形成固定思维模式、受制于各种条条框框的系统当中。

最后，值得注意的是，的确有三个试点项目真的运行得相当不错：

- 1996 年，美国联邦政府允许某些人拥有高起付线的健康保险，并配套免税的医疗储蓄账户（MSA）。该项目如此成功，以至于2003 年联邦立法允许所有非老年的美国人拥有 HSA。
- 20 世纪 90 年代的另一个试点项目是现金与咨询演示，允许居家的残障 Medicaid 计划参保人管理自己的预算。这个项目的成就导致它被推广到全国。
- 第三个成功的试点项目允许 Medicare 计划参保人做门诊手术。

这些项目与诸多失败项目有何差异？在试点项目启动之前，MSA早就在市场上接受过"黄金法则保险"公司的检验。门诊手术同样是私人企业家实验的产物。事实上，它从来都不是政府赞助的试点项目。第一个独立（非医院）手术中心是菲尼克斯的医生华莱士·里德（Wallace Reed）和约翰·福特（John Ford）在 1970 年建立的。他们不得不向立法者、医疗董事会和保险公司兜售自己的想法。[24]十多年后，Medicare计划才开始对这些服务付费。现金与咨询项目则是一个私人与公共协作项目，罗伯特·伍德·约翰逊（Robert Wood Johnson）基金会是该项目的主持者（也是部分资助者）。

或许更重要的是，这三个成功故事真正是解放的实例。MSA 赋予患者管理自己的医疗保健成本的自由，任何两个患者都不可能以同样的方式管理自己的钱。现金与咨询项目允许居家的残障人士管理自己的预算。门诊手术允许市场供给方发现更便宜的小手术提供办法。换言之，这些成功的试点项目不是为了发现可以复制的行为而设计出来的，而是为了找到如何让人们自主决策的方式而设计出来的。

5.2.3　固定价格能解决问题吗?

无论华盛顿怎么花言巧语，奥巴马政府并未把控制成本的希望寄托在这些新奇思妙想会管用上。至少对 Medicare 计划而言，它还有一条后路可走：价格控制。既然这些试点项目和其他改革未能延缓 Medicare 计划支出的增长，这部新法决定将权力赋予一个独立的委员会，由其降低支付给医生、医院和其他提供者的费用。事实上，Medicare 计划精算办公室对这些奇思妙想不会起作用如此坚信不疑，以至于它不愿意浪费精力估计这些努力的效果，而是假定，Medicare 计划让成本增长达到健康改革立法要求的唯一方式是限制提供者的支付。然而，降低提供者的费用会对患者的医疗可及性产生灾难性影响。

价格控制往往会适得其反。原因是：它们唯一的目标是将成本从买家转嫁给提供者，而不能对系统效率带来任何提升。以下案例研究是价格控制的一个最新实例。

5.2.4　价格固定案例研究：药品短缺

珍尼·莫里尔(Jenny Morrill)是纽约州金斯顿的一名母亲，曾做过艺术主管，自 2007 年以来一直在与卵巢癌搏斗。2011 年 7 月，她开始做化疗，护士告诉她一个好消息、一个坏消息。好消息是她对丹鲁必辛(Doxil)药物反应良好。坏消息是医院没有更多丹鲁必辛给她服用。遇到此类情况的并非只有莫里尔一人。2011 年 11 月，生产丹鲁必辛的药厂彻底关门，让 7 000 名美国患者失去了获得救命药的机会。㉕

丹鲁必辛不是患者无法获得的唯一药品。美国医院与医师们正面临着史无前例的常用药品短缺，而且这一问题连年来在不断恶化(参见图 5.2)。一些患者因此死去，其他人则在想方设法寻求效果更差的替代疗法。

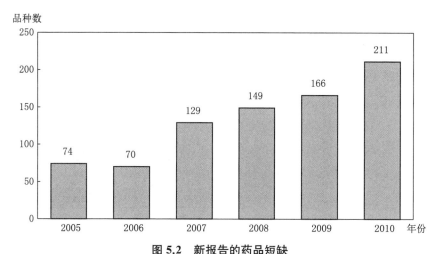

图 5.2 新报告的药品短缺
资料来源：Drug Information Service，University of Utah，2010。

在一项调查中，10 名麻醉师中有 9 名报告自己经历过至少一种麻醉药品短缺。[26]另一项调查发现，市场上 34 种非专利肿瘤药品中有 40％面临短缺。[27]这些药品大都没有可靠的替代品。多数属于多年前就已经上市而且是医院、手术室和癌症治疗中心常用的非专利可注射药。

美国医院协会最近报告说，它所调查的几乎所有社区医院在过去 6 个月内都有药品短缺的经历。三分之二的医院经历过抗癌药品短缺；88％的医院经历过止痛药品短缺；95％的医院缺少做手术所需的麻醉药品。

医院的应对方式五花八门，包括延迟治疗、给患者少用有效药品，以及提供非推荐的治疗方式。事实上，大约有 82％的受访医院表示至少有时会因为药品供应短缺延迟治疗（见图 5.3）。

造成药品短缺的原因很多。但是，伊齐基尔·伊曼纽尔（白宫前顾问，他本人还是一名肿瘤科医生）发现，只有大约 10％的短缺是因为药品生产所需的原料不足所致。[28]引发问题的更重要原因是政府政策。

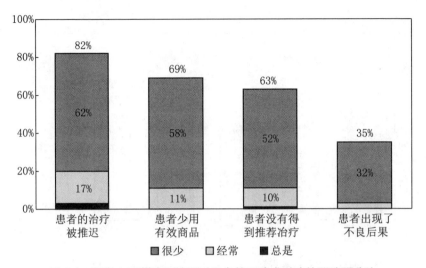

图 5.3　报告由于药品短缺而对患者护理造成影响的医院百分比

资料来源:美国医院协会对 2011 年 6 月收集的 820 家非联邦短期急诊医院的调查数据的分析。

问题:产出控制。大约半数的可注射药品短缺源于生产问题,而这部分是因为美国食品药品监督管理局(FDA)的监管政策。[29] FDA 雷厉风行地实施了一项零容忍政策,以确保药品生产流程和设施符合质量标准。FDA 通过罚款迫使生产商重新调整国内和国外的设施。监管不仅放慢了特定设施的生产速度,而且让竞争对手难以填补上市场空缺。比如,当 FDA 关闭一个竞争对手的工厂,导致短缺出现时,一家药品生产商必须经过 FDA 批准才能增加产出,并改变生产时间表。这延缓了生产调整。

美国禁毒署(DEA)也扮演了监管角色,因为少量的受控物质常常被用于生产其他药品。[30] DEA 的监管同样死板。比如,当药品短缺发生时,已经达到预先授权的生产限额的生产商必须经 DEA 批准后才能增加产出。

问题:Medicare B 部分计划的药价管制。医生开的一些药品——比如像化疗药品或手术用的麻醉剂——由 Medicare B 部分计划付费。政府的价格管制妨碍了这些药品的价格随短缺、生产成本上升或需求增加而上涨。通常情况下,一种商品的市场价格会因为供应短缺而上涨,从而吸引更多生产商参与竞争。然而,2003 年颁布的《Medicare 计划现代化法案》(MMA)实际上限制了药品价格随某个时期的市场状况变化上涨的幅度。

这种定价政策赋予了医生们开新药的激励,哪怕原有的非专利药品同样有效——甚至更加有效。[31]

问题:非专利药品无法"品牌化"。监管还限制了药品生产商向潜在客户宣传质量或传递质量改进信息。这使得药品生产商难以与竞争者们的产品差异化竞争,并从质量提升中获益。这样那样的监管规定导致企业无法收回用于改进生产流程质量的投资。[32]

问题:340B 价格管制。鲜为人知的联邦 340B 药品折扣计划也是造成药品短缺的原因。该计划强迫药品生产商向治疗大量贫困或 Medicare 计划中的患者的门诊诊所和医院、公共健康服务医院和诊所,以及某些联邦认证的健康中心提供折扣。目前,法律要求药品生产商向这些医疗机构在品牌药均价基础上提供 23.1% 的折扣,在(门诊使用的)非专利药品均价的基础上提供 13% 的折扣。[33]

ACA 将增加可以享受药价折扣的医院和诊所的数量。参与机构的数量已经从 2002 年的大约 8 000 家上升到 2010 年的 14 000 多家。据估计,符合 ACA 要求的医疗机构将近有 20 000 家。[34]根据美国审计总署的一份报告,近三分之一的美国医院有资格享受 340B 药品折扣。[35]将这些折扣扩展到住院机构的提议会让药品短缺状况继续恶化,强制向同时享有 Medicare 计划和 Medicaid 计划参保资格的投保人提供折扣的提议也是如此。

不仅如此,品牌药价格涨得比消费者价格指数(CPI)快的生产商必须返还超出的金额。这意味着它们几乎没有动力采购新设备来维持或优化制造流程。结果是一些药品的利润逐渐变得越来越低。

5.3　政府提供能解决问题吗?

一群小众但声音响亮的左翼团体认为,单一支付者的国家健康保险是解决医疗成本节节攀升问题的答案。有些人希望复制加拿大的医疗保健体系，另一些人希望把所有人纳入 Medicare 计划。比如，一个名为美国健康计划医师的组织宣称，Medicare 计划的行政成本低于私人保险，而且能够利用（单一支付者的）买方垄断权力压低提供者费用。[36]该团体主张"将 Medicare 计划普及到所有人"，并由众议院议员约翰·科尼尔斯（John Conyers）签名提出了一项相关议案。[37]

专栏作家保罗·克鲁格曼（Paul Krugman，2008 年诺贝尔经济学奖得主）在《纽约时报》上也发表了类似言论。[38]克鲁格曼以及其他人，鼓吹加拿大医疗保健体系（也叫 Medicare 计划）更低的成本增长率。[39]通过发表独立的社论，克鲁格曼[40]和劳工部前部长罗伯特·赖克（Robert Reich）[41]都加入了让所有人享有 Medicare 计划保障的呼吁。这种想法错在哪里呢？

5.3.1 Medicare 计划真的是公立保险吗？

我们先澄清一个几乎被所有人忽视的基本事实。Medicare 计划事实上并非由美国联邦政府管理。在多数的州，Medicare 计划都是由私人承包机构管理，其中包括 Cigna 和蓝十字这样的实体。不仅如此，Medicare 计划对提供者的支付方式也毫无任何特别之处。私人保险商倾向于使用同样的计费代码，而且它们的支付率通常与 Medicare 计划费率的百分比挂钩。

5.3.2 Medicare 计划的行政成本更低吗？

有人说 Medicare 计划的行政成本只有 2%，私人保险商则高达 10%—15%，这是真的吗？这种比较存在的问题是，它把保险营销和销售的成本以及私人部门收取保费的成本都算进去了，却把公共部门征税的成本排除在外。它也忽视了 Medicare 计划转嫁给治疗提供者的大量行政成本。

米利曼（Milliman）[42]及其他人[43]的研究表明，如果将所有成本都算进去的话,Medicare 计划的管理成本实际上更高而不是更低。Medicare 计划自己的原始会计数据也显示,它的人均行政费用高于私人保险。[44] 只有当以百分比表示时,这个数值才会更低,但这可能是因为老年人的平均医疗费用要比其他人高得多。此外,米利曼的一项未发表的新研究发现,在其他因素同等情况下,研究中的老年人使用的健康资源是同时购买私人保险的老年人的 2 倍。[45]

讽刺的是,许多评论者认为 Medicare 计划在行政管理上支出太少,这是导致 Medicare 计划十分之一的支出因欺诈而流失的原因之一。[46] 私人保险商在预防欺诈方面投入的资源更多,而且卓有成效。

5.3.3　Medicare 计划的成本增长更慢吗?

有人说,Medicare 计划的人均成本增长更缓慢,真相又如何呢? CBO 计算过公共与私人投保人高于 GDP 增长的支出(见图 5.4)。图中的数据显示,Medicare 计划事实上增长得比私人部门快。Medicaid 计划在这方面增长得更快。

CBO 承认自己的比较远谈不上完美。"其他"类别包括 Medicare

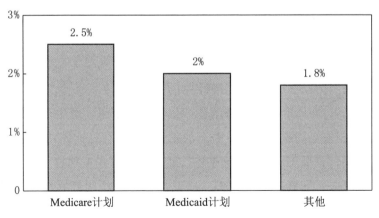

图 5.4　医疗支出的超额成本增长

资料来源:CBO, "The Long-Term Budget Outlook," June 2010 (Revised August 2010)。

计划的受益人不在保险之内和需要自掏腰包的支出。即便如此，也没有理由相信如果过去 35 年全体美国人都加入 Medicare 计划的话总体支出会更低。

CBO 认为，Medicare 计划未来的支出增长将会慢于私人部门。如果 ACA 的条款原封不动地被贯彻下去，它的增长会慢得多。按照该法案，Medicare 计划会将提供者的费用压低到实际的人均 Medicare 计划支出增长不高于实际的人均 GDP 增长的水平。然而，美国医疗保健体系的其余支出增长率将是这一数字的两倍。美国精算办公室解释说，这意味着老年人和残障人士的医疗可及性实际上会大大降低。[47] 2020 年之前可能出现一种分层体系。考虑到所有这些政治后果，华盛顿政府的内部人士大多认为 Medicare 计划的减支计划绝无实现的可能。

5.3.4　政府可以行使单一采购者权力压低提供者费用吗？

这种观点存在五个问题。[48]

第一，我们并非在全国性市场上购买医疗保健。我们只在本地购买。在本地市场上，私人机构往往跟 Medicare 计划一样大或者更大（比如底特律的汽车公司或者西弗吉利亚的矿工和他们的雇主）。没有什么是美国政府能做到而私人公司和工会做不到的。类似地，如果加拿大是理想之地的话，谁也阻止不了汽车公司和全美汽车工人联合会（UAW）设立一笔总额预算，像加拿大人那样对汽车工人实行医疗配给制。他们选择不这样做本身就说明了问题。

第二，过度压低提供者费用会产生消极的后果。医生可以逃离这个城市、州甚至国家。能力强的人也完全可以改行。比如，如果我们对医生只支付最低工资，医疗行业将只能吸引到那些干别的工作只能赚到不超过这一最低工资的人们。压低提供者的费用最终伤害的是患者，因为足够胜任的提供者会退出该市场。医疗价格管制的影响类似于它们在其他市场上产生的后果。

第三，压低提供者的费用将成本从患者和纳税人转嫁给了提供者。

但是,这种成本转嫁不等于成本控制。提供者跟患者一样也是社会的一分子。将成本从一个群体转嫁给另一个群体固然会让后者福利改善,但前者福利会恶化。然而,这无助于降低全社会的医疗保健总成本。

第四,这种观点忽视了一个事实:民主国家的公共保险最终会在投票选举上面临压力。别忘了提供者也可以投票。他们可以发起捐款和游说行动。患者也可以施加政治压力。跟经济竞争制约私人企业的市场行为一样,民主体制下的政治竞争也会制约公共政策。

第五,即便让所有人支付低价真的是好事,我们也无需让所有人加入 Medicare 计划来实现这一结果。我们大可以对整个医疗体系实施 Medicare 式的价格管制。事实上,有一个组织就主张这么干。[49] 然而,这么做将会遇到前文列出的所有问题。

5.4 别的国家有解决办法吗?

健康政策的传统智慧是,美国的医疗支出远高于任何其他国家,但美国人只享有中等的健康结果。这种说法被反复地大力宣扬,以至于你们几乎会不加质疑地全盘接受。然而,事实也许并非如此。

实际情况也许恰好相反。我们花得更少,收获更多。

经济合作与发展组织(OECD)最近发布的一份新报告给批评者提供了更充分的理由,这份报告得出的结论是:[50]

> 美国的人均健康支出是 OECD 国家的 2.5 倍以上……比如,美国的健康支出水平是法国这个被普遍视为健康服务优良的国家的两倍。2009 年美国健康支出占 GDP 的 17.4%,比任何其他国家高一半,几乎是均值的两倍。

伊齐基尔·伊曼纽尔在《纽约时报》上发表的社论中也表达了类似观点,他进而指出,我们并未因此得到更好的医疗保健。[51] 奥巴马社会保障咨询委员会主席亨瑞·艾伦（Henry Aaron）和健康经济学家保罗·金斯伯格（Paul Ginsburg）在《健康事务》杂志的博客上也发出了同样的诘问。[52]这种观点在专栏作家埃兹拉·克莱因（Ezra Klein）在《华盛顿邮报》的博客[53]、*Incidental Economists* 博客[54]以及联邦基金[55]上都是标准说辞。对《纽约时报》专栏作家保罗·克鲁格曼来说，这一点也是毋庸置疑的。[56]

这些人都遗漏了什么呢？就支出而言，他们都忽视了所有经济学中最基本的概念之一。

当我们去买东西时，成本是我们支付的价格。但是，对全社会而言却未必是如此。某样东西的社会成本也许比我们实际支付的要高得多或低得多。在医疗保健上面尤其如此。

前文提到，在美国乃至所有发达国家，医疗保健市场历来都受到了系统性的压制，谁都未曾见过任何东西的真实价格。比如，在美国，一名医生通常由所有不同的第三方支付者付费。然而，这些费用并不是真实的市场价格，而是人为给出的支付额，它所反映的往往是各个支付官僚机构的议价能力。因此，当政府会计师汇总在医疗保健上的全部支出时，他们其实是把所有独立交易的人为价格乘以数量加到一起，得出一个壮观的支出总额。

搞笑的是：由于每项单独购买都涉及一个人为价格，没人清楚上面的总数字究竟意味着什么。更糟糕的是，其他国家在转嫁成本和隐藏成本上干得比我们还过分。比如，他们也在用自己的采购能力打压医生、护士和其他医疗工作者的收入，而且做得比美国更贪心。此外，其他国家的正规会计还忽视了配给带来的成本。希腊的患者在行贿和其他非正式付费上的支出，几乎跟他们在保险共同支付等正式成本上的支出一样高。[57]然而，这些贿赂并未出现在官方统计中。基本的结论是：在对支出总额进行国际比较时，我们往往是在拿苹果跟橘子做比较。

以医生的收入和政府医疗保健计划为例。向医生付费的一种方式是支付市场价格——也就是让医生心甘情愿地提供医疗服务必需的费用。另一种方式是收编他们并支付比最低工资高一点的价格,就像政府在战争时期干的那样。显而易见,第二种方法带来的健康支出低得多。但对经济学家而言,两种情形下的社会成本一样高。

为什么这么说? 对经济学家而言,让一个男人或女人做医生的社会成本都是他或她的天资的次优用途带来的收入。如果不做医生,一个医学预科生也许会成为一名工程师,或者建筑师。因此,为了增加一名医生,全社会必须放弃的是这名年轻的男性或女性产出的工程或建筑服务。这种成本——被称为机会成本——与医生最后实际上得到多少付费无关。

该原理同样适用于其他医务人员,以及建筑和设备。比如,一所医院的机会成本,是同样的资源被用作商用办公楼或其他用途的价值。

机会成本概念让我们明白,如果我们不信任国际统计的支出总额,可以换一种方式评估医疗保健的成本。我们可以将被使用的真实资源加总。在其他因素相同的情形下,一个人均医生数量、医院床位数量等更多的国家在医疗保健上投入的实际收入,要高于使用更少资源的国家,无论报告的支出如何。

就此而论,美国的表现挺有看头。[58] 如表 5.1 所示(数据来自最新的 OECD 报告[59]),美国在医生、医生访问、医院床位、住院次数和住院天数等指标上都低于 OECD 的平均值。我们还不只低了一点点,我们是发达世界里最低的。事实上,我们唯一花费更多的领域大约是在技术(比如 MRI 和 CT 扫描)上(如表 5.2 所示)。

表 5.1 美国健康体系在哪些地方做得比别的国家少

	美 国	OECD 国家相对排名	OECD 均值
执业医师	2.4/千人	第 26 位	3.1/千人
医生咨询	人均 3.9 次	第 29 位	人均 6.5 次
医院床位	3.1 张/千人	第 29 位	4.9 张/千人
医院出院	130.9/千人	第 26 位	158.1/千人
平均住院天数	4.9 天	第 29 位	7.2 天

资料来源:2011 年 OECD 健康数据。

表 5.2　美国与其他国家的对比

	美　国	OECD 国家相对排名	OECD 均值
MRI 单元	25.9 次/100 万人	第 2 位	12.2 次/100 万人
MRI 检查	91.2 次/1 000 人	第 2 位	46.6 次/1 000 人
CT 扫描	34.3 次/100 万人	第 5 位	22.8 次/100 万人
CT 检查	227.9 次/1 000 人	第 2 位	131.8 次/1 000 人
扁桃体切除	254.4 次/10 万人	第 2 位	133.8 次/10 万人
冠状动脉造影	377.2 次/10 万人	第 3 位	187.6 次/10 万人
膝关节置换	212.5 次/10 万人	第 1 位	118.4 次/10 万人
剖腹产手术	32.3 次/100 新生儿	第 8 位	25.8 次/100 新生儿

资料来源:2011 年 OECD 健康数据。

　　大约在 10 年前,宾夕法尼亚大学沃顿商学院健康管理教授马克·保利(Mark Pauly)基于劳动力(医生、护士等)的使用估计了不同国家的医疗成本。[60]他发现:美国的支出比冰岛、瑞典和挪威等北欧国家低得多,甚至低于德国和法国。

　　那健康结果又如何呢?我们花出去的资源是否带来了更多更好的医疗?这里的证据是混合性的。如表 5.2 所示,我们人均置换的膝关节多于任何其他国家。但是,如果你认为扁桃体切除和剖腹产太多了,那我们的排名(分别是第 2 位和第 8 位)或许不那么令人艳羡。表 5.3 列出了患癌 5 年的存活率。美国在全球基本上一马当先。

表 5.3　CONCORD 研究中患各种癌症 5 年的相对存活率(2008 年)

国　家	乳房（女性）	结直肠（男性）	结直肠（女性）	前列腺	均值
美　国	83.9%	59.1%	60.2%	91.9%	**73.8%**
加拿大	82.5%	55.3%	58.9%	85.1%	**70.5%**
澳大利亚	80.7%	56.7%	58.2%	77.4%	**68.3%**

续表

国 家	乳房 （女性）	结直肠 （男性）	结直肠 （女性）	前列腺	均值
奥地利	74.9%	52.7%	55.1%	86.1%	**67.2%**
德 国	75.5%	50.1%	55.0%	76.4%	**64.3%**
瑞 典	82.0%	52.8%	56.2%	66.0%	**64.3%**
荷 兰	77.6%	53.6%	55.1%	69.5%	**64.0%**
冰 岛	79.0%	49.5%	54.0%	69.7%	**63.1%**
日 本	81.6%	61.1%	57.3%	50.4%	**62.6%**
芬 兰	80.2%	52.5%	54.0%	62.9%	**62.4%**
意大利	79.5%	79.5%	52.7%	65.4%	**62.1%**
挪 威	76.3%	51.1%	55.3%	63.0%	**61.4%**
西班牙	77.7%	52.5%	54.7%	60.5%	**61.4%**
爱尔兰	69.6%	46.0%	50.0%	62.8%	**57.1%**
葡萄牙	72.2%	46.5%	44.7%	47.7%	**52.8%**
英 国	69.7%	42.3%	4.7%	51.1%	**52.0%**
丹 麦	73.6%	44.2%	47.7%	38.4%	**51.0%**
瑞 士	76.0%	N/A	N/A	N/A	**N/A**

资料来源：Michael P. Coleman et al.，"Cancer survival in five continents：a worldwide population-based study（CONCORD），" *Lancet*，July 17，2008. doi：10. 1016/S1470-2045（08）70179-7。

研究表明，健康总支出与人口死亡率之间几乎没有关系。生活方式、环境与基因对寿命预期的影响远大于医生和医院的贡献。但是，寿命预期统计是最受诟病的指标，因为美国的得分并不是很高。有趣的是，一项研究发现，如果剔除医生几乎没有影响的结果——致命伤害造成的死亡（汽车事故、暴力犯罪等）——美国的寿命预期立即从第19位跃升到第1位（如表5.4所示）。[61]

表 5.4　各国寿命预期：1980—1999 年(包含或不包含致命伤害)

排名	OECD 国家	实际平均寿命预期 (包括致命伤害)	OECD 国家	实际平均寿命预期 (不包括致命伤害)
1	日　本	78.7	美　国	76.9
2	冰　岛	78.0	瑞　士	76.6
3	瑞　典	77.7	挪　威	76.3
4	瑞　士	77.6	加拿大	76.2
5	加拿大	77.3	冰　岛	76.1
6	西班牙	77.3	瑞　典	76.1
7	希　腊	77.1	德　国	76.1
8	荷　兰	77.0	丹　麦	76.1
9	挪　威	77.0	日　本	76.0
10	澳大利亚	76.8	澳大利亚	76.0
11	意大利	76.6	法　国	76.0
12	法　国	76.6	比利时	76.0
13	比利时	75.7	奥地利	76.0
14	英　国	75.6	荷　兰	75.9
15	德　国	75.4	意大利	75.8
16	芬　兰	75.4	英　国	75.7
17	新西兰	75.4	芬　兰	75.7
18	奥地利	75.3	新西兰	75.4
19	美　国	75.3	捷　克	75.1
20	丹　麦	75.1	爱尔兰	75.0
21	爱尔兰	74.8	西班牙	74.9
22	葡萄牙	73.9	斯洛伐克	74.4
23	捷　克	72.2	希　腊	74.4
24	斯洛伐克	71.6	葡萄牙	74.3
25	波　兰	71.5	匈牙利	74.3

排名	OECD 国家	实际平均寿命预期（包括致命伤害）	OECD 国家	实际平均寿命预期（不包括致命伤害）
26	韩　国	71.1	韩　国	73.3
27	墨西哥	70.9	波　兰	73.2
28	匈牙利	69.7	墨西哥	72.8
29	土耳其	64.4	土耳其	72.0

资料来源：OECD。

但是，文献得出的一般共识是，各国的总医疗支出与寿命预期之间几乎没有关系。[62]

这并不是说我们不存在问题。许多证据表明美国医疗保健内存在浪费和无效率。不过，目前还无法断言，我们在其他国家面前有任何理由自惭形秽。请听下回分解。

5.5　左翼和右翼都没搞明白的关于别国的医疗问题

在医疗保健领域，没有什么主题比对别国在做什么误解更深了。在政治频谱的两端，都犯了同样的错误，就是相信其他国家的医疗体系与美国大不相同。事实并非如此。

以美国和加拿大为例。两国的医疗体系 80％ 都相同。在美国和加拿大，第三方支付者都支付了绝大部分医疗费，而且都是按任务付费。在加拿大，患者看病是免费的。在美国，患者看病则是几乎免费。两国的正常市场力量一直都被完全压抑。因此，两国的医疗保健都是官僚化、繁冗复杂、浪费、无效率且对消费者的需要无动于衷。

之所以会有那么多人被误导，是因为在加拿大，政府是第三方支付者；而在美国，大约半数的总支出来自私人。这里的错误在于假定美国的公共保险与私人保险有实质性差异。其实没有。我们已经看到，美国的 Medicare 计划几乎都是私人承包商在管理，许多 Medicaid 计划也是由私人在管理。此外，每四个 Medicare 计划参保人中就有一个同时参保了私人健康计划，绝大多数 Medicaid 计划参保人也是如此，哪怕是政府在买单。多数时候，私人保险商都按照政府同样的支付方式向提供者付费。它们使用同样的计费（账单）代码，以同样的方式对基本上同样的服务付费。

不仅如此，美国的私人保险受到的监管如此沉重，以至于公共与私人部门并无重大差别。我们的公共保险看起来活脱脱就是加拿大的社会化保险。但是，我们的私人保险也是如此。事实上，美国所谓的私人保险与私人部门社会主义相差无几。

还有一件事情要提醒大家：美国并没有一套统一的健康体系。我们有的是多套。除 Medicare 计划和 Medicaid 计划之外，还有 VA 健康体系、CHAMPUS（面向军人家庭）、印第安健康服务（显然还不如 Medicaid 计划）⑥、所有的雇主计划（从"迷你医疗"计划⑥到摇篮到坟墓保障无所不包）以及一大堆特别的工会计划，当然还包括普通的健康保险。美国医疗保健之内的差别远比美国和别国医疗保健之间的差别大。

美国多元化的医疗保健是我们在思考健康改革时需要牢记在心的。假如你对自己所在城市或当地的医疗体系不满意，一定会想知道世界上是否有别的地方的人找到了更好的解决办法。但更有可能的是你会在美国本土的某处而不是美国以外找到更好的答案。

热衷于强调美国医疗与别国医疗之间差别的左翼和右翼人士，几乎总是忽视了双方有 80％ 的共同点，片面地盯着另外的 20％ 说事。左翼往往强调我们看起来做得更差的地方，右翼则通常强调我们看起来做得更好的地方。但是，即便是在这方面，彼此之间的差别也在缩小，而我判断这种趋势很可能还会持续。

反对有管理的医疗干预医疗实践的美国医生们，若听说我们这里发生的一切都正在别国找到出路,大概不会开心。事实是,美国保险公司正在跟别国政府签约输出自己在美国探索积累的经验。⑥担心别国通过排队施行配给的人们最好是做好明哲保身的准备。美国的排队时间也在变长。比如,图 5.5 显示了选择性手术的等待时间达到 4 个月甚至更长的患者的比例。美国很多州的 Medicaid 计划已经施行了总额预算制,马萨诸塞州很快就会全面推广。⑥

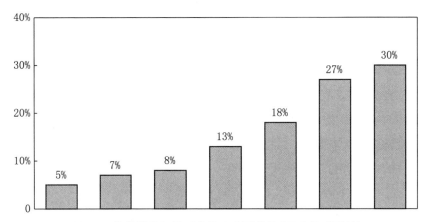

图 5.5　等待做选择性手术的患者百分比(四个月或更长)
资料来源:Karen Davis, Cathy Schoen, and Kristof Stremikis, "Mirror, Mirror on the Wall: How the Performance of the US Health Care System Compares Internationally," The Commonwealth Fund, June 2010。

　　人们被误导的另一种方式是假定健康结果的差异主要源于医疗费用的支付方式。然而,这种差异与生活方式、文化和个人行为的关系大得多。美国是一个难以置信的多元化国家,尤其相比于大部分欧洲国家的同质化人口来说。若将美国人口移民到法国,并替换掉那里的本土人口,那么法国的医疗体系很快就会变得与美国现状差不多。反之,若将法国的人口移民到美国,并替换掉所有美国人,那么美国的医疗体系很快也会变得与法国的现状相仿。

　　健康结果的差异更经常是所涉及的人们之间的差异造成的。但这些差异太经常地被错误地归咎于支付体系的差别。

5.6　一种迥异的方法：将医疗支出砍掉一半

在结束本章之前，有一点请读者务必理解：对如何降低医疗保健支出，我们知道得比你们认为我们知道的多得多。大部分健康政策分析家和多数健康政策讨论都集中于不管用的把戏和伎俩，却漠视那些管用的方法。如果我们采用这些方法，我们有望将美国人均（名义）医疗支出降低到发达国家同样的平均水平。

但是，请等一等。在说这话时，我是不是犯了前面警示过的同样的"致命的自负"？我凭什么断定这些方法就管用？坦率地说，我也不清楚。我只知道，有些类型的激励可以驱动他人找出管用的办法。我也不知道这些举措会如何塑造未来美国医疗体系的模样。但我清楚下面的激励体系大有希望：

- 让患者自己拥有并掌控的一个 HSA 账户，自己支付全部的常规初级保健和所有诊断性筛查检测。
- 为慢病患者设立特别的 HSA 账户，并鼓励整合型、协同型医疗的提供者在不受限制的市场上争取他们的光顾。
- 将所有选择性住院医疗交给一类涉及国内医疗旅游的基于价值的保险——第三方只支付低成本、高质量医疗机构提供的医疗的成本；如果患者选择从其他机构求医，那么必须自己自行支付全部额外成本。

我们将在后面的各章探索实施这些想法的方式。

注释

① Uwe E. Reinhardt, Peter S. Hussey, and Gerard F. Anderson, "US Healthcare Spending in an International Context," *Health Affairs* 23(2004):10—25, doi: 10.1377/hlthaff.23.3.10.

② G. William Hoagland, "Public Policy Meets Private Sector: A Crossroads for the Healthcare Industry," Payors, Plans & Managed Care Law Institute, December 6，2011，p.6，http：//www.healthlawyers.org/Events/Programs/Materials/Documents/PPMC11/papers/hoagland_slides.pdf.

③ 然而，请注意，这种资金无着落的负债已经通过 ACA 正式削减一半。这需要大幅削减未来的 Medicare 支出。但是，这些开支削减是否真的会发生还是个很大的问题。参见第 13 章的讨论。

④ Laurence Kotlikoff，"US Is Bankrupt and We Don't Even Know It，" *Bloomberg Opinion*，August 10，2010，http：//www.bloomberg.com/news/2010-08-11/us-is-bankrupt-and-we-don-t-even-know-commentary-by-laurence-kotlikoff.html.

⑤ 平均而言，病人只需自掏腰包支付 12％的医疗费用"National Health Expenditures by Type of Service and Source of Funds：Calendar Years 1960 to 2009，" Centers for Medicare and Medicaid Services，US Department of Health and Human Services，January 4，2011，https：//www.cms.gov/NationalHealthExpendData/downloads/nhe2009.zip。

⑥ Mike Offit，"The Big Physical：Where to Go，What to Get，" Departures.com，Jan/Feb-2008，http：//www.departures.com/articles/the-big-physical-where-to-go-what-to-get.

⑦ Simon Rottenberg，"Unintended Consequences：The Probable Effects of Mandated Medical Insurance，" *Regulation*，Cato Institute，undated，http：//www.cato.org/pubs/regulation/regv13n1/reg13n1-rottenberg.html.

⑧ 举例参见"ASHG Statement on Direct-to-Consumer Genetic Testing in the United States，" *The American Journal of Human Genetics* 81（2007）：635—637。

⑨ Krista Conger，"Study first to analyze individual's genome for risk of dozens of diseases，potential responses to treatment，" *Inside Stanford Medicine*，Stanford School of Medicine，April 29，2010，http：//med.stanford.edu/ism/2010/april/genome.html.

⑩ Ron Winslow and Shirley S. Wang，"Soon，＄1000 will Map Your Genes，" *Wall Street Journal*，January 10，2012.

⑪ Megan McArdle，"Why Pilot Projects Fail，" *The Atlantic*，December 21，2011，http：//www.theatlantic.com/business/archive/2011/12/why-pilot-projects-fail/250364/；Megan McArdle，"The Value of Healthcare Experiments，" *The Atlantic*，December 24，2011，http：//www.theatlantic.com/business/archive/2011/01/the-value-of-health-care-experiments/70106/；John C. Goodman，"Pilot Programs，" *John Goodman's Health Policy Blog*，September 8，2010， http://healthblog.ncpa.org/pilot-programs/.

⑫ Douglas W. Elmendorf, "Letter to the Honorable Nancy Pelosi," Congressional Budget Office, March 18, 2010, Table 3, p.4, http://www.cbo.gov/ftpdocs/113xx/doc11355/hr4872.pdf; "Budget Options, Volume I: Healthcare," Congressional Budget Office, December 2008, http://www.cbo.gov/ftpdocs/99xx/doc9925/12-18-HealthOptions.pdf; Lyle Nelson, "Lessons from Medicare's Demonstration Projects on Disease Management, Care Coordination, and Value-Based Payment," Congressional Budget Office, January 18, 2012.

⑬ American Medical Group Association, "Medicare Shared Savings Program: Accountable Care Organizations," American Medical Group Association, Letter, May 11, 2011, http://www.amga.org/Advocacy/MGAC/Letters/05112011.pdf.

⑭ Andrew M. Ryan, Brahmajee K. Nallamothu, and Justin B. Dimick, "Medicare's Public Reporting Initiative On Hospital Quality Had Modest Or No Impact On Mortality From Three Key Conditions," Health Affairs 31(2012): 585—592.

⑮ David Dranove, "Quality Disclosure and Certification: Theory and Practice," Journal of Economic Literature, 48(2010):935—963, doi: 10.1257/jel.48.4.935.

⑯ Brian Serumaga et al., "Effect of Pay for Performance on the Management and Outcomes of Hypertension in the United Kingdom: Interrupted Time Series Study," British Journal of Medicine(2011), doi: 10.1136/bmj.d108.

⑰ Amy Goldstein, "Experiment to Lower Medicare Costs Did Not Save Much Money," Washington Post, June 1, 2011.

⑱ Ashley D. Black et al., "The Impact of eHealth on the Quality and Safety of Healthcare: A Systematic Overview," PloS Medicine (2011), http://www.plosmedicine.org/article/info%3Adoi%2F10.1371%2Fjournal.pmed.1000387.

⑲ Danny McCormick, David H. Bor, Stephanie Woolhandler, and David U. Himmelstein, "Giving Office-Based Physicians Electronic Access To Patients' Prior Imaging and Lab Results Did Not Deter Ordering Of Tests," Health Affairs 31(2012): 499—495.

⑳ Lyle Nelson, "Care Coordination, and Value-Based Payment," Issue Brief, Health and Human Resources, Congressional Budget Office, January 2012, http://www.cbo.gov/ftpdocs/126xx/doc12663/01-18-12-MedicareDemoBrief.pdf.

㉑ "Lessons from Medicare's Demonstration Projects on Disease Management, Care Coordination, and Value-Based Payment," *Congressional Budget Office Director's Blog*, January 18, 2012, http://cboblog.cbo.gov/?p=3158.

㉒ Megan McArdle, "Why Pilot Projects Fail," *The Atlantic*, December 21, 2011, http://www. theatlantic. com/business/archive/2011/12/why-pilot-projects-fail/250364/.

㉓ Megan McArdle, "The Value of Healthcare Experiments," *The Atlantic*, January 24, 2011, http://www. theatlantic. com/business/archive/2011/01/the-value-of-health-care-experiments/70106/.

㉔ Banner Health, "40 Years Ago, Surgicenter Created New Model of Patient Care," BannerHealth. com, February 12, 2010, http://www. bannerhealth. com/About+Us/News+Center/Press+Releases/Press+Archive/2010/40+years+ago+Surgicenter+created+new+model+of+patient+care. htm.

㉕ Roni Caryn Rabin, "Drug Scarcity's Dire Cost, and Some Ways to Cope," *New York Times*, December 12, 2011, http://www. nytimes. com/2011/12/13/health/policy/the-personal-price-paid-for-shortages-of-doxil-and-other-drugs.html.

㉖ "Survey Reveals 90 Percent of Anesthesiologists Experiencing Drug Shortages of Anesthetics," Press Release, American Society of Anesthesiologists, May 9, 2011, http://www. asahq. org/For-the-Public-and-Media/Press-Room/ASA-News/Survey-Reveals-90-Percent-of-Anesthesiologists-Experiencing-Drug-Shortages-of-Anesthetics.aspx.

㉗ Ezekiel Emanuel, "Shortchanging Cancer Patients," *New York Times*, August 6, 2011, http://www. nytimes. com/2011/08/07/opinion/sunday/ezekiel-emanuel-cancer-patients.html.

㉘ Emanuel, "Shortchanging Cancer Patients."

㉙ Scott Gottlieb, "Drug Shortages: Why They Happen and What They Mean" (Statement before the Senate Finance Committee, United States Senate), December 7, 2011.

㉚ Peter Loftus, "Attention Disorder Drug Shortage Prompts Finger-Pointing," *Wall Street Journal*, May 5, 2011, http://online.wsj.com/article/SB10001424052748703992704576305482186274332.html.

㉛ Gottlieb, "Drug Shortages."

㉜ Gottlieb, "Drug Shortages."

㉝ "Healthcare Reform: 340B Drug Pricing Program," E-ALERT, Covington

Burling LLP，April 2010.

㉞ Stephen Barlas，"Healthcare Reform Bill Expands Access to Section 340B Discounted Drugs for Hospitals," *P&T* 35, No. 11(2010)，http://www.ptcommunity.com/ptjournal/fulltext/35/11/PTJ3511632.pdf.

㉟ "Drug Pricing: Manufacturer Discounts in the 340B Program Offer Benefits, but Federal Oversight Needs Improvement," Government Accountability Office, GAO-11-836, September 2011, http://gao.gov/products/GAO-11-836.

㊱ Physicians for a National Health Program, http://www.pnhp.org/.

㊲ "Conyers Reintroduces 'Expanded & Improved Medicare For All' Bill(HR 676)," *Healthcare-NOW!* Update, February 14, 2011, http://www.healthcare-now.org/conyers-reintroduces-expanded-improved-medicare-for-all-bill-hr-676/.

㊳ Paul Krugman, "Medicare Saves Money," *New York Times*, June 12, 2011, http://www.nytimes.com/2011/06/13/opinion/13krugman.html.

㊴ Aaron Carroll, "In defense of Canada," *The Incidental Economist* (blog), June 5, 2011, http://theincidentaleconomist.com/wordpress/in-defense-of-canada/.

㊵ Paul Krugman, "Messing with Medicare," *New York Times*, July 24, 2011, http://www.nytimes.com/2011/07/25/opinion/25krugman.html.

㊶ Robert Reich, "Why Medicare Is the Solution—Not the Problem," *The Healthcare Blog*, July 22, 2011, http://thehealthcareblog.com/blog/2011/07/22/why-medicare-is-the-solution-%E2%80%94-not-the-probl/.

㊷ Merrill Matthews, "Medicare's Hidden Administrative Costs: A Comparison of Medicare and the Private Sector,"(Based in part on a technical paper by Mark Litow of Milliman, Inc.)，Council for Affordable Health Insurance, January 10, 2006, http://www.cahi.org/cahi_contents/resources/pdf/CAHI_Medicare_Admin_Final_Publication.pdf.

㊸ Benjamin Zycher, "Comparing Public and Private Health Insurance: Would a Single-Payer System Save Enough to Cover the Uninsured?" Manhattan Institute for Policy Research, Medical Progress Report No.5, October 2007, http://www.manhattan-institute.org/html/mpr_05.htm.

㊹ Robert A. Book, "Medicare Administrative Costs Are Higher, Not Lower, Than for Private Insurance," Heritage Foundation, Web Memo No. 2505, June 25, 2009, http://www.heritage.org/research/reports/2009/06/medicare-administrative-costs-are-higher-not-lower-than-for-private-insurance.

㊺ Merrill Matthews and Mark Litow, "Why Medicare Patients See the Doctor Too

Much," *Wall Street Journal*, July 11, 2011, http://online.wsj.com/article/SB10001424052702304760604576428300875828790.html.

㊻ New York State Office for the Aging, Health Benefits Fraud Index(estimate provided by the US General Accounting Office), http://www.aging.ny.gov/healthbenefits/FraudIndex.cfm.

㊼ John D. Shatto and M. Kent Clemens, "Projected Medicare Expenditures under an Illustrative Scenario with Alternative Payment Updates to Medicare Providers" (Memorandum delivered on August 5, 2010), Department of Health & Human Services, Centers for Medicare & Medicaid Services, Office of the Actuary, http://www.cms.gov/ReportsTrustFunds/downloads/2010TRAlternativeScenario.pdf.

㊽ John C. Goodman and Thomas R. Saving, "Is Medicare More Efficient Than Private Insurance?" *Health Affairs Blog*, August 19, 2011, http://healthaffairs.org/blog/2011/08/09/is-medicare-more-efficient-than-private-insurance/.

㊾ Michael Ettlinger, Michael Linden, and Seth Hanlon, "Budgeting for Growth and Prosperity: A Long-Term Plan to Balance the Budget, Grow the Economy and Strengthen the Middle Class," in *The Solutions Initiative*, Center for American Progress, 40—47.

㊿ "Why Is Health Spending in the United States So High?" OECD (2011), *Health at a Glance 2011: OECD Indicators*, OECD Publishing, doi: 10.1787/health_glance-2011-en.

51 Ezekiel J. Emanuel, "Spending More Doesn't Make Us Healthier," *New York Times Opinionator* (blog), October 27, 2011, http://opinionator.blogs.nytimes.com/2011/10/27/spending-more-doesnt-make-us-healthier/.

52 Henry J. Aaron and Paul B. Ginsburg, "Is Health Spending Excessive? If So, What Can We Do About It?" *Health Affairs* 28 (2009): 1260—1275, doi: 10.1377/hlthaff.28.5.1260.

53 Sarah Kliff, "What Does All Our Healthcare Spending Buy Us? Not Much," *Washington Post*, *Ezra Klein's Wonkblog*, November 15, 2011, http://www.washingtonpost.com/blogs/ezra-klein/post/what-does-all-our-health-care-spending-buy-us-not-much/2011/11/15/gIQAcm5hPN_blog.html.

54 Austin Frakt, "In Healthcare, the US Is on a Different Planet," *The Incidental Economist* (blog), November 15, 2011, http://theincidentaleconomist.com/wordpress/in-health-care-the-us-is-on-a-different-planet/.

55 Karen Davis, Cathy Schoen, and Kristof Stremikis, "Mirror, Mirror on the

Wall: How the Performance of the US Healthcare System Compares Interna-tionally, 2010 Update," The Commonwealth Fund, June 2010, http://www.commonwealthfund.org/~/media/Files/Publications/Fund%20Report/2010/Jun/1400_Davis_Mirror_Mirror_on_the_wall_2010.pdf.

56 Paul Krugman, "Vouchers for Veterans," *New York Times*, *Conscience of a Liberal*(blog), November 13, 2011, http://www.nytimes.com/2011/11/14/opinion/krugman-vouchers-for-veterans-and-other-bad-ideas.html.

57 Charles Forelle, "Health System Reflects Greece's Ills," *Wall Street Journal*, November 12, 2011, http://online.wsj.com/article/SB1000142405297020365880457663881208956384.html?mod=googlenews_wsj.

58 John C. Goodman et al., "Healthcare Reform: Do Other Countries Have the An-swers?" National Center for Policy Analysis, Special Publication, March 10, 2009, http://www.ncpa.org/pdfs/sp_Do_Other_Countries_Have_the_Answers.pdf.

59 "Why Is Health Spending in the United States So High?" OECD (2011), *Health at a Glance 2011: OECD Indicators*, OECD Publishing, doi: 10.1787/health_glance-2011-en.

60 Mark Pauly, "US Healthcare Costs: The Untold True Story," *Health Affairs* 12(1993):152—159, doi: 10.1377.

61 Robert L. Ohsfeldt and John E. Schneider, "The Business of Health: How Does the US Healthcare System Compare to Systems in Other Countries?"(Health Policy Discussion, American Enterprise Institute) October 2006. Note: This result has been disputed by the OECD, which claimed Ohsfeldt and Schneider relied too heavily on the high US gross domestic product in their estimates of life years lost due to violence and car accidents. See Matthew Dalton, "Violence, Traffic Accidents and US Life Expectancy," *Wall Street Journal Health Blog*, August 25, 2009, http://blogs.wsj.com/health/2009/08/25/vi-olence-traffic-accidents-and-us-life-expectancy/.

62 预期寿命与医疗支出之间的关系是松散的。例如,瑞典与丹麦的人均医疗支出相当,但瑞典的预期寿命比丹麦长近 4 年。参见"Healthcare Systems: Getting More Value for Money," Organisation for Co-operation and Development, OECD Economics Department Policy Notes No. 2.(2010), http://www.oecd.org/dataoecd/21/36/46508904.pdf; and"Life Expectancy vs Healthcare Spending in 2007 for OECD Countries," Organisation for Co-operation and Development, OECD Health Data 2010, http://en.wikipedia.org/wiki/Health_care_system#

Cross-country_comparisons。

㉓ "Broken Promises: Reservations Lack Basic Care," Associated Press, June 14, 2009, http://www. msnbc. msn. com/id/31210909/ns/health-health _ care/♯. TxBITvl2BBk.

㉔ David R. Henderson, "Mini-Med Plans," National Center for Policy Analysis, Brief Analysis No. 727, October 21, 2010, http://www.ncpa.org/pub/ba727.

㉕ Karen Stocker, Howard Waitzkin, and Celia Iriart, "The Exportation of Managed Care to Latin America," *New England Journal of Medicine* 340(1999): 1131—1136.

㉖ Abby Goodnough and Kevin Sack, "Massachusetts Tries to Rein in Its Health Costs," *New York Times*, October 17, 2011.

6 为什么会有医疗质量问题

有许多迹象表明，美国患者接受的医疗的质量不像应有的那么好。事实上，在兰德公司的一项研究中，急诊室患者只有半数时候被认定接受了最优医疗。[①]批评者发现了该项研究存在的问题，[②]但多数观察家都同意患者获得的医疗的质量应该可以更好。

6.1 你的医院有多安全？

医院是个危险场所。根据一项估计，每年有多达 187 000 名患者因为自身病情以外的某种原因过世。[③]另一项研究估计，医疗保健体系每年导致 610 万人受伤，包括二十分之一的患者在医院被感染。[④]在《健康事务》上发表的一项研究中，帕尔马·维拉里尔（Pamela Villar-real）、比夫·琼斯（Biff Jones）和我估计，因为不利医疗事件造成丧命和肢体残疾的经济成本高达 3 930 亿—9 580 亿美元（按照 2006 年美元计）。这相当于美国平均每个家庭每年的经济成本 4 000—10 000 美元。[⑤]按照这一推算，每当医疗体系花 1 美元救治我们，会造成高达价值 45 美分的伤害。

当然，这套系统也做了不少好事。事实上，好处多多，比伤害要高出好多倍。然而，鉴于不利医疗事件产生的成本如此巨大，只有蠢人才不会想方设法减少这种伤害。

在我们的研究中,我们接受了原先的估计,即一名患者由于自身病情以外的某种原因死亡的概率高达二百分之一。一项更近的研究估计这一数字为百分之一。⑥ 最低的风险估计为五百分之一。⑦ 而我们知道,一些联邦监管机构认为任何低于百万分之一的死亡概率都是无法被接受的。⑧

我的同事琳达·戈尔曼仔细回顾了关于“可预防的”不利事件(医疗事故)的多项研究,她认为事故发生率被高估了。她还指出,美国医院的事故发生率低于加拿大、英国和新西兰的可比数字。⑨ 即便如此,证据仍然表明美国医院并不像它们可以或应有的那么安全。

这向我们提出了一些重要问题。为什么安全记录更佳的医院不基于这些记录来争夺患者呢? 为什么竞争没有迫使所有医院提高自己的安全标准? 更一般而言,为什么医疗市场的质量竞争没有像其他市场上那样发挥作用?

6.2　为什么没有更多医院展开质量竞争?

登陆底特律医疗中心(DMC)的网站,读者将了解到它的下设机构已被《美国新闻与世界报告》列入“全美最佳医院”名录,并获得了多个其他奖项。该中心拥有“最好的”心脏医生,是癌症治疗的“佼佼者”,并跻身“美国最安全医院”排行榜。⑩ 比如,它的三家医院达到了 Leapfrog 组织确立的标准(这是一个由大企业主创立并由“企业圆桌”提供资金支持就医疗质量提供咨询的组织)。两家医院赢得了 Leapfrog 的“顶级医院”奖。⑪

DMC 的网站让我们知晓 DMC“致力于在医疗质量上领先……如果您想找一家可以散步或做休闲疗养的医院,请另寻他处”,网站忠告大家,“但别指望别处会有最新的患者安全技术。因为只有 DMC 才实行 100% 的服药扫描”。

为什么没有更多医院像 DMC 这样去争夺患者？为什么 DMC 没有更加大胆地展开竞争？比如,印度、泰国和新加坡的一些医院公开披露了感染率、死亡率和重新入院率,并将其与美国 Cleveland 诊所和 Mayo 诊所等机构做比较。⑫ 显然,DMC 在医疗的时间价格上也展开了竞争。它保证 MRI 扫描在 72 小时内预约成功,并承诺在扫描完成 24 小时内向医生报告。那么,为什么它不通过公布患者预期可以支付的费用展开医疗的货币价格竞争呢？

6.3 我们如何对医疗的三个维度付费？

医疗保健有三个维度:数量维度(比如第三方支付者通常为之付费的服务单元,比如门诊、诊断检查等)、质量维度(比如更低的感染率、死亡率和重新入院率等)和便利性(amenities)维度。通过提高医疗的质量以及围绕该医疗的便利性,提供者可以提高自己的基本服务对患者的吸引力(如果他们有这么做的激励的话)。

如同其他商品和服务市场,人们是用时间和货币为医疗买单。医疗保健与众不同之处在于,对多数患者而言,医疗的时间价格是比(自掏腰包的)货币价格更大的负担,因为第三方支付者代为支付了全部或几乎全部的提供者费用。正如在其他发达国家,对初级保健、急诊室医疗、辅助服务和越来越多的传统医院服务,时间都是患者用于购买美国医疗保健的主要货币。

6.4 市场均衡

在第三方支付体系中,提供者的费用(包括患者支付的货币价格)往往是由医患关系以外的某个实体设定。对给定的服务单元和给定的总费用,剩下的只有时间价格、质量和便利性。但是,在这三个变量当中,通常只有两个是可见或可推断的。质量变量往往是隐藏起来的。

随着患者对可见的维度做出响应,并在提供者之间来回移动,将会出现等待时间和便利性均一的倾向(不妨将这些想成市场出清的时间价格和市场出清的便利水平)。或者,如果在等待和便利性之间存在取舍,替代率也会倾向于统一。

但是,没有天然的均衡力量驱使医疗的质量统一。只要质量差异仍然不可见,就会持续存在,不会影响患者的医疗需求。这与学者们的以下发现是吻合的:提供者之间、医疗机构之间的医疗质量差异相当大;医疗质量的差异与人们拥有的保险的类型甚至是否有保险都无关。[13](但是,要指出的是,多数质量指标属于投入指标,而不是产出指标;至少有一项研究发现这些投入与死亡率下降等产出之间几乎没有关系;[14]甚至有人质疑医院死亡率是否属于可靠的质量指标。[15])

6.5 对医疗质量的影响

质量竞争的缺失,部分是由医疗质量的某些特性所造成。我们所谓的核心质量其实根本不是一个变量,它是提供者作出的其他决策的结果。由于医学实践多变而医生的决策微积分通常不同,医疗质量可能存在相当大的差异。除上述核心层面以外,质量提升也是一个决策变量,而且是有代价的。但是,由于患者靠自己获取质量数据难度大、成本高,有关质量的信息往往只能来自提供者。

然而,这种信息传递事实上是不可能的,除非质量的提升能为提供者带来需求(以及相应的收入)增加,而且增加的收入足以覆盖这种提升。事实通常并非如此。

但是,为什么质量优秀的提供者不利用这一事实向患者打广告呢?换言之,为什么医疗保健市场的质量竞争方式跟正常市场不同呢?下面考虑两个案例。

6.6 健康保险如何削弱质量竞争:医生

想象一个供给受限、在零(名义货币)价格上需求超过供给的健康市场(无论对整个市场还是个别提供者)。在这些条件下——大致刻画了多数初级保健诊所的现状——提供者的时间通常会通过排队来配给。医疗质量的提升(若被感知或传达)将会提高需求,甚至招来新的患者。但是,这种需求增加起初会反映在排队延长(更高的时间价格)上,这又会导致第一批患者中的某些人减少看病。另一方面,医疗质量的下降(若同样被感知或传达)则会降低需求,导致更短的排队队伍(更低的时间价格),从而诱使剩下的某些患者更频繁看病。

由于医生的时间已经完全配置,而费用是固定不变的,无论在哪种情形下医生的收入都不会受到很大影响。同样的原则适用于便利性。面对排队配给,便利性的提升一般不会增加提供者的收入,便利性下降通常也不会降低他们的收入。

因此,在比较主要靠价格配给出清市场的诊所和一家靠排队配给的诊所时,我们预期前者的便利性和医疗质量都更高。

"执业 30 年来,从来不知道患者为了找我看病等待了多久。"西雅图 Virginia Mason 医疗中心的罗伯兹·梅克伦伯格(Roberts Mecklenburg)如是说。[16] 你能想象在任何别的市场上,一家零售店的所有者会承认自己不清楚顾客等了多久才得到服务吗? 在一个正常市场上,像这样的商店老板恐怕活不过 10 分钟。

6.7 健康保险如何削弱质量竞争:医院

与医生医疗市场不同,多数地方的医院市场都可以相对自由进入。医院的竞争方式会受到它获得的第三方支付的类型的影响。如果主要消费者是(赔付率刚刚覆盖医疗成本的)Medicaid 计划患者,那医院的激励是让病房被预定满,避免出现过剩产能。在这些情形下,医院几乎没有激励提升医疗质量或医疗的便利性。

但是,大多数患者都有私人保险的医院则会发现第三方赔付率超过医疗成本,因此可以承受过剩的存货(空置床位),以致供过于求。由于无法通过降低货币价格来争夺患者,而且面临时间价格最小约束,提供者有激励通过提供更高的质量和更大的便利性来争夺客户。他们会如何应对呢?

一些医院经济学研究文献指出,质量提升的成本相当高,把钱花在提高便利性上给医院带来的收入要高于提高质量。[17] 与此相呼应,有调查发现,患者对便利性变化的敏感度要高于对质量变化。[18](当然,后一项发现也许只反映了医院并未真正设法传递质量信息这一事实。)

上述观察表明,在争夺额外患者时,医院有更大动力投资于改善便利性而不是质量,这似乎是医院的实际行为。为领会你的健康保险保费现在可以买到什么,不妨考虑下面的例子:[19]

特需礼宾服务,按摩浴缸,专业主厨烹饪的培根包扇贝或纽约牛排,直送病房。

这些便利性在科罗拉多州乃至全美多大部分新建的医院里都可以看到。消过毒的白色走廊、荧光灯,将同一病房内的患者隔开的布帘子,早已是过去式。新建的医院提供的是慷慨的自然光、暖色墙和地板、赏心悦目的艺术品以及带大窗户和放松音频的私人病房。

在隆特里的 Sky Ridge 医疗中心,每层楼都装了壁炉。科罗拉多州的奥罗拉市儿童医院在患者房间里面提供了电子游戏。莱克伍德耗资 4.35 亿美元新建的圣安东尼奥医院的自助餐厅里面放了一台能调制 100 种不同类型饮品的苏打机。

当然,医院还有别的方式争夺患者。我们以伊利诺伊州乔利埃特的普罗维纳圣约翰医疗中心为例。最近,这家医院向年龄超过 55 岁的

(在吸或曾吸)烟民寄送明信片,向其推销肺癌筛查。《凯泽健康新闻》(*Kaiser Health News*)是这样解释的:[20]

> 普罗维纳不向居住在医院附近的所有人寄送,而是只向那些基于年龄、收入、保险状况及其他人口统计标准判断更有可能吸烟的人寄送。
>
> 这家非营利中心是用患者健康与财务数据帮助推销最有利可图的服务(比如癌症、心脏和整形医疗)的众多医院之一。为了配合直邮活动,它们还会从购买消费者营销公司整理的当地居民详细信息:从年龄、收入和婚姻状况到购物习惯,以及家里是否有孩子或宠物等无所不包。

不用说,这家医院想找的是有蓝十字或大型雇主计划保障的优质客户。谢绝 Medicaid 计划和无保险客户。患者往往惊讶地发现,医院对自己的健康状况和保险保障如此了如指掌。

6.8　便利市场

尼娜·伯恩斯坦(Nina Bernstein)在《纽约时报》上撰文评论,一些医院病房简直就像四季酒店:[21]

> 床的亚麻布产自芙蕾特,这是一家专为教皇和王子定制紧密织物床单的意大利供应商。浴室里打磨的大理石闪闪发光。透过巨大的窗户可以欣赏到远方的东湖美景。在每晚 2 400 美金的安静套间里,一名穿着黑色坎肩、打着领带的男子向她递上一份精致的菜单说:"在下是听您调遣的男管家。"
>
> 上述一幕发生在格林伯格南 14 号,纽约—长老会/威尔康奈尔医院新建的顶级豪华公寓楼里,其奢华程度堪比一家大酒店(如

果比不上唐顿庄园的话）。很久以来，这已经成为此类"便利性单元"的标配，通常隐身在纽约各大医院紧闭的大门后。但是，据医疗设计专家介绍，这种现象在这里正在升级并蔓延到全美国，这是对愿意额外付费的富有患者展开的国际竞争的一部分。联邦政府削减开支只会加剧这一现象。

这肯定是异乎寻常的，但也许比你认为的更常见：

很多美国医院都提供一种配备专用主厨和奢华服务的 VIP便利病房，无论是巴尔的摩的约翰斯·霍普金斯医院，还是洛杉矶的西达赛奈医疗中心，都承诺在 3 784 美元的产科套间里提供"极致的呵护"。新加坡和泰国等地富丽堂皇的医院带动的医疗旅游已经将特殊待遇变成了营销的必需品，设计师们这样说。

然而，有趣的是，医院并不急于向普罗大众宣传这些服务。比如，纽约—长老会医院不会回答有关 VIP 服务的问题，也拒绝记者们提出的参观请求。此外，所有这一切都发生在寸土寸金的纽约，那里很多常规医院的病房仍然是双人共用，尽管出于控制感染和加快康复的考虑，单间仍然是国家标准。

跟任何市场的竞争一样，对在便利市场竞争的医院而言，客户永远是对的：

"我们以满足患者的任何要求为傲。假如他们想要吃龙虾尾巴，而菜单上没有，我们就会想办法搞定。"西奈山医疗中心的客户部主任威廉姆·达菲（William Duffy）如是说。

台面上（如果不是实质的）质量是有保证的：

"我在这里宾至如归——享受的完全是私密性按需服务，"高级财务服务主管南希·海明威(Nancy Hemenway)补充说，"我有一名初级保健医生，他也是我所有其他医生的领班。我看不到一个不专业的人，只有精英中的精英。"

6.9　价格竞争是质量提升的关键吗？

在我们的第三方支付者健康保险体系中，医疗的价格通常是由医患关系以外的实体设定。因此，提供者很少基于货币价格赢得患者的芳心。但是，如果价格竞争缺失通常伴随着质量竞争的缺失，那反之是否也成立呢？基于价格竞争患者的提供者是否也会对质量展开竞争呢？有很多证据表明确实如此。

6.9.1　无第三方支付的健康市场的质量竞争

在第三方支付不存在或相对不重要的医疗市场上，提供者几乎总是基于价格来争夺患者。

哪里有价格竞争，透明度几乎就绝不会是问题。价格不仅会公开发布(比如，在随到随看诊所、外科中心等)，而且往往是打包价格，涵盖了医疗的方方面面(比如，美容手术、LASIK 手术等)，因此便于患者理解。

哪里有价格竞争，哪里通常就有质量竞争。比如，在 LASIK 手术市场上，患者可以选择传统的 LASIK 或更高级的定制 Wavefront LASIK。价格随着手术的类型而变动，从每只眼睛花费不到 1 000 美元到超过 3 000 美元不等。[22]

即使提供者不明确公布质量标准，价格竞争通常也会迫使产品标准化。这种方差的降低通常等同于质量改进。比如，Rx.com 发起了邮寄药品业务，通过为药品建立全美统一市场，与本地药店展开价格竞争。产业内部人士指出，邮寄药品的配药错误率要低于传统药店。[23] 随到随看诊所——工作人员是按照计算机操作的护士——在质量指标上的表现要优于传统坐办公室的医生,而且方差低得多。[24]

总体来说,当第三方付费无法满足需要时,为用现金付费的患者提供的医疗服务就会在许多利基市场中涌现出来。令人惊讶的是,这些服务的提供者如此频繁地提升自己的质量,这是批评者们认为传统医疗市场上所缺失的东西。比如,电子病历和电子处方是随到随看诊所、特需服务医生和电子邮件问诊服务以及其他国家的医疗旅游机构的标准实践。[25]每周七天、每天 24 小时提供初级保健也是特需医疗和各种电话、电子邮件问诊服务的特色之一。

6.9.2 排队时间与便利性

在利基市场上,对便利性的竞争也颇为常见。美国癌症治疗中心接受第三方支付,但它的患者通常必须长途跋涉来就医看病,既不方便也不经济。为吸引他们,该中心不遗余力地确保患者舒适并为需要陪伴的家属创造便利,提供别国医疗旅游机构提供的类似服务(并公布它们的癌症存活率数据)。[26]

一般来说,围绕价格竞争的提供者是在竞相降低医疗的货币价格。此时,他们往往也会竞争降低医疗的时间价格(故此有"分钟诊所"一词)。Teladoc 通过向客户公布(一名医生的回电)响应时间来推销自己的服务。多数特需医生都承诺当天或次日预约。一些诊断性检查服务允许在 24—48 小时内从网上查看到检查结果。[27]

总体而言,这些市场与非医疗市场似乎并无根本区别。竞争通常会带来更加统一的费用和排队时间。与此类似,质量竞争往往也会带来统一的质量或货币价格与质量的统一取舍。

6.9.3 反向医疗旅游

在国际旅游市场上,当人们选择医疗旅游时,质量几乎总是一个重要考量因素。成本往往也是一个因素,这要么是因为患者必须全部自掉腰包,要么是因为患者与第三方保险商签订了某种协议,允许二者都从中获利。更一般的情况是,我们已经看到价格与质量竞争倾向于相互促进。

有没有可能在国内医院市场里复制这种经历呢？即使没有重大政策变革,也已经呈现这种发展趋势。根据一项估计,每年有 430 000 名非美国居民到美国接受治疗。[28]前文提到,一些加拿大公司可以为在美国医院接受治疗的加拿大人争取到打包价格。

此外,不一定非得是外国人才能从美国国内医疗旅游中获益。本部设在科罗拉多的 BridgeHealth 国际公司为美国雇主计划提供了一个预先支付固定费用的外科手术专门网络,所支付的费用比典型的网络低15％—50％。North American Surgery 公司已经与美国 22 个手术中心、医院和诊所协商到优惠的折扣价,由此取代了低成本手术的国外医疗旅游。前文提到,网上的髋关节置换的现金价格为 16 000—19 000 美元,与印度和新加坡的医疗机构相比已经具备竞争力。[29]

我们之所以对美国国内医疗旅游知之甚少,是因为医院不希望多数患者知道这一点。个中缘由是:它们通常只向旅游患者提供打包价格,不向本地患者开放。而这又是因为医院只围绕旅游患者展开价格竞争。

但是,如果旅游患者开始占到一家医院病例数的较高比例,那医疗旅游将有潜力改变医院的整体商业计划。

这就将我们带回到 DMC。对该中心强调质量竞争的一种解释是它有兴趣争夺旅游患者,包括国际和美国国内的。DMC 每年吸引大约300 名国际患者。[30]在机器人前列腺癌手术方面,它已经吸引了来自 50各州和 22 个国家的 600 名患者。尽管 DMC 的网站上并未公布价格,但如果你是一名国际患者,你会得到成本估算和打包定价的承诺。

DMC 还对外宣传患者家属可以在大学校园内居住,并表示愿意为家属订房,提供免费停车和其他便利服务。

像 Cleveland 诊所和 Mayo 诊所之类的机构每年也吸引来大批旅游患者,这可能并非偶然。高质量医疗与医疗旅游似乎是相辅相成的。

6.10　要点回顾

　　造成医疗质量差异的一个主要原因来自第三方支付体系。医疗提供的四个重要方面是相互关联的：基本的医疗成本、排队等待时间、便利性与质量。这四个方面会争夺管理者的注意力与组织的资源。在竞争市场上，它们会趋于平衡，以反映其对消费者的价值。在医疗市场上，患者层面的价格竞争的缺失会导致更大的质量差异。这一发现与在几乎不用自掏腰包付费的市场上观察到的特征相吻合，并且有重要的政策涵义。

　　总体而言，任何促进价格竞争的举措都很可能会间接地促进质量竞争。

注释

① Steven M. Aschet et al., "Who Is at Greatest Risk for Receiving Poor-Quality Healthcare?" *New England Journal of Medicine* 354(2006):1147—1156.

② David McKalip, "Do Patients Receive About Half of Recommended Healthcare?" *John Goodman's Health Policy Blog*, June 8, 2009, http://healthblog. ncpa. org/do-patients-receive-about-half-of-recommended-health-care/.

③ Author calculations based on Troyen A. Brennan et al., "Incidence of Adverse Events and Negligence in Hospitalized Patients: Results of the Harvard Medical Practice Study I," *New England Journal of Medicine* 324, No.6(1991):370—376 and Eric J. Thomas et al., "Incidence and Types of Adverse Events and Negligent Care in Utah and Colorado," *Medical Care* 38, No.3 (2000): 261—271.

④ 计算基于 Jon Shreve et al., "The Economic Measurement of Medical Errors," Society of Actuaries, Health Section, June 2010, http://www. soa. org/files/ pdf/research-econ-measurement.pdf。

⑤ John C. Goodman, Pamela Villarreal, and Biff Jones, "The Social Cost of Adverse Medical Events, and What We Can Do About It," *Health Affairs* 30 (2011):590—595.

⑥ David C. Classen et al., "'Global Trigger Tool' Shows That Adverse Events in Hospitals May Be Ten Times Greater Than Previously Measured," *Health Affairs* 30(2011):581—589.

⑦ John Dale Dunn, "Patient Safety Research: Creating Crisis," American Council for Science and Health, January 10, 2005, http://www.acsh.org/factsfears/newsID.487/news_detail.asp.

⑧ "The Benefits and Costs of the Clean Air Act, 1970 to 1990," US Environmental Protection Agency, October 1997, http://www.epa.gov/air/sect812/1970-1990chptr1_7.pdf.

⑨ Linda Gorman, "The History of Health Care Costs and Health Insurance," Wisconsin Policy Research Institute, Vol.19, No.10. October 2006, p.21. Available at: http://www.wpri.org/Reports/Volume19/Vol19no10.pdf. Also see Baker et al., "The Canadian Adverse Events Study: The Incidence of Adverse Events Among Hospital Patients in Canada," *Canadian Medical Association Journal* 170, No.11(2004):1678—1686.

⑩ Detroit Medical Center website: http://www.dmc.org/.

⑪ Leapfrog Group website: http://www.leapfroggroup.org/cp.

⑫ Devon M. Herrick, "Medical Tourism: Global Competition in Healthcare," National Center for Policy Analysis, Policy Report No.304, November 2007.

⑬ Ashish K. Jha, Zhonghe Li, E. John Orav and Arnold M. Epstein, "Care in US Hospitals—The Hospital Quality Alliance Program," *New England Journal of Medicine* 353(2005):265—274.

⑭ Lauren H. Nicholas, Nicholas H. Osborne, John D. Birkmeyer, and Justin B. Dimick, "Hospital Process Compliance and Surgical Outcomes in Medicare Beneficiaries," *Archives of Surgery* 145(2010):999—1004. doi: 10.1001/archsurg. 2010. 191.

⑮ David M. Shahian, Robert E. Wolf, Lisa I. Iezzoni, Leslie Kirle, and Sharon-Lise T. Normand, "Variability in the Measurement of Hospital-wide Mortality Rates," *New England Journal of Medicine* 363(2010):2530—2539.

⑯ Harris Meyer, "Collaborating Reduces Costs of Healthcare," *USA Today*, January 6, 2012, http://www.usatoday.com/money/industries/health/story/2012-01-05/health-care-collaboratives/52394918/1.

⑰ Dana Goldman and John A. Romley, "Hospitals as Hotels: The Role of Patient Amenities in Hospital Demand," National Bureau of Economic Research,

NBER Working Paper No.14619，December 2008.

⑱ Kurt D. Grote, John R. S. Newman, and Saumya S. Sutaria, "A Better Hospital Experience: Hospitals Must Learn What Commercially Insured Patients and Their Physicians Look for When Choosing Facilities—And How to Deliver it," *McKinsey Quarterly*, November 2007.

⑲ Myung Oak Kim, "Steak or Scallops? Hospitals Add Luxuries to Attract the Wellheeled," *Solutions*, July 13, 2011, http://www.healthpolicysolutions.org/2011/07/13/steak-or-scallops-hospitals-add-luxuries-to-attract-the-well-heeled/.

⑳ Phil Galewitz(Kaiser Health News), "Hospitals mine patient records in search of customers," USA Today, February 5, 2012. http://www.usatoday.com/money/industries/health/story/2012-01-18/hospital-marketing/52974858/1.

㉑ Nina Bernstein, "Chefs, Butlers, Marble Baths: Hospitals Vie for the Affluent," *New York Times*, January 21, 2012, http://www.nytimes.com/2012/01/22/nyregion/chefs-butlers-and-marble-baths-not-your-average-hospital-room.html.

㉒ Liz Segre and Marilyn Haddrill, "Other Corrective Procedures," AllAboutVision.com, October 13, 2011, http://www.allaboutvision.com/visionsurgery/cost.htm.

㉓ J. Russell Teagarden et al., "Dispensing Error Rate in a Highly Automated Mail-Service Pharmacy Practice," *Pharmacotherapy* 25(2005):1629—1635.

㉔ Minnesota HealthScores website: http://www.mnhealthscores.org/.

㉕ Devon M. Herrick, Linda Gorman, and John C. Goodman, "Information Technology: Benefits and Problems," National Center for Policy Analysis, Policy Report No.327, April 2010.

㉖ Herrick et al., "Information Technology: Benefits and Problems."

㉗ Devon M. Herrick, "Healthcare Entrepreneurs: The Changing Nature of Providers," National Center for Policy Analysis, Policy Report No.318, December 2008.

㉘ Paul H. Keckley and Howard R. Underwood, "Medical Tourism: Consumers in Search of Value," Deloitte Center for Health Solutions, 2008.

㉙ 数据来自 BridgeHealth 和 North American Surgery。参见 Devon M. Herrick, "Medical Tourism: Have Insurance Card, Will Travel," National Center for Policy Analysis, Brief Analysis No.724, September 22, 2010。

㉚ Patricia Anstett, "Search for World's Best Healthcare is Leading more People to Michigan," *Detroit Free Press*, December 21, 2010.

7　为什么会有医疗可及性问题

下面是健康政策中的传统智慧：医疗的可及性取决于价格，这对低收入家庭是不公平的。由于缺少为健康保险买单的资源，成千上万的人们无法得到自己想要的医疗。为解决这一问题，我们需要为穷人提供只需极少自掏腰包的健康保险。这是 ACA 的目标之一。

以下是本书详尽阐述的另类视角：

- 美国低收入家庭面临的主要医疗壁垒与所有发达国家低收入家庭一样，都是医疗的时间价格。其他非价格配给机制远比医疗的货币价格重要。
- 非价格配给的负担随着收入下降而上升，低收入家庭就医面临最长的排队等候时间和最大的官僚化障碍。[①]
- ACA 降低了几乎所有人自掏腰包的医疗货币价格，却未采取任何措施改变，其结果将是强化非价格配给，并可能在事实上造成财务资源最匮乏的人们的医疗可及性更困难。

有意思的是，当前的经济不景气为检验上述两个对立视角提供了自然实验。

7.1　一个自然实验

根据"健康体系变革研究中心"最近发布的一份报告，美国中产家庭正在通过削减医疗保健支出应对经济不景气。他们推迟了选择性手术、放弃了边际价值低的医疗，在做就医选择时对成本更加敏感。这种需求的减少释放出的资源显然会被重新导向满足面临价格和非价格医疗壁垒的人们的需要。2007—2010 年间：[②]

- 每年经历过医疗需求得不到满足的人口的比例从 7.8％降低到 6.5％。

- 同期内表示自己推迟医疗的人的比例从 12.1％下降到 10.7％。

在经济不景气期间，无保险人群面临的医疗货币价格壁垒事实上上升了，尽管在统计上并不显著。然而，在同一时期，由于等待和其他非价格壁垒经历过可及性问题的人们的数量几乎减半（从 40.3％下降到 24.1％）。尤其是，"无法很快预约成功"的人们的比例从 34.6％下降到 24.4％；"不能在医生上班时间到达医生办公室"的人们的比例从 28.4％下降到 22.7％；"去医生的办公室花费时间太长"的人们的比例从 17.5％降低到 11.5％；"打不通电话"的人们的比例从 16.1％下降到 10.7％。

更有趣的下面的发现。假如我们通过多增加一名医生、一名护士或一个诊所来提高医疗可及性，谁可能会从中受益？研究发现，你的收入越高，就越有可能得利。比如，在经济不景气期间，收入在贫困线400％（对个人来说是 43 000 美元，对一个四口之家来说是 89 000 美元）或以上的人中，经历过医疗需求得不到满足的比例降低了超过一半。然而，在收入低于贫困线 200％（分别为个人 22 000 美元和四口之家 45 000 美元）的人当中，医疗需求得不到满足的比例事实上上升了。

想象有一群人在医疗机构门口排队。最低收入家庭排在队伍最末端。队伍越长，他们必须等待的时间就越长。假如你设法缩短队伍，你主要造福的是排在前面的相对高收入人士。

为何会如此？因为让人们在市场上胜出的许多技能，也能让他们在非市场环境下胜出。[③] 比如，收入更高、受教育程度更高的人们，会设法接近队伍的头部，无论配给的对象是优质教育、医疗或任何其他商品或服务。低收入、受教育程度低的个体通常排在队伍的尾部。

这就引出了一个有趣的问题:低收入患者是更多会被医疗的货币价格壁垒还是非价格壁垒挡在门外?另一项最近的研究表明答案可能是后者。

尽管多数州试图通过只允许向患者供应一个月的药品来限制Medicaid计划费用,北卡罗来纳州有一段时期允许患者一次性开三个月的药。然后,该州将容许的一站式供给从100天的药量减少到34天,同时将某些药的共同支付额从1美元提高到3美元。第一项变革相当于提高了医疗的时间价格(必需的药房访问次数翻到三倍),第二项变革相当于提高了医疗的货币价格(同样是三倍)。

研究者们发现,(若其他因素保持不变)医疗的时间价格涨到三倍导致慢病患者需要的药品数量减少,要比货币价格涨到三倍厉害得多。④这项研究适用于某些药品和某些病况。但是,假设这项发现更具有普适性,再假设对多数穷人和多数医疗保健,时间都是比金钱更大的遏制因素。那结局会如何呢?

倘若上述的研究发现适用于更广泛的健康服务,为穷人获得健康服务采用的正统方法看起来就大错特错了。这意味着,过去60多年来,我们为了让低收入患者享有普惠医疗所制定的一切健康政策,都完全搞错方向了。

7.2 健康保险对健康的影响有多大?

长期以来,一直有人宣称缺少保险正在对生命构成威胁。最新的著名相关研究来自美国医学研究院(IOM)得出的结论,每年有18 000人因为没有健康保险而死去。⑤采用类似的方法,"美国国家医疗医生后援团"(Physicians for a National Health Program)将上述数字扩大到44 789人。⑥一个非营利的倡导团体"美国家庭联盟"(Families USA)走得更远,它预测了每个州的死亡数字。⑦"加利福尼亚州每天有

8 人因为没有健康保险而死去。"该组织对外宣称。⑧CBO 前主任琼·奥尼尔⑨和健康经济学家琳达·戈尔曼⑩等学者经过仔细分析发现，这些研究存在缺陷。

海伦·利维(Helen Levy)和戴维·梅尔策(David Meltzer)以及对医疗保健感兴趣的学者们发现，多数试图找到健康保险与健康状态之间的因果联系的研究都设计不当。他们得出的结论是，尽管健康保险会对选定的人口子群体带来影响，但对多数人影响都非常有限。⑪在一项更周密的研究中，克林顿政府的顾问理查德·克罗尼克(Richard Kronick)发现，保险对死亡率几乎没有影响。⑫

不仅如此，在决定将有限的资源投向哪里改善健康结果时，全民保障或许不是低垂的果实。卡托研究所健康政策研究主管迈克尔·卡农指出，如果改善健康状况是主要目标的话，没有证据表明全民保障会比改善教育或扩大社区健康中心等手段更加有效。如果救命是主要目标，IOM 自己的估计表明，减少可预防的医疗失误所救的命要比提高健康保障大得多。⑬

7.3 健康保险是医疗可及性的必要条件吗？

无论在意识形态频谱的哪一段，健康专家们的传统智慧都是，人们需要健康保险才能获得好的医疗保健。事实上，对某些政治人士而言，"没有医疗保健"和"没有健康保险"两个术语是可以互换的。同样被广泛接受的观点是，只有某些健康计划是通向更好的医疗保健的门票。但是，兰德公司的一项研究粉碎了这些假定：⑭

- 在(经常看医生的)求医者当中，有保险者和无保险者获得的医疗的质量几乎没有差异。
- 不同类型的保险(Medicaid 计划、有管理的医疗、按服务项目付费等)所提供的医疗之间的差别也很少。

遗憾的是，每个人获得的医疗都不理想。研究得出的结论是，患者只有半数时候得到了推荐的医疗。这意味着,从医疗市场的供给方改革远比让需求方的所有人获得保险更重要。

对难以想象健康保险无关紧要的世界的人们,不妨考虑得克萨斯州达拉斯 Parkland 纪念医院的例子。无保险的患者和 Medicaid 计划患者进入同样的急症室找同样的医生看病。医院的病房相同,床位相同,医疗也相同。因此,患者没有理由填写冗长的表格,回答 Medicaid 计划投保那么频繁地咄咄逼人的问题。

此外,无论患者加入什么保险计划,为这些患者治疗的医生和护士得到的付费都一样。因此,他们通常不在乎谁由谁提供保险,或者患者是否有保险。事实上,唯一关心谁是否加入某个计划的人是担心如何覆盖医院成本医院管理者。

Parkland 纪念医院隔壁的儿童医学中心的情况与此类似。在那里,没有保险的孩子和由 Medicaid 或 CHIP 保障的孩子都进相同的急诊室,看同样的医生,接受同样的医疗。有趣的是,在两家医疗机构,领取薪资的员工都不遗余力地动员人们加入公共计划,甚至在患者及其家属在急诊室里等着急救时也如此。然而,他们超过半数时候显然未能让有资格的人们投保。当患者入院之后,员工继续在一个个房间里动员。但是,即便是那些住院的患者的投保失败率都很高——这显然是因为有没有保险对他们获得医疗没有影响。

7.4 Medicaid 计划和 CHIP 改善医疗可及性了吗?

要让低收入家庭加入没有医疗价格壁垒的健康计划,是传统健康政策界的一个信条。哪怕有非价格的医疗壁垒,传统的智慧仍然是通过排队配给总是优于按价格配给。这就是设立 Medicaid 计划和 CHIP 的原因。那么,这种医疗保健方法运行得究竟怎么样呢?最近的一项研究发现,让孩子加入 CHIP 并未带来更多的医疗。明显提高医疗可及性的一种方式是向医生支付更高的费用。[15] 然而,讽刺的是,

Medicaid 计划和 CHIP 的参保人不被允许自掏腰包补充政府的费用表，必须支付跟其他患者一样的价格。问题还不止于此。

7.4.1 有资格但未参保

根据一项估计，美国每 3 个无保险的人当中，就有一个有资格加入某个政府计划（主要是 Medicaid 计划或 CHIP）但却并未加入。[⑯] 这些人要么嫌投保麻烦，要么申请了但发现任务艰巨。回头再看奥巴马总统的医疗改革，ACA 关心的头等大事就是为无保险者提供保险。然而，这部新保险法最终只能为 5 000 多万无保险者中的大约 3 200 万人提供保障。其中，半数是通过新加入 Medicaid 计划而实现。但是，如果你相信美国人口普查局的调查，我们只需跟那些原本就有资格的人签约就可以让同样多的人加入 Medicaid 计划。

为什么有资格的人不愿意费工夫加入呢？他们其实只需填写一张表，或者到医院的急诊室让别人代为填表。但是，他们仍然拒绝这么做，这意味着患者认为加入一个公共健康保险计划不可能带来更优的医疗或更少的自掏腰包成本。

这一切表明，最重要的——尤其对低收入家庭——是医疗可及性，而不是健康保险。从字面上来讲，Medicaid 计划保障似乎比绝大多数美国人通过私人健康保险获得的福利更慷慨。在理论上，参保 Medicaid 计划可以看任何医生，或进任何医疗机构都不用付一分钱。在实践中，情况并非如此。

对参保失败的另一种可能解释是，数百万人被参保的官僚主义障碍吓跑了。健康政策的坚定支持者阿兰·安索文（Alain Enthoven）和医疗高管莱纳德·谢弗（Leonard Schaeffer）在《健康事务》上撰文，谈到了人们在圣地亚哥办公室试图参保 Medi-Cal（即加利福尼亚州的 Medicaid 计划）免费健康保险时的遭遇：[⑰]

在 3 个月内打过的 50 个电话中，只有 15 个得到回应并解决。

其余 35 个电话都只能听到一段这样的录音："由于呼叫者数量超过预期,我们所有的代表现在都在帮助其他人。请稍后再拨。"然后就是一阵忙音,且无法留下语音信息。在 15 个打通的电话中,平均通话时间为 22 分钟,最长的为 32 分钟。

这些研究由健康保障教育基金(FHCE)完成,这是一个致力于帮助无保险者加入健康保障计划的非营利组织。据 FHCE 全国呼叫中心的负责人介绍,他手下的员工已经接到了数百个试图加入 Medicaid 计划的人的电话,但这些人发现流程太复杂困难,最后干脆选择放弃了。

让医生和医院代办又如何呢? 难道他们不能帮助穷人加入公共计划吗? 难道这么做不符合他们的利益吗? 结果表明,医疗提供者在同 Medicaid 计划的官僚机构打交道时遇到了跟患者一样的困难:[18]

> 通常要花 90 多天才能让无保险患者成功加入一个州的公共计划。这是因为患者必须亲自直接向州计划申请获得医院赔付所需的文档。一旦治疗完成,医疗事件结束,就难以保证患者继续完成参保过程。

你能想象 Aetna 要花 90 天才将一份保单卖出去吗? Wellpoint 呢? 蓝十字呢?

另一个问题是 Medicaid 计划的支付率。由于支付率过低,加利福尼亚州的医院甚至都不愿劳神让来急诊室看病的患者投保,除非他们被收治入院:[19]

> 公共计划的赔付常常过低,以至于医院更有可能只找有资格享受公共保障且属于"治疗和住院"类型的患者赔付,而不愿意找因为不重要的急性病进急诊室的患者赔付。此外,医院估计只能

从 Medi-Cal 计划的患者那里获得区区 9% 的全额结算款。因此，提供者几乎没有财务激励鼓励患者参保公共计划。

7.4.2　有保险但无医疗可及性

将近三分之一的医生不接受任何 Medicaid 计划参保患者，而愿意接受 Medicaid 计划参保患者的医生中许多也会限制自己愿意治疗的患者人数。对参保 Medicaid 计划的患者，门诊诊所的医疗可及性也受到限制，专科医疗同样如此。根据《纽约时报》对纽约市医疗可及性的调查：[20]

● 一名有 Medicaid 计划保障的心律不齐的儿童那怕等待将近 4 个月仍然无法约到一名心脏病专家看病。

● 一个需要做耳部矫正术的男孩的父母被告知可能要等 5 年之久。

● 在教学医院办的专科诊所，参保 Medicaid 计划的患者为了预约到不那么有经验的医疗住院医师或实习医师 5—10 分钟的会诊通常必须等 1—3 个小时。

问题绝不止出现在纽约市。据《丹佛时报》报道，科罗拉多大学医院拒收 Medicaid 计划的参保患者，Medicaid 计划的参保人在专科诊所要等 6—8 个月才能预约上医生。[21] 在华盛顿州，一名因为脚踝三重骨折入院的 45 岁的西雅图妇女等了 9 天才有一名医生同意收治她，因为整形外科医生都不愿意接受参保 Medicaid 计划的患者。[22]

在多数州的医疗改革计划中，一个核心要素都是努力让有资格加入公共保险计划的人们参保，哪怕他们在公共健康诊所和医院急诊室看病。但是，这么做的理由是什么？真的有人相信在医院急诊室填表会带来更多或更好的医疗吗？事实上，这可能导致更差的医疗。

如果各州提供的免费医疗使家属放弃私人保险保障，那这样几乎肯定会导致医疗变差，并导致严重的保险中断，因为人们的参保资格会随着自己的收入变动像跷跷板一样来回摆动。

7.4.3　有资格，没资格，又有资格了

任何根据收入来确定资格条件的保险计划面临的最大问题之一都是资格可能会随着收入变动而改变：[23]

- 全美三分之二的儿童在 1996—2000 年的某个时点（基于家庭收入）有资格参保 Medicaid 计划或 CHIP。
- 五分之一的儿童在某个时点同时有资格参保两个计划，一直有资格参保 CHIP 的儿童中有 73％在某个时点有资格参保 Medicaid 计划。

上述数据意味着公共保障会随着家庭收入的起伏而时有时无，导致保障出现严重中断。事实上，一项研究得出的结论是，600 万有资格参保 Medicaid 计划或 CHIP 的儿童之所以没有参保，主要原因就是因为资格发生了变动。[24] 根据另外一项研究，保障不连续的儿童经历延迟医疗的可能性是有连续保险的儿童的 13 倍。[25]

顺便补充一句，这个问题在 ACA 下会变得严重许多。这是因为两个独立的强补贴计划，Medicaid 计划和即将设立的健康保险交易所提供的有补贴的保险的资格要求严重取决于家庭收入。根据一项相关研究，在 6 个月内，家庭收入低于联邦贫困线 200％的成年人中，超过 35％会经历有资格参保 Medicaid 计划向有资格加入一个保险交易所的转变。在一年内，这一比例会上升到 50％，相当于 280 万人将加入保险交易所。[26]

跟把钱花在人们的参保资格经常变动的计划上相比，更好的策略是收入支持。按照这种方法，政府要提供一笔适用于私人保险的补贴。随着每年家庭收入的起伏，补贴会以反向变动的方式抵消。（或者，在定额税收优惠中，补贴不随收入变动而变化。）因此，基本的健康保险没有理由改变。

7.5 案例研究:达拉斯无保险的医疗保健

让我们回到达拉斯的 Parkland 纪念医院。这家医院每年接生16 000 名婴儿,比美国任何其他医院都多。几乎所有妈妈都没有保险。绝大多数的妈妈是西班牙裔(82%)和非法移民(70%)。按照任何定义,这些妈妈都属于"风险人群"。[27] 但是,在那些加入 Parkland 纪念医院产前计划的妈妈(超过 90%)中,婴儿死亡率只有全美平均水平的一半。[28]

Parkland 纪念医院是如何做到这一点的呢? 诀窍是充分发挥自己的特长。作为一个靠公共资助的健康递送系统,Parkland 纪念医院将自身运作成了哈佛大学教授雷吉娜·赫茨林格所形容的"焦点工厂"(focused factory)。Parkland 纪念医院的工作人员很善于接生,而且出版了一本每年更新、享誉国际的接生教材,他们的方法正在被美国和其他国家复制。[29]

然而,Parkland 纪念医院的方法不会让所有人满意:产前保健是由医院的护士而非医生提供,负责接生的是助产士而非妇产科医生。跟多伦多和伦敦的公立医院一样,Parkland 纪念医院总是处于过度拥挤状态。事实上,患者床位挤在走廊上屡见不鲜。

但是,若 Parkland 纪念医院所有的 16 000 个待产妈妈都加入Medicaid 计划或有私人保险,患者体验反而会更差。多个州的 Medicaid计划规则禁止护士提供产前保健和助产士(而非医生)提供接生。典型的州保险监管鼓励拥有私人保障的患者找妇产科医生看病,拜碎片化所赐,那里的成本更高,妊娠和接生的总体质量也许没有那么好。

基本的结论是:如果我们的目标是为高风险产妇提供高质量、低成本的医疗保健,Parkland 纪念医院的系统显然应该继续存在,并鼓励其他城市模仿它,而不是试图用一套健康保险方案取代它。

事实上,我们可以方便地将 Parkland 模式扩展到其他服务。比如,分钟诊所和其他随到随看诊所的员工是遵照电子化协议操作的护士,他们的收费只有通常的全科医生的一半。而一项明尼苏达州的研究得出的结论是,这些诊所的医疗质量可以与传统疾病的常规医疗的质量媲美,在执业模式上的差异很可能要小得多。[30]

不难想象,这些位于购物商场、药店和其他场所内的随到随看诊所可以向低收入患者提供有补贴的医疗。政府应鼓励人们获得大量服务(比如流感注射、脓毒性咽炎和过敏症)的低成本、高质量医疗。要指出的是,随到随看诊所实际上是健康保险的替代品。它们之所以存在,恰恰是因为有太多患者不得不为常规医疗自掏腰包。如果蓝十字愿意为所有账单买单,这些诊所出现根本就不会。

虽然 Parkland 纪念医院在某些方面擅长,但并非处处都擅长。很多其他的公立医院也是如此。跟内城区(此处指大城市内的低收入区)的许多其他公立医院情况一样,患者只要不是面对关乎生死的急诊,可能得在 Parkland 纪念医院的急诊室门口排队等几个小时。偏头痛患者可能也要等上一整天才能排上号。事实上,几乎任何非急诊服务的排队时间都令人不堪忍受。比如,患者继续按处方抓药通常要等三天,但在达拉斯地区的 Walgreens 药店不到一小时就能补到药,一些 Walgreens 专营店甚至会在午夜继续服务。

7.6 全民保障的影响

下面我们回头再看马萨诸塞州的医疗保健,该州前州长米特·罗姆尼发起的改革为 ACA 提供了参考模式。马萨诸塞州的医改情况如何呢？根据马萨诸塞州医疗学会的最新调查：[31]

● 患者必须等一个多月才能约到家庭医生;平均要等 48 天才能约到内科医生。

● 超过半数的家庭医生和超过半数的内科医生根本不打算接诊新患者。

尤其值得注意的是刚刚因健康改革获得保险的人的遭遇。如图 7.1
所示：

● 87％的家庭医生收治 Medicare 计划的参保患者，但只有 36％的
收治 Commonwealth Care 计划（保险交易所内出售的有补贴保
险）的参保患者。

● 只有 44％的家庭医生收治 Commonwealth Choice 计划（保险交
易所内出售的无补贴保险）的参保患者。

● 85％的内科医生收治 Medicare 计划的参保患者，但收治 Com-
monwealth Care 计划或 Commonwealth Choice 计划参保患者
的比例分别为 43％和 35％。

这就是马萨诸塞州所谓的"医疗可及性"。

按照 ACA 的条款，大约有 3 200 万人将因此获得新的保险。如果
经济研究没错的话，这些人的医疗消费将会翻倍。[32] ACA 莫名其妙地
迫使中等和中上等收入家庭获得了比他们想要得更多的保障，其中包

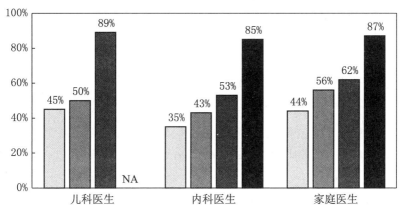

图 7.1　收治病人的马萨诸塞州医生的百分比

资料来源："2011 Patient Access to Health Care Study：A Survey of Massachusett's
Physicians' Offices"（Survey conduct by Anderson Robbins Research for the Massa-
chusetts Medical Society），2011.

括一长串没有起付线或无需共同支付的预防性服务。一旦获得,人们肯定会使用它。但是,ACA 中未包含任何针对如何满足这种预料之中的需求的供给增加条款。

可以预料的是,非价格配给将因此大幅增加,家庭医生、急诊室和所有其他医疗场所的门口的队伍都会排得更长。在这种环境下,以最低费用获得健康保险的人们将被排到队伍的末尾。这包括 Medicare 计划的老年人和残障人士、Medicaid 计划的低收入家庭以及(如果马萨诸塞州成为典型的话)在新设立的健康保险交易所内获得有补贴保险的人们。[33]

讽刺的是,ACA 最终伤害的,恰恰是它的支持者们试图帮助的人。

7.7　国家健康保险与医疗可及

美国乃至全球健康政策中最久远的迷思之一是下面的想法:让人们免费享有医疗保健将带来真正的医疗可及性平等,并特别造福于低收入和弱势群体。一项接一项的研究驳斥了这种想法。

以 NHS 为例。自从建立伊始,早在 60 多年前,英国的卫生部部长们就众口一词信誓旦旦地向英国人保证,他们将千方百计、孜孜不倦地致力于根除和消灭医疗的不平等。但是,30 多年之后(跨入 20 世纪 80 年代),一个官方特别小组(布莱克报告)几乎没有找到表明医疗可及性比 NHS 刚成立时更平等的证据。[34] 又 20 年之后,第二个特别小组(阿奇森报告)却发现了医疗可及性比 20 年前更不平等的证据。[35]

从大量指标来看,NHS 的绩效数字始终显示绩效最佳的医院和绩效最差的医院之间的差距在拉大,而不同类型的疾病的存活率也有巨大差异(视患者居住地而定)。英国医疗可及的不平等问题如此臭名昭著,以至于媒体将 NHS 称为"邮编彩票",也就是一个人享受及时、高质量治疗的机会取决于他或她居住所在的地区或"邮编"。[36] "一般来说,你越穷,你的居住地越落后,你的医疗和可及性就会越糟。"就连社会化医疗的坚定捍卫者《卫报》也这样说。㊲关于这一问题的学术研究已经得出类似结论。比如,约瑟夫·朗特里(Joseph Rowntree)研究信托2000年发表的一项研究发现,所有死因都存在地理位置上的差异:㊳

- 居住在绩效最差的医院附近的非老年英国人,每天的死亡的可能性要比英国人整体的均值高出42%。

- 居住在绩效最佳的医院附近的非老年英国人,每天的死亡的可能性要比英国人整体的均值低24%。

- 总体而言,研究发现,如果医疗不平等简单下降到1983年的水平,每年可以避免大约7 500名65岁以下的人过早死亡。

其他研究强化了这些结论:

- 一项研究发现,如果英国社会经济地位最低的群体的癌症相关疾病和死亡比例与最富裕群体相同,每年死于癌症的人数会减少16 600例。㊴

- 英国心脏基金会(BHF)发现,工薪阶层男性的过早死亡率要比非工人阶层男性高出58%。㊵

- BHF估计,英国每年有超过5 000名65岁以下的工薪阶层男性因为不同社会经济群体的医疗可及性差异而死于冠心病。㊶

英国的结果并非孤例。在多数需要排队看病的国家,穷人等待的时间都比富人和有权势的人长。比如,对加拿大安大略省医生的一项调查发现,超过80%的医生(包括90%的心脏外科医生、81%的内科医生和60%的家庭医生)私下都管理过基于非医疗需要因素享有特殊可及性待遇的患者。当被问及哪些患者最有可能享受特别待遇时,医生们回答说93%的患者与主治医生有私人关系,85%的患者是知名度高的公众人物,83%的患者是政界人士。㊷

其他研究得出了类似结论。一项研究发现,加拿大富人和掌权者享有的专家医疗的可及性显著高于无权无势的穷人。㊸多伦多大学的一项研究发现,知名度高的患者享有更频繁的服务、更短的等待时间和更多的专家选择。㊹

这些结论在健康政策圈子里面早已是众所周知的常识，但传统观点依然认为它们是没有努力追求一个重要社会目标所导致的异常现象。事实上，它们是用非价格配给替代市场预料之中的结果。在美国，手机（人人都支付市场价格）的可及性远比医疗（无人支付市场价格）的可及性更平等。

从词语的任何真实含义上讲，英国人和加拿大人拥有的都不是保险，他们拥有的是一套不完美的免费医疗体系。美国体系实际上要比很多别的发达国家的体系更加平等。比如，美国无保险人群享有的预防性保健要多于加拿大的同类人群。[45]

当没有政府干预时，人们倾向于对可能带来破坏性极大的罕见、损失重大事件购买保险。相比而言，他们对容易管理的小金额、常规成本会自我保险并自掏腰包。汽车意外保险保障的是损失大的意外事故，而不是更换机油这类小事。

在英国和加拿大，这一原则却被颠倒过来了。这些国家的公民可以方便获得免费、常规的初级保健，而且比美国人更爱看家庭医生。但是，英国和加拿大缺少专家和高端诊断化验（比如 CAT 扫描、MRI 扫描和 PET 扫描）的可及性。[46]他们对肾透析或移植之类的高成本医疗干预的可及性更差。[47]此外，当英国人进入私人市场购买无法从 NHS 买到的服务时；当加拿大人去美国寻求自己无法从本国 Medicare 系统获得的服务时，这些成本统统无法获得保险赔付。事实上，他们必须自掏腰包。

作为应对，大约 11% 的英国人会在免费医疗体系之外购买真正的保险，为被迫自行购买的昂贵医疗的自掏腰包成本提供财务保护。[48]加拿大已宣布公共保险计划的保障范围内的治疗的私人保险非法，因此人们在实质上必须自我保险这些成本。[49]

7.8 找到创造医疗可及的更好办法

考虑需要从他人那里获得帮助才能支付最基本和便宜以外的几乎

所有类型的医疗服务的低收入人口(也许包括非法移民)。在这种情形下,英国体系背后的想法也许并不都是坏的。事实上,毗邻美国南部的几乎每个国家(除了阿根廷和智利)都为大多数人口提供免费医疗。然而,在这些国家中,每个解决了中等温饱问题的人都会去私人部门求医问诊,在多数情况下还会购买私人健康保险。

所有这些医疗体系中存在的麻烦是,政府提供的垄断医疗往往没有效率、浪费严重,医疗质量与可及性高度不确定。上述形容词似乎也是对布什和奥巴马政府时期受到青睐的、由联邦资助的社区健康中心的恰当形容。政府不仅告知这些中心可以做什么,而且事无巨细地告诉它们该怎么做。健康经济学家琳达·戈尔曼发现,在科罗拉多州,这些中心收取的费用事实上比私人部门医生向中产阶层患者收取的费用还高。㊿

由于免费或强补贴医疗大体上已经在美国成为事实,我们要做的不是替代免费医疗,而是找到一种让免费医疗体系服从市场力量的办法。反复思量并吸取 Parkland 接生焦点工厂的经验,医疗的供应者必须被赋予恰当的激励,让他们可以从提供更高质量、更低成本的医疗中获得经济收益,而在相反的情况下遭受经济损失。

一类特别的保险计划或许会有价值。这种计划根本不是真正的保险,而是将本来可以花到任何地方的钱交到患者手中——也许是通过某种类似于 HSA 的工具——并让提供者争夺这些钱。

注释

① John C. Goodman, Gerald L. Musgrave, and Devon M. Herrick, *Lives at Risk : Single-Payer National Health Insurance Around the World* (Lanham, MD: Rowman & Littlefield Publishers, Inc., 2004).

② Ellyn R. Boukus and Peter J. Cunningham, "Mixed Signals: Trends in Americans' Access to Medical Care, 2007—2010," Center for Studying Health System Change, Tracking Report, Results from the Health Tracking Household Survey, No.25, August 2011.

③ John C. Goodman, "How We Ration Care," *The Healthcare Blog*, September 08, 2011, http://www.ncpa.org/commentaries/how-we-ration-care.

④ Marisa Elena Domino et al., "Increasing Time Costs and Copayments for Prescription Drugs An Analysis of Policy Changes in a Complex Environment," *Health Services Research* 46(2011):900—919.

⑤ Committee on the Consequences of Uninsurance, Board on Healthcare Services, Institute of Medicine, *Care Without Coverage: Too Little, Too Late* (consensus report, Washington DC: National Academy Press, 2002), http://books.nap.edu/openbook.php?record_id=10367.

⑥ Andrew Wilper et al., "Health Insurance and Mortality in US Adults," *American Journal of Public Health* 99, (2009), http://www.pnhp.org/excessdeaths/health-insurance-and-mortality-in-US-adults.pdf.

⑦ "Dying for Coverage," Families USA, April 2008, http://www.familiesusa.org/issues/uninsured/publications/dying-for-coverage.html.

⑧ "New Report Shows How Many People Are Likely to Die in California Due to Lack of Health Coverage," Families USA, Press Release, April 3, 2008, http:// www.familiesusa.org/resources/newsroom/press-releases/2008-press-releases/dying-for-coverage-ca.html.

⑨ June E. O'Neill and Dave M. O'Neill, "Who Are the Uninsured?" Employment Policies Institute, June, 2009. http://www.epionline.org/studies/oneill_06-2009.pdf.

⑩ Linda Gorman, "Dying for(Media) Coverage," *John Goodman's Health Policy Blog*, May 2, 2008, http://healthblog.ncpa.org/dying-for-media-coverage/; Linda Gorman and John C. Goodman, "Does Lack of Insurance Cause Premature Death? Probably Not," *John Goodman's Health Policy Blog*, November 2, 2009, http://healthblog.ncpa.org/does-lack-of-insurance-cause-premature-death-probably-not/.

⑪ Helen Levy and David Meltzer, "The Impact of Health Insurance on Health," *Annual Review of Public Health* 29(2008):399—409.

⑫ Richard Kronick, "Health Insurance Coverage and Mortality Revisited," *Health Services Research* 44, No.4(2009):1211—1231.

⑬ Michael F. Cannon, "Perspectives on an Individual Mandate," Cato Institute, October 17, 2008, http://www.cato.org/pub_display.php?pub_id=9722.

⑭ Steven M. Aschet et al., "Who Is at Greatest Risk for Receiving Poor-Quality

Healthcare?" *New England Journal of Medicine* 354(2006):1147—1156.

⑮ Chapin White, "A Comparison of Two Approaches to Increasing Access to Care: Expanding Coverage versus Increasing Physicians Fees," *Health Services Research*, February 2, 2012. Published online doi: 10.1111/j.1475-6773.2011. 01378.x.

⑯ "The Uninsured in America," BlueCross BlueShield Association, Publication W20-04-035, January 2005, http://www.coverageforall.org/pdf/BC-BS_Uninsured-America.pdf.

⑰ Alain C. Enthoven and Leonard Schaeffer, "Public Coverage Programs: Solving the Enrollment Dilemma," *Health Affairs Blog*, May 9, 2011, http://healthaffairs. org/blog/2011/05/09/public-coverage-programs-solving-the-enrollment-dilemma/.

⑱ Enthoven and Schaeffer, "Public Coverage Programs: Solving the Enrollment Dilemma."

⑲ Enthoven and Schaeffer, "Public Coverage Programs: Solving the Enrollment Dilemma."

⑳ Richard Pérez-Peña, "Trying to Get, and Keep, Care Under Medicaid," *New York Times*, October 18, 2005.

㉑ Jennifer Brown, "Two University Hospital Clinics Balk at Government Insurance," *Denver Post*, August 27, 2010; Allison Sherry, "Doctors say CU Hospital is Refusing Poor Patients: Medicaid, Medicare Users Can Face 6- to 8-month Waits," *Denver Post*, October 22, 2003.

㉒ Heath Foster, "Low-Income Patients Left Waiting for Care," *Seattle Post-Intelligencer*, January 26, 2004.

㉓ Anna S. Sommers et al., "Dynamics In Medicaid and SCHIP Eligibility Among Children In SCHIP's Early Years: Implications For Reauthorization," *Health Affairs* 26(2007):w598—w607, doi: 10.1377/hlthaff.26.5.w598.

㉔ Anna S. Sommers et al., "Dynamics in Medicaid and SCHIP Eligibility Among Children in SCHIP's Early Years: Implications for Reauthorization."

㉕ Lynn M. Olson, Suk-Fong S. Tang, and Paul W. Newacheck, "Children in the United States with Discontinuous Health Insurance Coverage," *New England Journal of Medicine* 353(2005):382—391.

㉖ Benjamin D. Sommers and Sara Rosenbaum, "Issues In Health Reform: How Changes In Eligibility May Move Millions Back And Forth Between Medicaid and Insurance Exchanges," *Health Affairs* 30(2011):228—236.

㉗ Sherry Jacobson, "Parkland Will Treat All Moms-to-be," *Dallas Morning News*, June 12, 2006.

㉘ Sherry Jacobson, "Parkland Is Brimming with Babies," *Dallas Morning News*, June 11, 2006.

㉙ Sherry Jacobson, "Parkland Is Brimming with Babies."

㉚ Minnesota HealthScores Website: http://www.mnhealthscores.org/.

㉛ "2011 Patient Access to Healthcare Study: A Survey of Massachusetts Physicians' Offices," Massachusetts Medical Society, May 2011.

㉜ Jack Hadley and John Holahan, "Covering the Uninsured: How Much Would It Cost?" *Health Affairs* Web Exclusive W3.250(2003): doi: 10.1377/hlthaff. w3.250.

㉝ Robin DaSilva, "Access to Health Care in Massachusetts: The Implications for Health Care Reform," Massachusetts Medical Society, December 5, 2011, http://www.massmed.org/AM/Template.cfm?Section＝Research_Reports_and_Studies2&TEMPLATE＝/CM/ContentDisplay.cfm&CONTENTID＝65474.

㉞ *Inequalities in Health*, Black Report(London: UK Department of Health and Social Security, 1980).

㉟ *Independent Inquiry into Inequalities in Health*, Acheson Report(London: Stationery Office, 1998). See also "Geographic Variations in Health," UK Office for National Statistics, Decennial Supplement 16, 2001.

㊱ 例如"Postcode Lottery in Social Services," *BBC News*, October 13, 2000, http://news.bbc.co.uk/2/hi/health/969110.stm; Sophie Borland, "Laid Bare, Scandal of the Postcode Lottery for Dementia Care," *MailOnline*, December 13, 2011, http://www.dailymail.co.uk/health/article-2073393/Laid-bare-scandal-postcode-lottery-dementia-care.html 和 John-Paul Ford Rojas, "Study Reveals Postcode Lottery," *The Telegraph*, December 10, 2011, http://www.telegraph.co.uk/health/8947415/Study-reveals-postcode-lottery.html。

㊲ Patrick Butler, "Q&A: Postcode Lottery," *The Guardian* (Manchester), November 9, 2000, http://www.guardian.co.uk/society/2000/nov/09/NHS.

㊳ Dr. Richard Mitchell and Dr. Mary Shaw, "Reducing Health Inequalities in Britain," Joseph Rowntree Foundation, September 2000.

㊴ "Cancer Trends in England and Wales, 1950—1999," *Health Statistics Quarterly*, 8(Winter 2000):18.

㊵ "Coronary Heart Disease Statistics," British Heart Foundation, Statistics Database, 1998.

㊶ Sir Charles George, "Coronary Heart Disease Statistics," British Heart Foundation, 1999.

㊷ A. S. Basinski and C. D. Naylor, "A Survey of Provider Experiences and Perceptions of Preferential Access to Cardiovascular Care in Ontario, Canada," *Annals of Internal Medicine* 129, No.7, 1998.

㊸ David A. Alter et al., "Effects of Socioeconomic Status on Access to Invasive Cardiac Procedures and on Mortality after Acute Myocardial Infarction," *New England Journal of Medicine* 341, No.18(October 28, 1999):1359—1367.

㊹ Sheryl Dunlop, Peter C. Coyte and Warren McIsaac, "Socio-Economic Status and the Utilisation of Physicians' Services: Results from the Canadian National Population Health Survey," *Social Science and Medicine* 51, No.1(July 2000): 1—11.

㊺ June E. O'Neill and Dave M. O'Neill, "Who Are the Uninsured? An Analysis of America's Uninsured Population, Their Characteristics and Their Health," Employment Policy Institute, June 2009.

㊻ John C. Goodman, Gerald L. Musgrave, and Devon M. Herrick, *Lives at Risk: Single-Payer National Health Insurance Around the World* (Lanham, MD: Rowman & Littlefield Publishers, 2004).

㊼ John C. Goodman, Gerald L. Musgrave and Devon M. Herrick, *Lives at Risk: Single-Payer National Health Insurance Around the World*.

㊽ OECD Health Data 2008, Organisation for Co-operation and Development, 2009.

㊾ John C. Goodman, Gerald L. Musgrave, and Devon M. Herrick, *Lives at Risk: Single-Payer National Health Insurance Around the World*.

㊿ Linda Gorman, "Community Health Centers: The Rest of the Story," *John Goodman's Health Policy Blog*, December 29, 2010, http://healthblog.ncpa. org/the-rest-of-the-story-3/.

8　为什么你买不到真正的健康保险

我们已经看到，在灾害保险市场中，被买卖的产品是真正的保险，即对灾难性损失的保护。相比而言，医疗保健市场上买卖的却根本不是真正的保险。事实上，在很大程度上讲，健康保险是对医疗保健消费的预付（pre-payment）。这会带来什么影响呢？

8.1　健康保险有多不一样

8.1.1　保障与风险

灾害保险几乎总是面向高风险事件的保险。按照定义，高风险事件是不受被保险人控制的事件。比如，房屋主人的保险为因为大风、冰雹、火等导致的损害付费。但是，它不会对房屋在正常居住过程中发生的自然损耗付费。汽车保险为碰撞付费，但不会为更换机油、更换轮胎或其他日常维护付费。

为了确保被保障的损坏是超出被保险人控制范围的风险事件所致，灾害保险通常还设置了起付线。比如，1 000 美元的起付线意味着车主要对平常小事故的成本自行负责。通过调整起付线的高低，司机可以决定自己愿意对相对小额的损坏承受多大的风险。理由如下：小额损坏的保险成本相对于罕见大额损坏而言相当高。一般来说，起付线越高,你必须为每美元的保障支付的金额就越低。

健康保险与上述实践形成鲜明对比。比如,雇主通常会保障一般的体检和诸如乳房 X 射线摄影、巴氏涂片检查和前列腺癌症测试等常规筛查。这些属于被推荐发生的费用,但并非某些无法预测的事件所致。此外,健康保险通常从第一美元就开始对此类事件付费。比如,许多雇主计划对常规的初级和预防保健提供保障且不设起付线或共同支付条款。在 ACA 下,这种做法将被法律强制规定。

更令人大跌眼镜的是,很多从第一美元开始就对常规保健提供保障的雇主计划却让雇员在重大疾病发生时承受数万美元费用自掏腰包的风险。换言之,这些计划对多数家庭能自行支付的常规费用付费,却让他们承受自己无力支付大笔账单的风险。

8.1.2 支付义务

在其他保险市场上,一旦风险事件发生,损失实现,保险商就有义务对损失付费。比如,一旦死亡发生,人寿保险商就有义务向幸存者支付一笔死亡抚恤金。没有保险商会坚持要求一名寡妇在丈夫去世之后继续支付保费。与此类似,一旦火灾发生,房主的保险商就会负责支付因火灾引发的损失。没有保险商会坚持要房主在房子被烧掉之后继续支付保费,除非他们想要再保险另一幢房子。

健康保险则与此不同。健康保险通常只有在患者继续支付保费时才对医疗费用买单。假如你不幸罹患癌症,开始做化疗和其他治疗。只要你和你的雇主继续支付健康保险费,保险商就会继续支付医疗成本(扣除你的共同支付额)。但是,假如你因为体力不支不得不辞职,你终将失去雇主的保障,到那时,保险商会停止对你的医疗成本买单。

健康保险的这一独特性质是人们在健康保险市场上因为先存状况遇到问题的主要原因。多数慢性健康问题(糖尿病、哮喘、癌症、心脏病等)并非发生于人们无保险时,而是发生在他们和雇主正在支付保费的时候。但是,在流动的劳动力市场上人们会更换工作。当他们寻找新的保险时，会发现新保险商不愿为其提供保险，或者坚持要将先存状况排除在保障范围之外。

在对这一问题的广泛讨论中，人们倾向于责怪新保险商，但这种指责毫无疑问是搞错了对象。要记住的是，有先存状况的人一直在向原先的保险商支付保费（也许已支付多年）。我们不禁要问：让原先的保险商收取所有保费却强迫新保险商支付所有账单，这合乎情理吗？

8.1.3 对损失付费

健康保险的第三个独特之处涉及保险付费的方式和理由。假如你的汽车在一次事故中报废了，保险商不会坚持要你以某种具体方式付费维修，只会签发给你一张等于损失价值的支票。假如你的房子被龙卷风损毁，保险商也不会坚持要你按原先的样子一块砖一块砖重新建造，而是会写给你一张等于损失价值的支票。

与此不同，现代健康保险并非基于患者的损失价值来签发支票，而是基于医生、医院和其他提供者提供的服务向它（他）们签发支票。健康保险不是赔付我们的损失，而是对医疗保健的消费付费，其支付金额取决于我们的消费额。

作为类比，假如人寿保险像健康保险那样构造，在我过世后，我妻子将不会拿到支票。人寿保险商只会支付与我的死亡相关的费用，包括葬礼、验尸和火葬成本等。

8.1.4 关键关系

这就将我们引向了健康保险与其他保险形式之间的第四个区别。从非常真实的意义上讲，健康保险从根本上说涉及的并非保险商与被保险人之间的关系，而是保险商与医疗保健提供者之间的关系。

房屋保险商不会涉足盖房顶的业务。汽车保险商也不会进入汽车维修业务。但现代健康保险商在医疗业务里面陷得很深。事实上，它从一开始就不是为赔偿患者的损失而产生的，而是作为确保提供者所提供的服务获得支付的一种手段。在这样的世界里,提供者会逐渐将第三方支付者(而不是患者)当成自己的客户。最糟的情形是,患者只不过是向第三方支付者提交账单的一个借口。如此一来,随着医疗保健成本开始攀升到不合理水平,健康保险商势必要卷入监督医生行为的业务,然后涉足医疗管理业务。

8.2　健康保险的演化

要理解美国健康保险究竟出了什么问题,我们得了解一下政府监管是如何影响整个医疗保健市场的。在美国,现有监管环境的种子早在 19 世纪中期就播下了。在美国医疗协会(AMA)第一次会议上,与会医生为当时的一个行业问题深受困扰,这就是哪怕没有受过培训或并不通晓医术,任何人都可以挂出招牌,对外宣称自己是"医生"。因此,他们试图通过州政府层面的行医法(职业牌照法)。在 20 世纪初,在多数州成功地做到了这一点。

医疗执业法将医疗行业的注意力转向了医学教育。按照 AMA 资助发布的弗莱克斯纳报告(Flexner Report),[①] 有组织的医疗事实上拥有了认证医学院的权力,变成了可以决定每年允许多少医学生接受培训并从业的非官方监管者。各郡的医学会也获得了制裁有"不合乎职业伦理"(比如压低经过批准的收费价目表、向患者打广告、贬损同行的质量以及其他方面过于咄咄逼人的竞争)执业行为的医生的权力。其中一项制裁方式是拒绝其进入医院,具体由主宰医院管理决策的医疗委员会来执行。医院本身也制定了一套将削价、质量竞争与质量比较统统视为违反职业伦理行为的规范。

接下来,人们的注意力转向了健康保险问题。蓝十字实际上是由医院设立的,蓝盾则是由医生设立的。二者都是为了将商业保险商赶出市场,建立一套确保每个人都有保险、确保提供者获得足以覆盖服务成本的付费的健康保险体系(您不妨将其想象成私人部门的社会主义）。为实现第一个目标，蓝十字计划通常都施行社区定价（也就是对所有人收取同样的保费，无论健康状况如何），并接受所有人申请，不管先存状况如何。为实现第二个目标，蓝十字保险商施行了成本加成的财务原则。[②]基本上讲，如果蓝十字的患者占到一家医院患者每天使用床位的 50%，蓝十字就会同意支付这家医院每年费用的 50%。其他保险商预计也同样会支付。

到 20 世纪 50 年代，蓝十字几乎成为了每个州的支配性保险商，这里面少不了明显偏袒这些实体超过它们竞争对手的州立法的功劳。如果某些其他保险商拒绝按蓝十字的方式向医院付费，医院就会直接拒绝与其发生业务往来，改为直接向患者收费。由于所有其他保险商只占市场的小头，没有谁胆敢与这套体制作对。

在 20 世纪 50 年代、60 年代和 70 年代，AMA 的上述愿景大体上实现了。然而，精明的读者会意识到，在过去的 40 年当中，许多东西侵蚀了这一愿景。来自联邦贸易委员会的一项挑战导致了法令通过，实际上废除了对竞争的所有禁令。[③]如今，医生可以打价格战，做广告，与对手比较质量。医院也可以这么干。

但是，蓝十字原先对健康保险该如何定价和销售的许多想法——无论国家层面还是州层面——始终保留在法律中。尤其是其中一个想法仍然占据主导地位，这就是有管理的竞争。

8.3　管理竞争[④]

联邦政府雇员，[⑤]以及很多州和地方政府的雇员，[⑥]每年可以从十多个甚至更多的健康计划中选择自己中意的。一些私人雇主为雇员建立了类似的体系。[⑦]在多数情形下，雇主都只帮员工分担固定金额的部分保费，员工若想选择更丰富的健康计划，得自己支付额外的保费。

由于这些健康计划是独立的组织，它们实际上可以相互竞争，争夺投保人。但是，这种竞争不同于我们在自由市场上看到的那种。它发生在由雇主或其他赞助组织管理的人为设定的规则下。这样的体系就是所谓有管理的竞争。它的坚定支持者（包括以"有管理的竞争"之父知名的斯坦福大学教授阿兰·安索文）认为这是美国医疗保健问题的解决方案。⑧

克林顿政府在第一个任期内曾提出建立一套全国性的有管理竞争体系。随后，它变成了马萨诸塞州医疗改革（RomneyCare）和美国国家医疗改革（ACA）背后的指导原则。

在有管理的竞争下，健康计划确实在相互竞争，但是在受到人为约束的情况下展开竞争。比如，每个健康计划必须对每个申请者收取同样的保费（社区定价）或者向每个同龄同性别的申请者收取同样的保费（修正的社区定价），并接受任何健康状况的申请者（强制售保）。在联邦雇员计划中，一名 80 岁的退休者支付的保费跟一名 20 岁的雇员同样高。⑨因此，保险商被禁止基于其定价和管理风险能力展开竞争，必须基于提供医疗保健和管理成本的能力展开竞争。这并不是保险行业内的企业之间的真正竞争，只是医疗保健提供的竞争。

这种人为的市场改变了产品的性质，对卖家和买家都是如此。在从这些健康计划中进行挑选时，买家买的不是对资产损失的保护。这套系统提供了对一种治疗费昂贵的疾病带来的资产损失的整体保护。客户挑选的是享有特定医疗服务的权利，比如去某个医生网络（而不是另一个）那里看病。这好比你选择了一家可以在指定汽车维修店修车的汽车保险商，或者选择了一家可以请某个特定的屋顶修理工帮忙修理冰雹对屋顶损坏的灾害保险商。

竞争带来的好处主要源于以下事实，即卖家发现争夺潜在客户的业务符合自己的利益。要做到这一点，卖家会在竞争策略上作出取悦于买家的调整。但是，倘若卖家认为不向某些买家销售对自己最有利，竞相避开这些客户，那就不能指望会产生竞争带来的任何有价值的好处。然而，这些恰恰是有管理的竞争创造的异常激励。

在挑选保险商之前就清楚自己需要昂贵医疗的人们会利用这一知识挑选健康计划。由于保险商清楚这一点，它们可以调整自己的产品结构，让成本最高的客户敬而远之。我们来看看它们是怎么操作的。

8.3.1　异常激励如何影响买家的行为

想象一下这样的系统，健康计划提供医生和医院的网络换取固定保费。病重且需要特定的、昂贵医疗的患者的选择方式与其他人非常不同。就拿一个需要做心血管手术的心脏病患者为例。找到最好的心脏病医生和最好的心脏诊所显然符合他的自利诉求。因此，这名患者会设法了解哪个健康计划雇用了这名医生或该健康计划与哪家诊所签约。保费是次要的考虑因素，因为患者接受最好的心血管治疗的价值远远超过任何保费的成本。

健康人士面对的激励则与此不同。由于在不远的将来需要任何特定服务的概率低，他们不会花很多时间去调查特定的医生和诊所。就算会调查可能也只会打听自己可能接受的初级保健服务。

因此，仔细比较相互竞争的健康计划提供的急性医疗服务的人可能是想要使用它们的人。但这些人恰恰是健康计划想要避开的。与此不同，那些基于非急性服务的质量与可及性选择一个健康计划的人更有可能是健康人士。

正如阿兰·安索文（以不以为然的口吻）指出的："避开糖尿病人投保的一种聪明方式是不配备内分泌专家……避开癌症患者的一种聪明方式是配备差劲的肿瘤科。"[10]

8.3.2　异常激励如何影响卖家的行为

要明白有管理的竞争如何影响保险商的激励，不妨想象有两个相互竞争的健康维护组织（HMO）。在第一个 HMO 内，参保人可以随时找一名初级保健医生看病，但做膝关节和髋部置换、心脏病手术及其他昂贵程序需要繁琐的甄别机制并经历漫长的等待。在第二个 HMO

内,关节置换与心脏手术可按需获得,但初级保健设施受限。如果可以选择,大多数健康人士都会加入第一个 HMO,并在患上重病时转到第二个 HMO。但是,如果每个人都如此行事,第二个 HMO 只能吸引到需要昂贵治疗的患者。第二个 HMO 似乎可以通过提供更多初级保健服务成功地展开竞争。但是,要具备真正的竞争力,它必须彻底改变自己的策略。为覆盖这一成本,它必须收取比第一个 HMO 高出好几倍的保费。保费必须等于那些昂贵程序的成本,但很少有人会承受得起,他们还不如直接购买医疗服务。无论如何,这个 HMO 都会面临财务危机。[11]

凯泽家庭基金会的一项调查发现了 HMO 是如何争夺 Medicare 计划的老年参保人的。HMO 在出版物和电视上投放的广告里面的老年人都在潜水、骑车、游泳,而不是患病或残疾。此外,将近三分之一的 HMO 营销专题会安排在没法坐轮椅参加的场所。[12]下面是《华盛顿邮报》曝光的有管理的竞争如何运作的部分其他实例:[13]

● 当一个明尼苏达州的网络开通妇产科专家直达渠道而对手要求通过看门人转诊时,它吸引了数量惊人的孕妇,但损失了几百万美元,很快就关掉了诊所。

● 当 Aetna 对试管生育提供过分慷慨的保障时,有生育问题的人们都蜂拥到这个 HMO,Aetna 不得不关掉了那家诊所。

● 在另一个实例中,一个加利福尼亚州保健计划解除了与一家以高科技治疗和应对疑难杂症著称的大学医院的合作关系。

● 其他 HMO 避免同以擅长治疗高风险患者著称的医生集团签约。

医疗歧视(medlining)这一术语有时候被用于形容这种避开患者的做法。它是红线歧视(redlining)的医疗版,后者被用于形容银行和保险公司避开每况愈下的社区的做法。当然,硬币的另一面是吸引健

康人士。除了健康俱乐部会员资格外,健康计划还提供牙科福利和视
力保健。背后的理论是,任何为了免费拿到一副眼镜就换健康计划的
人不可能是重病患者。[14]

8.3.3　竞争的结果

在图 8.1 中,患者沿着横轴从成本最高到成本最低(从左到右)排
列。医疗成本线列出了每名患者在现有医疗执业标准下的支出。注意
到这条线是高度偏态的,这反映了以下事实:在一个典型的风险池中,
大约 5％的人花费了大约半数的医疗成本,10％的人花费了近三分之
二的医疗成本,而绝大多数人在任何给定年份只有非常小额支出。[15]在
社区统一定价下,保费是基于所有患者的平均医疗成本。这是健康计
划覆盖成本必须向所有参保人收取的保费。[16]这张图还说明了健康的
人是如何补贴生病的人的;多数参保人的成本都低于所支付的保费,少
数参保人的成本高于所支付的保费。显然,这是有管理的竞争的许多
支持者心目中每个健康计划会出现的均衡结果。但是,简单的分析表
明事实并非如此。

大致来说,如果没有健康计划可以通过调整增加利润,一个均衡就
存在了。[17]但是,图 8.1 中所代表的健康计划可以通过降低病得最重的

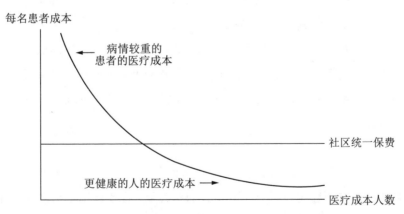

图 8.1　有管理的竞争条件下健康计划的非均衡性

参保人的医疗成本增加利润。只要这些成员继续留在健康计划中,它将有同样的保费收入和更低的成本。如果病得更重的成员转向其他健康计划,对原先的健康计划来说这更划算,因为按照定义,生病的成员是无利可图的。另一方面,更健康的客户被收取了过高的费用,因为他们接受的医疗的成本低于他们支付的保费。这意味着其他健康计划会通过收取同样的保费但提供更好的福利来诱惑他们。因此,为留住有利可图的老客户,并吸引更多新客户,图中所代表的健康计划应该增加它花在健康成员上的支出,同时减少在患病成员上的支出。

在自由市场上,竞争往往会导致价格变化,直到它等于边际成本。在人造的竞争下也存在同样的倾向。只不过,由于社区统一定价面临着必须向所有参保人收取同样高的保费的约束,竞争会导致成本改变直到等于价格。如果可以提高无利可图的参保人的保费,保险计划会展开保费竞争,直到保费上升到等于这些人的医疗成本的水平。但是,如果保费受到人为限制,健康计划只能展开成本竞争,直到医疗成本下降到等于人为设定的保费水平。[18]对有利可图的客户,则存在正好相反的压力。如果人为设定的保费不能向下竞争到等于平均成本水平,那结果将是成本向上竞争到等于人为设定的保费水平。

上述结论可以从管制经济学的著名原理推导出来。在美国,我们与监管市场打交道已经有几十年了。在二战后的大部分时期,根据美国民航局(CAB)制定的管制条例,联邦政府设定了高于自由市场价格的最低票价。由于无法对价格展开竞争,航空公司只能通过提供更频繁的飞行、更便利的出发地点、更宽敞的座位和其他舒适度来竞争。CAB 的价格管制让航空公司有了赚取离谱利润的机会,但这些利润在竞争之下通过取悦乘客的调整措施被抵消了。[19]（要指出的是,由于1976 年监管被逐步解除,航空旅程的实际价格已经下降了 33％。)[20]

当价格被人为地保持在低位时,相反的趋势会出现。根据租金管制法,房东被禁止将房租涨到平均成本水平。由于租金无法上涨,房东往往会放任住房的品质恶化,直到住房成本等于政府控制的租金。[21]

　　下面从初级经济学课程教授的一个基本原理角度思考这一结论：当企业追求利润最大化时，边际收入必定等于边际成本。在人造的竞争下，每个参保人带来的边际收入（每个新加入的参保人给健康计划带来的保费）必须相等。因此，如果健康计划要最大化利润，每个参保人的边际成本（花在每个新加入的参保人身上的钱）也必须相等。

　　由此可见，健康计划面临着调整医疗提供直到医疗成本线与（社区统一定价的）保费线正好重合的竞争压力（请参考图 8.2）。这意味着健康计划有强烈的财务动机减少向生病的参保人提供的服务，同时增加向健康的参保人提供的服务。若不再施加别的限制，这一过程的最终结果将达到一个均衡条件，即每个人获得的健康服务的成本刚好等于他或她支付的保费。

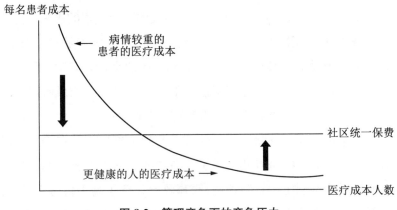

图 8.2　管理竞争下的竞争压力

8.3.4　有限开放季的影响

　　前文的分析假定患者对保险商的选择仅仅基于自己消费的医疗服务的价值。考虑到患者可以轻松地随着自己健康需求的改变在保险商之间来回转换，这个假定有一定的合理性。但是，联邦雇员计划和多数其他有管理的竞争项目只允许在"开放季"变更计划，而这个所谓"开放季"每年只有一次。

由于人们的选择受制于有限的"开放季",他们必须同时考虑自己选定的健康计划的保险价值以及直接消费价值。考虑一位正在相互竞争的健康计划之间做选择的准妈妈。她预期自己需要健康宝宝分娩服务,但可能在怀孕或生产中出现并发症,或者因孩子早产需要高级的医疗。在这些情况下,这位产妇将受益于高级技能的专业医务人员。因此,在选择健康计划时,她感兴趣的不仅是购买到真正的保险,还有特别的医疗服务。

对像心脏病、癌症和艾滋病之类的潜在问题,人们似乎不可能愿意在健康的时候为获得高成本治疗的保险而支付太多——如果可以至少每12个月就更换保险商的话。他们的倾向将是选择一个提供优质预防性和诊断性服务的健康计划,并确信自己在万一不幸患上重病时最终可以转到一个最擅长治疗某种特定疾病的健康计划。

定期的"开放季"促使我们承认一项保险要素并修正我们对人们的选择的预测。即便如此,我们仍然可以预测,人造的竞争最终会导致生病的人获得的医疗质量极端恶化。

8.3.5 风险调整的影响

为了遏制这种异常激励,一些有管理的竞争的支持者主张引入风险调整机制:吸引更健康参保人所在的健康计划那里拿钱,并将这些钱转给吸引病得更重的参保人所在的健康计划。

建议的风险调整方法很多,但没有一种特别管用。[22] 开始构造一种风险调整机制的一种合乎逻辑的方式,似乎是基于人们加入一项健康计划时的健康状况,对健康计划征税或补贴。如此,病得更重的人们将在保费支付以外增加一笔补贴,更健康的人则会从所支付的保费中扣除一笔税。投保人支付的是同样的社区定价保费,但健康计划将获得一笔风险调整过的保费。从理论上讲,这会使得健康计划无差别对待潜在投保人。

这种方法的问题是,它运作得并不是很好。健康经济学家约瑟夫·纽豪斯（Joseph Newhouse）曾指出，在兰德健康保险实验中，1％的患者占用了28％的总成本，但无法事先识别出多数高成本患者。事实上，纽豪斯发现，只有15％的个体医疗成本差异可以被提前预测，哪怕研究者完全了解患者的社会经济特征。[23]

随后，纽豪斯及其同事们得出结论，高达25％的个体医疗支出差异可被诸如健康状况和历史健康支出等可观测因素预测。[24]另外75％的差异则仍然无从解释。最近，美国精算学院考察了大量基于理赔的风险调整模型，并得出结论说，这些模型只能解释个体在医疗理赔上的差异的15％—28％。[25]

一些健康经济学家认为，风险调整机制是否完美并不重要。只要调整者的预测和健康计划本身一样好，就可以消除一个健康计划吸引或避开某些投保人的财务激励。但是，这并未解决问题。原因有二：其一，在初始投保后，每个人将成为某个健康计划的成员。因此，至少存在一个健康计划对这名成员未来的健康成本的预测很可能要比一个风险调整者更准确，后者只能依靠统计数据。其二，健康计划的异常激励不会在参保之后消失。相反，健康计划即使不具备预测哪些参保人会患心脏病的能力，也清楚不值得在心脏病学上投资太多。因此，减少对患病参保人的医疗提供的激励一年365天始终存在。

如果风险调整无力解决基于对患者既往病史的了解所产生的问题，唯一的替代方案是基于对患者在参保后经历的了解。[26]但是，如果我们这么做，那应该向健康计划支付多少钱呢？我们再次考虑图8.2中的医疗成本线。如果保险商从每个参保人那里收到的钱是基于这条线而不是人为设定的保费线，保险商将没有理由对任何参保人过度提供或提供不足。问题是我们从来没法观察到有效率的医疗成本线究竟长什么样。一个外部观察者可以看到的全部，只有实际的支出金额。而且，如果我们按实际支出给健康计划报销，健康计划将没有激励提供有效率的医疗。事实上，基于成本向提供者付费，正是导致管理式医疗革命爆发之前大量医疗无效率的原因。无论管理式医疗存在什么缺陷,回到成本加成都无法解决问题。

替代基于实际成本向健康计划付费的一种方式是支付一笔由患者诊断确定的固定费用。这是 Medicare 计划现在向医院报销的方式,但它已经产生了异常的结果:成本一直居高不下,质量却下降了(作为对政府的预付公式的反应)。[27] 好的一面是,无论实际成本多高,医院都保持与诊断相关的支付额。由于实际成本越低,利润就越高或亏损就越小,这鼓励了医院提高效率。这种方法的劣势是,固定付费几乎总是基于患有特定疾病的患者的预期平均成本。按照定义,成本总和将无法弥补病得最重的患者的治疗成本。市场竞争性越强,向医疗成本高于平均水平的患者服务提供不足的压力越大。[28]

无论如何执行风险调整,它至多只能缓解质量问题,却无法解决它。即使保费随着预期成本而变,基本的经济学原理仍然一样。健康计划将有动机调整自己提供的医疗质量,直到它们在每个参保人身上的支出等于这名参保人的风险调整保费。

当然,健康计划存在让治疗成本下降到不高于(代表病得最重的患者支付的)保费的经济激励,并不意味着它们真的会这么做。对侵权责任起诉的担心会阻止质量恶化。医生担心被严厉谴责或失去行医牌照是另一个制约因素。但是,这些壁垒是遏制影响提供者每个决策的激励的粗糙工具。

8.3.6　有管理的竞争的替代选项是什么?

替代选项是建立一个尽可能精确定价的风险市场。不是试图设定忽视风险的保费,我们要考虑每个保险商试图向每个新投保人收取一笔反映这名投保人给健康计划带来的期望成本与风险的保费。这样做会不会伤害那些正好生病的人呢?在现行体制下的确如此。但是,如果每个人购买"健康状态变化"保险,或者存在更好的情况——如果那是他们正常健康保险合同的一部分——他们原先的健康计划会支付新健康计划额外收取的保费(以反映健康状况的恶化)。这样一来,人们因为先存条件带来的经济风险将得到保险。

8.3.7 基于雇主的保险与有管理的竞争

在传统历史中，健康保险（作为一种员工附加福利）是二战工资与价格管制的意外后果。当时，政府不允许雇主涨工资。因此，为争夺稀缺的劳动力，雇主们只得提供附加福利。美国财政部的一项偏袒性裁定助长了这种做法：跟发工资不一样，雇主为员工购买健康保险的费用可以在税前扣除。

尽管将这种演化称为意外并没有什么错，但下面的事情是有意为之的：国会拒绝个人自费购买保险享有与雇主代为购买保险同样的税收优惠。雇主不是支付应税工资，而是可以用税前收入购买保险。尽管个人购买保险的税法在不断更改，但大部分情况下人们仍然必须用税后收入支付自费购买的保险。对一个中等收入家庭来说，这相当于健康保险的税后成本翻了一倍。

个人购买的保险和雇主提供的保险并不是公平竞争。这是90％的私人健康保险都由雇主提供的原因，也是影响雇主提供的健康保险的监管如此包罗万象的原因所在。

另外三项立法变革特别值得提及。

1974年颁布的《雇员退休收入保障法》（ERISA）主要焦点就是对雇主设立的养老金计划施加了联邦监管，这仍然是现在人们对它的一般看法。但是，同样是这部法解放了雇主提供的健康保险。按照该法，雇主可以自我保险——实质上变成为雇员提供健康保险的公司——而多数大型雇主也是这么做的。

不仅如此，自我保险的雇主大体上属于不受监管的保险公司。由于它们完全摆脱了所有州保险监管，而且很少有ACA之前的联邦强制福利，过去35年来雇主对向雇员提供哪些健康福利以及围绕这些福利的条款和条件，拥有巨大的自主决定权。它们可以根据自己的意愿选择宽或窄的提供者网络。无需持有现金储备。它们可以向雇员收取它们想要的任何比例的保费,而且可以纳入或排除几乎任何具体的医疗服务。

第二项重要立法改革是 1996 年颁布的《健康保险便携性与责任法》(HIPPA)。该法要求出售团体保险的保险商向每名成员提供保障(强制售保)。它限制先存条件的保障等待期,要求保险商在等待期内继续提供保障。[29]一名保险商可以根据一个团体的经历设定保费,但不能基于健康状况对团体内的个人设定不同保费。[30]这些同样的规则也适用于自我保险的雇主。

尽管 HIPPA 的标题内有便携性一词,它丝毫没有带来便携性。事实上,它宣布了便携性非法。在它通过之前,一些雇主代替员工购买了个人保险[(即所谓列表计费(list billing)]。但是,多数州对 HIPPA 的解读是,雇主可以用税前收入购买的唯一的健康保险是团体保险。其结果是,当个人离职时,他们最终会失去雇主提供的一切保障。

第三项立法是《统一综合预算调节法》(COBRA)。按照该法,前任雇员有权在雇主的健康保险团体内保留最多 18 个月,但必须支付实际成本的 102%。[31]作为一个实际问题,典型的雇员只需直接支付健康保险实际成本的大约 25%。因此,当离职员工的保险价格为原先的四倍时,他们依然会感觉到价格高得惊人。由于保费高昂,购买 COBRA 提供的持续保障的往往是那些预期会有大笔医疗费用的人。几乎所有的雇主都认为他们会因为这种行为而亏钱。

COBRA 的好处是,即使人们有严重的健康问题,也可以寻找新工作来保持原有的保障不变。HIPPA 保证,如果他们的新雇主提供健康保险,他们可以按照健康人士同样的保费参保。

那么,这些跟我们前文探讨的主题有何关系呢?聪明的读者或许已经注意到,整个基于雇主的体系与我们对有管理的竞争的描述有诸多共同之处。当人们选择就业时,他们也是在选择健康计划。他们所支付的保费与自己的医疗保健的预期成本不相干。买家在有管理的竞争下的所有异常激励在这里都适用于新雇员。卖家在有管理的竞争下的所有异常激励在这里也都适用于新雇主。

因此，从非常实际的意义上而言，基于雇主的健康保险体系就是有管理的竞争的放大版。

注释

① "Medical Education in the United States and Canada: A Report to the Carnegie Foundation for the Advancement of Teaching," Carnegie Foundation, Bulletin No.4, 1910, http://www. carnegiefoundation. org/sites/default/files/elibrary/ Carnegie_Flexner_Report.pdf.

② 关于附加成本的讨论，参见 John C. Goodman and Gerald L. Musgrave, *Patient Power: Solving America's Healthcare Crisis* (Washington, DC: Cato Institute, 1992), Chapters 5—9。

③ Carl F. Ameringer, "Organized Medicine on Trial: The Federal Trade Commission vs. the American Medical Association," *Journal of Policy History* 12(2000):445—472.

④ 本部分很大程度上基于 John C. Goodman and Gerald L. Musgrave, "A Primer on Managed Competition," National Center for Policy Analysis, Policy Report No.183, April 1994。

⑤ 联邦雇员健康福利计划(FEHBP)有四个主要特点：(1)大多数地方联邦雇员可以从 8—12 个相互竞争的健康保险计划中选择，包括蓝十字和许多 HMO。(2)政府提供一笔固定的金额，可高达每个雇员保费的 75%。(3)更贵的计划的额外费用必须由雇员用税后美元支付。(4)强制实行社区收费，每个参保人收取相同的保费。明尼苏达州中的公共雇员健康福利选项也属于类似组织。加利福尼亚州公共雇员退休系统(CalPERS)也是如此。

⑥ Bryan Dowd and Roger D. Feldman, "Employer Premium Contributions and Health Insurance Costs," in *Managed Care and Changing Healthcare Markets*, ed. Michael Morrisey(Washington, DC: American Enterprise Institute, 1998), 24—54.

⑦ James Maxwell et al., "Managed Competition in Practice: 'Value Purchasing' by Fourteen Employers," *Health Affairs* 17(1998):216—227, doi: 10.1377.

⑧ 有管理的竞争的例子见 Alain Enthoven, *Health Plan: The Only Practical Solution to the Soaring Cost of Medical Care*(Reading, MA: Addison-Wesley, 1980)。安索文关于 FEHBP 的优劣势观点的更新，见 Enthoven, "Effective

Management of Competition in the FEHBP," *Health Affairs* 8(1989):33—50。

⑨ 国会最初将自己和其他政府雇员排除在 Medicare 计划之外,这意味着年轻的联邦雇员必须直接补贴八九十岁的退休人员的保险费。20 世纪 80 年代初,针对新雇员的政策发生了变化,目前 80%—85% 的雇员享有 Medicare 计划——而 Medicare 计划是首要支付手段。

⑩ Alain Enthoven, "The History and Principles of Managed Competition," *Health Affairs*(1993 Supplement):35,doi:10.1377. 关于鼓励高成本患者"退出治疗"的做法,参见 Jonathan E. Fielding and Thomas Rice, "Can Managed Competition Solve the Problems of Market Failure?" *Health Affairs*(1993 Supplement) 222; Joseph Newhouse, "Is Competition the Answer?" *Journal of Health Economics* 1(1982):109—116。

⑪ HMO 只会从那些即将接受昂贵医疗程序的人那里获得保费,因此,平均保费将不得不等于程序的平均成本。正是因为大多数人无法轻易承受如此沉重的经济负担,医疗保险才成为首选。

⑫ 报告于 Natalie Hopkinson, "Study Finds Medicare HMOs Target Active Seniors but Not Disabled in Ads," *Wall Street Journal*, July 14, 1998。

⑬ David Hilzenrath, "Showing the Sickest Patients the Door," *Washington Post*, National Weekly Edition, February 2, 1998.

⑭ David Hilzenrath, "Showing the Sickest."

⑮ Mark W. Stanton, "The High Concentration of US Healthcare Expenditures," Agency for Healthcare Research & Quality, *Research in Action* No.19, June 2006, http://www.ahrq.gov/research/ria19/expendria.pdf.

⑯ 请注意,溢价不一定是相同的所有计划,但必须是相同的所有成员的一个给定计划。

⑰ 更正式的说法是,市场参与者——包括所有买家和卖家——无法通过任何单边行动来改善自己的地位时,这种均衡就存在了。

⑱ 其他分析人士已经意识到这个问题,指出这种趋势是"管理竞争的自由市场陷阱"(第 118 页),"管理竞争的最大挑战之一是保障医疗质量,同时不损害自由市场效率体系"(第 110 页),以及"管理竞争带有对收取高医疗费用的参与者的固有歧视风险"(第 120 页)。参见 Alan L. Hillman, William R. Greer and Neil Goldfarb, "Safeguarding Quality in Managed Competition," *Health Affairs* (1993 Supplement):110—122,doi:10.1377。

⑲ Edwin S. Dolan and John C. Goodman, "Flying the Deregulated Skies:Competition, Price Discrimination, Congestion," in *Economics of Public Policy*, 5th ed.(St. Paul，MN：West Publishing Co.，1995)，143—159.

⑳ Vernon L. Smith and Stephen Rassenti，"Turning on the Lights：Deregulating the Market for Electricity," National Center for Policy Analysis，NCPA Policy Report No.228，October 1999.

㉑ 参见 William Tucker，*The Excluded Americans*：*Homelessness and Housing Policies*(Washington，DC：Regnery Gateway，1990)。

㉒ Linda Gorman，"Risk Adjustment Doesn't Work in Medicare Advantage," *John Goodman's Health Policy Blog*，September 6，2011，http：//healthblog. ncpa.org/risk-adjustment-doesn％E2％80％99t-work-in-medicare-advantage/.

㉓ 参见 Joseph P. Newhouse，"Rate Adjusters for Medicare under Capitation," *Healthcare Financing Review*（1986 Annual Supplement），45—56，cited in Alain Enthoven，"The History and Principles of Managed Competition," *Health Affairs*(Supplement 1993)：24—48，doi：10.1377。

㉔ Joseph P. Newhouse，Melinda Beeuwkes Buntin，and John D. Chapman，"Risk Adjustment and Medicare：Taking a Closer Look," *Health Affairs* 16(1997)：26—43，doi：10.1377.

㉕ "Risk Assessment and Risk Adjustment," American Academy of Actuaries，Issue Brief，May 2010，http：//www.actuary.org/pdf/health/Risk_Adjustment_ Issue_Brief_Final_5-26-10.pdf.

㉖ 参见 Harold S. Luft，"Compensating for Biased Selection in Health Insurance," *Milbank Quarterly* 64(1986)：580；和 Alain Enthoven，*Theory and Practice of Managed Competition in Healthcare Finance*(New York：Elsevier Science Publishing Co.，1988)，86；和 Newhouse，Buntin，and Chapman，"Risk Adjustment and Medicare," 34—35。

㉗ Daeho Kim，"Medicare Payment Reform and Hospital Costs：Evidence from the Prospective Payment System and the Treatment of Cardiac Disease," Brown University，Working Paper，November 20，2011，http：//www.econ.brown. edu/students/Daeho_Kim/JMP_Kim.pdf.

㉘ Kim，"Medicare Payment Reform and Hospital Costs：Evidence from the Prospective Payment System and the Treatment of Cardiac Disease."在预付系统（PPS）下,有 503 个诊断相关组（DRG）,医生和医院从联邦政府获得预定的金额以支付它们提供的任何服务。参见 John C. Goodman and Gerald L. Musgrave，*Patient Power*：*Solving America's Healthcare Crisis*(Washington，DC：Cato Institute，1992)，303—306. Also see John Goodman，"Medicare's PPS

Made Costs Higher, Not Lower," *John Goodman's Health Policy Blog*, December 16, 2011, http://healthblog. ncpa. org/medicare％E2％80％99s-pps-made-costs-higher-not-lower/。

㉙ Len Nichols and Linda Blumberg, "A Different Kind of 'New Federalism'? The Health Insurance Portability and Accountability Act of 1996," *Health Affairs*, Vol.17 No.3，May/June 1998.

㉚ HIPAA 还要求各州允许某些符合条件的离开团体保险的个人在没有新保险的情况下加入个人保险计划。

㉛ 离职员工必须在 60 天内接受并注册 COBRA，否则将完全失去这一选择。参见 "FAQs For Employers About COBRA Continuation Health Coverage," US Department of Labor, undated, http://www. dol. gov/ebsa/faqs/faq_compliance_cobra.html。

第三部分
让人们走出陷阱

9　赋权患者

从根本上讲,除非有人被迫在医疗保健与其他货币用途之间做选择,否则我们无法逃离现有的支出路径。必须有别人勇敢地跳出来说,多做一次 MRI 扫描、多做一次验血或多看一次医生的成本根本不值得付——最好是把钱花到满足其他需要上。

谁会是哪个别人呢?我们可以将责任推给雇主、保险公司甚至政府机构。它们会如何做这些决策呢?决定谁得到什么的方式多种多样,可以用彩票、排队配给、对患者分门别类(分诊)等。

但是,需要提醒人们的是,没人会比你更关心自己。如果你掌控了更多自己的医疗资金,并更多参与自主决策,最终系统为你提供的服务会比那些由缺少人情味的官僚机构作出的决定对你更有利。

还要记住:如果系统为你提供的服务更好,它为我和其他人提供的服务也会更好。

9.1　患者如何在医疗保健和其他货币用途之间自主决策

关于这一问题的经典考察来自兰德公司 30 多年前的研究。[①]那项研究发现:[②]

- 起付线约为 2 500 美元(按现在的价格算)的参保人的医疗支出要比无需自掏腰包的参保人少大约 30%。
- 若不吹毛求疵的话,更高的起付线并未对健康造成负面影响。
- 高起付线的人减少有用健康服务和减少不必要医疗的可能性一样高。

后来的批评者抓住最后一点做文章,认为患者选择似乎是随机的,因此消费者导向型(consumer-directed healthcare)的医疗实验证明了它的失败。事实上,患者的行为符合我们对任何产品的理性消费者行为的预期。当一件东西免费时,人们会面临着拿走一切的诱惑。区分何为"必要"或"有用",以及"不必要"或"无用"的激励几乎不存在。但是,一旦你必须支付市场价格,你就会更加上心,会设法搞清楚什么是不必要的并放弃它们,并搞清楚那些价值低于其价格但必要的东西。

在兰德实验实施后的 30 年内,许多实验——包括美国的和国外的——探索了如何让患者更多地成本分担但又不怂恿人们放弃必要的医疗的方式。这包括新加坡的 Medisave 账户③(始于 1984 年)、南非的 MSA④(始于 1993 年),以及美国的一个 MSA 试点项目⑤(始于 1996 年)、现有的 HSA⑥(始于 2004 年)、健康报销安排⑦(始于 2002 年)乃至 Medicaid 计划的现金账户⑧。其中多项实验都经受了严格的学术评估。

针对消费者导向医疗的几乎每项严肃的研究都得出了类似于最初的兰德研究的结论。其中范围最广(但不如原始实验那么广)的实验之一来自兰德本身。这些新研究的结论是,高起付线保险计划和 HSA 的参保人在医疗上的支出比传统保险保障的参保人低大约 30%,而且对健康并无明显不利影响。⑨

最新的兰德研究的一个独特之处是研究者特别关注了"弱势家庭"(低收入和/或高风险)的苦楚。主要发现是:这些患者并未因支出减少而陷入不利地位。据研究者报告:

非弱势家庭与低收入或高风险家庭在因福利设计导致的总支出减少方面并无统计上显著的差异，在支出的构成要素上也几乎没有差异。但是，由于高风险家庭有更高的支出水平，每年总支出等比例下降的情况对这些家庭来说通常更少。

兰德研究者们特别担心弱势家庭是否未能获得推荐的预防性保健服务。他们发现：

> 低收入家庭与非弱势家庭不仅在医疗支出上几乎没有显著差异，而且在保险计划设计对癌症筛查服务的影响上也几乎没有显著差异。但是，那些面临高风险的人士有显著差异。对他们而言，高起付线并未伴随着三种推荐程序中的两种服务减少，第三种推荐服务的减少也显著地低于非弱势人群，尽管在对多种比较进行调整后后者不显著。

换句话说，高风险人群不会因为保险计划的设计而放弃接受必要的检查。

9.2　为医疗保健储蓄

保险通常包括两类：第三方保险和自我保险。当我们同一家保险公司签约时，我们将风险从自己转嫁给了第三方。我们未转嫁的任何风险仍然由我们自己承担，我们默认对这些风险自我保险。将所有风险统统转嫁给一家保险公司几乎绝不会是个好主意。对美国医疗保健体系经常的一种抱怨是太多人保险不足。实际情况是，更多人过度保险了。也就是说，太多人在向保险公司付费请其代为支付医疗费用，但这些费用由自己来付会更加经济。

后文将说明，有人向保险公司支付超过 1 美元的保费，让其承担价值 1 美元的风险(在边际上而言)。显而易见,降低保费支付并自行承担更多风险对这些人其实更好。但是,哪怕支付 40 美分、50 美分或 60 美分转嫁 1 美元风险也很少是个好主意。如此昂贵的保险根本不值得付出那么高的成本。

9.2.1　自我保险的动力学

医疗费用自我保险的一个问题是支出往往无规律,而多数家庭的收入来自稳定的薪资流。足够的自我保险要求在人们健康的时候把钱存下来,以便在有医疗需要时支付账单。由于多数家庭都不习惯这样认识自我保险,我和我在国家政府分析中心的同事们建议将流程正式化,让个人或其雇主每月向一个真实账户里存钱。如今,这个账户通常有独立的贷记卡或借记卡,因而方便人们访问。

9.2.2　自我保险的机遇

正式的 HSA 背后的想法其实很简单。你不是将所有健康资金交给一个雇主或保险公司,而是可以将其中一部分钱存入一个你自己拥有和掌控的账户。不是让第三方支付者负责管理你所有的医疗,而是你现在可以直接对某些医疗付费并自行管理。于是,问题就变成:人们应该对哪些风险自我保险,应该将哪些风险转嫁给第三方保险公司?国会从一开始就不愿将这些决策完全交给个人和市场,哪怕只涉及少量资金。从一开始,国会就一直不愿意将这些决策完全交给市场,哪怕只涉及小额资金。

9.3　账户的类型

两类非常流行的账户是 HSA 和健康报销安排,它们有时候与灵活支出账户(FSA)混淆在一起。但是,FSA 真的是个支出账户,而不是一个储蓄账户。由于这三类账户都允许个人用税前收入购买医疗保健,它们都得遵守在某些方面过于严苛的税法。

大致而言,一个 HSA 计划必须有一个综合起付线,保障除预防性保健以外的所有费用。比如,2012 年的最低起付线为 1 200 美元(对个人)和 2 400 美元(对家庭),无论雇主还是雇员都可以往里面存款。一般来说,人们会从 HSA 里面取钱或者自掏腰包支付起付线以内的费用,保险商则从超过起付线之后开始支付。但是,雇员及其雇主可以在 HSA 中存入超过起付线的金额。2012 年,法定的最高缴费为个人 3 100 美元,家庭 6 250 美元(无论起付线多高)。⑩ 没有花完的钱可以往后滚动且免税。到 65 岁,里面的基金可以取出来(且不会被罚款),但得作为正常收入纳税。

这种设计的优势是赋予个人对前面几千美元的医疗费用的直接掌控,而如前文所见,这往往会导致医疗支出大幅下降。其劣势是对所有医疗支出一视同仁,没有区分适合自行决定的医疗(比如常规医生访问)和不那么合适自行决定的医疗(比如糖尿病)。

与 HSA 计划相比,HRA 计划原则上是完全灵活的。既没有最低起付线也不要求所有健康支出被同等对待,可以设立针对糖尿病、哮喘及其他慢性病的特别账户。其劣势是个人无权在未来取出未花光的钱。这些账户内的钱都来自雇主,雇员对账户没有产权,这也不同于雇员拥有产权的 HSA。这意味着 HRA 账户的所有者不会将账户内的钱当成自己的钱。

9.3.1　税法为什么重要

按照从第二次世界大战期间最初的税法解释,雇主为员工支付的医疗保险费不会像工资一样被视为雇员的应税收入。但是,直到最近,雇主都不能将免税存款存入雇员拥有和掌控的健康账户。这意味二战后的大部分时期,第三方都可以用税前收入支付医疗费,而患者必须用税后收入支付自己承担的部分费用。这样,联邦税法实际上偏袒了第三方保险,歧视了个人的自我保险。雇主在为雇员设立 HRA 账户的权利(2002 年)和设立 HSA 账户的权利(2004 年)是朝着市场公平竞技迈出的重要一步。尽管路漫漫其修远兮，但现行税法对医疗费用的自我保险已经比从前平等太多了。

9.3.2　自我保险的劣势

自我保险何以重要呢？如果人们把 HSA 和 HRA 里面的钱当成自己的钱，他们将会变成更加谨慎、精明的医疗市场购买者。他们不会把医疗支出花在不值得花的地方。这与第一美元的第三方保险截然不同，后者赋予人们消费到价值趋近于零的医疗水平。何况，第三方保险并不是免费的。单单是管理费用就意味着保险商为小额医疗费用买单很难在财务上说得过去。

此外还有供给方的影响。当患者用自己的钱支付自己的医疗时，提供者可自由地成为患者不受约束的代理人，而不是第三方支付官僚机构的代理人。不仅如此，为吸引患者花自己的钱，提供者面临着保持价格透明并展开价格战的压力。而价格竞争通常也会导致质量竞争。

9.3.3　对个人自我保险的一些批评

经常听到的一种反对意见是，很多人无力为自己的 HSA 缴费。若果真如此，他们同样无力缴纳保费。问题是：人们的经济能力如何，应该如何在第三方保险和个人自我保险之间划分？另一种抱怨是，个人靠自己无法争取到大型雇主或保险公司那样的价格折扣。事实上，他们往往可以获得更有利的交易，但这基本上与此无关。患者在几乎所有的 HSA 计划中都能够支付第三方保险商谈判达成的折扣价，无论是从 HSA 账户内支付还是由保险商支付。

那些认为这些账户偏袒了健康患者的说法有道理吗？根据兰德及其他研究，这种说法并不适用于 HSA。[11]真相是在设立 HSA 的立法中，国会大力鼓励用这类账户治疗慢性病。幸运的是，HRA 可以为慢病患者进行特别设计。那么,这些账户是否偏袒了富人呢? 这同样得不到证据的支持,但从表面上讲这种抱怨似乎大错特错。[12]

比尔·盖茨和沃伦·巴菲特关心他们能否每年向一个免税储蓄账户存入 3 100 美元吗? 显而易见,这些账户是被设计用于助推中等收入雇员管理自己的医疗资金的父爱主义手段。要记住,雇主存入一个 HSA 内的每一美金都是它本来可以用于给雇员加工资或存入这名雇员的 401(k)账户的。

9.3.4 HSA 的历史[13]

尽管我常被人称为 HSA 之父,但我从未对外宣称过自己是这一思想的原创者。是我的同事杰西·希克森(Jesse Hixson)在 20 世纪 80 年代让我首次注意到这一概念,随后杰拉德·马斯格雷夫和我在《患者权力》一书中对此加以阐述。[14]我们在国家政策分析中心的研究之所以重要,是因为"黄金法则保险公司"的主席帕特·鲁尼(Pat Rooney)担任过我们的董事。帕特如此深信这一思想可行、实际,因此开始拿黄金法则的员工做实验,而我帮助了他。在初尝战果之后,黄金法则开始向公众推销我们当时称为医疗储蓄账户(MSA)的计划。一路走来,我们把这一思想带到了国会山,在众议院筹款委员会主席比尔·阿彻(Bill Archer)和众议院前议长纽特·金里奇(Newt Gingrich)的领导下,我们成功地在 1996 年启动了一个 MSA 试点项目。到 2003 年,众议院筹款委员主席比尔·托马斯(Bill Thomas)成功地让 HSA 成为 Medicare 计划处方药法案的内容,并得到布什政府的支持。从那时起,HSA 计划一直是美国健康保险市场上成长最快的产品。

在早期,我们煞费苦心地设法确保这一努力得到两党支持。比如,民主党参议员汤姆·达施勒(Tom Dashle)是 MSA 议案的一个共同发起人,民主党参议员约翰·布罗(John Breaux)也是。最初的众议院议案由共和党人比尔·阿彻和民主党人安迪·雅各布(Andy Jacob)共同发起。在议案通过时,这个概念才得到共和党的认同,这于我而言一直是一件憾事。好的思想应该靠自己的实力取胜，而不应看它们的支持者和反对者所属的党派的脸色决定被采纳或否决。

9.3.5　相互冲突的公共政策

如表 9.1 所示，今天我们有各种账户可以选择——各有各的相对优势和劣势。这反映了公共政策宗旨的完全缺失。为什么 HSA 的缴费上限为 3 100 美元，FSA 的缴费上限为 2 500 美元，HRA 的缴费却没有上限？为什么人们可以被允许从 HSA 内取现，却不能从 FSA 或 HRA 内取现？为什么 FSA 和 HRA 灵活而 HSA 不灵活？

表 9.1　健康储蓄账户的类型

	是否灵活？[1]	是否允许合理存款？	是否允许提款？	不使用就会失去吗？	雇员是否可缴费？
FSA	是	否	否	是	是
HSA	否	否	税后及罚金	否	是
HRA	是	是	否[3]	最终是的[4]	否
罗斯版 HSA	是	是[2]	是	否	是

注：1. 它能包含任何健康计划吗？
　　2. 允许存款金额高达健康计划成本的一半吗？
　　3. 65 岁以前个人所得税适用于加 20% 的罚金。
　　4. 由于资金永远不能以现金形式提取，因此这是一个用不掉就会失去的长期账户。

9.3.6　健康保险的市场价格

表 9.2 中列出了通过提高自我保险的金额降低第三方保险保费的一些选项，其中包括美国联合健康组织（United Healthcare）对达拉斯一个中年四口之家收取的保费。考虑第一组健康计划（每次办公室访问共同支付额为 35 美元）。一个四口之家的每月保费为 1 450 美元（每人起付线为 1 000 美元，或每个家庭起付线为 2 000 美元），或每年 17 400 美元。

表 9.2　美国联合健康组织收取的保费

得克萨斯州达拉斯中年四口之家	
每次办公室访问支付额为 35 美元	
起付线	每月保费
1 000 美元	1 450 美元
2 500 美元	1 037 美元
5 000 美元	797 美元
全面免赔计划	
起付线	每月保费
1 500 美元	1 067 美元
2 500 美元	773 美元
5 000 美元	705 美元

资料来源：http://www.eHealthInsurance.com。

当年度起付线从 1 000 美元的提高到 2 500 美元,家庭将暴露于每人 1 500 美元的额外风险(每个家庭为 3 000 美元)。[15] 回报是他们每年可以节约近 5 000 美元(保费下降)。当起付线从 1 000 美元提高到 5 000 美元,家庭将承受每人额外 4 000 美元的风险(但每个家庭不超过 8 000 美元)。但是,节约的保费将近 8 000 美元。

你可能会好奇,为什么会有人愿意购买 1 000 美元起付线的保险计划呢? 请注意:达拉斯是一个高成本的城市,提高起付线带来的节约也许不像在其他地区那么大。而团体保险的节约通常更小。

9.4　理想的医疗储蓄账户

HSA 固然好,但目前的结构并不理想。考虑适用于 25% 所得税的个人。假如他们从 HSA 中取出 1 美元花到其他商品和服务上,他们必须支付 25 美分的税。如果他们尚未到 65 岁,还将面临另外 20% 的罚金,最后只剩下 55 美分可用于其他支出。对这个人来说,1 美元的医疗的价值要与 55 美分的其他商品和服务进行权衡比较。

多年前马克·保利和我在《健康事务》杂志上解释过，理想的账户不会造成激励扭曲。⑯现在，人们必须在花费在医疗保健和其他商品服务之间做取舍。当节约发生时，人们必须在现有医疗保健和未来的医疗保健之间以及未来的医疗保健与未来的其他商品服务之间进行选择。一个理想的储蓄账户应该让所有这些选择在税法上处于同等竞争地位。

我将这种账户称为罗斯版健康储蓄账户，或罗斯版 HSA。该类账户允许税后存款和免税取款。这意味着 1 美元的医疗保健支出（无论当期还是未来）总是与它被花到任何其他用途上处于同等地位。这是与用固定金额免税补贴健康保险最兼容的账户，它是参议员约翰·麦凯恩（John McCain）拥护的方法，⑰并被融入 Coburn/Burr/Ryan/Nunes 健康改革议案。⑱这类账户是改革 Medicare 计划的理想选择。

9.4.1　关于 HSA 左翼和右翼都没搞明白的地方

无论朋友还是敌人，最大的误解都是以为 HSA 主要影响的是市场需求端。这种观点引发了许多不必要的争议，包括患者是否具备作明智决策的知识和才智，他们是否会放弃应有的东西，或购买不应该有的东西，诸如此类。

事实上，HSA 和它们的同类账户影响最大的是市场的供给端。如果人人都有第一美元的保障，就不会出现像 Rx.com（第一家网上邮寄药品企业）或分钟诊所（第一家无需预约的诊所连锁）、Teladoc（首个电话问诊服务）或沃尔玛处方药 10 美元定价之类的新生事物。一旦把钱放到患者手中，供给端的企业家就会设法通过满足患者的需要赢得它。

9.5　需要的政策变革

我们会在本书中讨论需要实施的大量公共政策变革，但其重要性都不如赋予患者对医疗资金更大的控制权。

9.5.1 控制医疗支出的一种简单方式

联邦政府可通过相当简单的一招对医疗成本控制产生巨大影响，这便是允许 FSA 的存款滚动到年底并免税增长。[19]

下面是背景故事。跟 HSA 和 HRA 一样，FSA 也是由雇主设立的。但与这些用不掉就储蓄的账户不同，FSA 账户属于用不掉就会失去的账户。年底（或 2 个半月的宽限期过后）剩下的任何账户余额都会被没收。

雇主被允许向 FSA 内存款，存款金额也没有限制，但很少有人利用这个机会。由于不用掉就会失去这一特点，这些计划只是雇主健康计划的附加项目，而非不可分割的部分。由于存款是免税的，按照目前的构造，它们几乎总是增加医疗支出。比如，它们鼓励雇员用税前收入购买设计师眼镜，而不是用税后收入购买其他商品或服务。到年底，雇员们会认为几乎任何允许的支出都优于账户内的余额被没收。

为什么这些账户里的余额用不掉就会失去呢？这显然是财政部裁定的结果，而不是国会的任何立法所致。因此，财政部无需设立新法就可以废除这条不幸的规则。

如果这些账户可以滚动并免税增长，情况又如何呢？雇主及其员工将会有一种远胜于现有的任何医疗支出控制选项的手段：

- FSA 可以和高起付线结合起来，让雇员直接控制第一个 2 500 美元的支出，取消妨碍 HSA 有用性的所有无意义的限制。
- 可以设立允许员工控制全部支出领域的 FSA，比如所有预防性保健和所有诊断性化验——这些属于个人可以也应该自主决策的服务。[20]
- 可以为慢病患者设立 FSA，[21] 比如允许糖尿病人或哮喘病人自行管理医疗资金，就像居家的残障 Medicaid 计划中的患者在现金和咨询项目中管理自己的预算那样。[22]

- FSA 可以与基于价值的采购保险计划结合起来[23]——保险商只对某些药品、医生和医院付费，但允许患者额外自掏腰包并做其他选择——从而形成一个高成本医疗服务的真正市场。[24]

目前，大约 2 500 万美国人拥有一个 HSA 或 HRA 账户（大致各占一半），另外有 3 500 万人拥有 FSA。这意味着超过半数拥有一个健康账户的人有激励花钱而不是储蓄。假如 FSA 可以滚动并变成使用或储蓄性质的账户，则：

- 会直接对 3 500 万的现有账户持有者的激励产生巨大影响（如果账户持有人为更有价值的未来医疗支出进行储蓄）。

- 全国的雇主会考虑将这些账户整合到自己的健康计划中，雇主向账户缴费，并尝试这里介绍的一些新的健康计划设计。

- 很多现在有 HSA 或 HRA 计划的公司可能会发现 FSA 是控制成本的更好办法。

9.5.2 控制医疗支出的另一种简单方式

消费者导向医疗保健的批评者们常用的理由是，无论是患者的知识还是市场的透明度都不足以支持医疗保健的消费主义。但是，美国联邦基金的一项研究注意到自主导向医疗（SDC）正在成为一种国际趋势，而且它聚焦的是最不具备自主能力的患者群体：体弱、年老、残障甚至精神疾病。[25]

- 在美国，Medicaid 计划中的现金和咨询项目——已经运行十多年——允许居家的残障患者管理自己的预算并选择符合自己需要的医疗服务。

- 在德国和澳大利亚，有资格享受长期护理的人可以用现金支付，对钱的使用几乎没有限制，而且几乎没有监督。

- 在英国和荷兰，残障人士和老年人可以像美国现金和咨询项目中那样管理自己的预算。

● 美国佛罗里达州和得克萨斯州为严重的精神疾病患者提供
SDC计划,美国退伍军人管理局有一个针对长期护理和精神疾
病的SDC计划,涵盖20个州。

此外,我们在利用患者权力这一机遇上似乎刚刚触及表面问题。
该领域最大的潜力在于慢性病的治疗。㉖研究表明,慢性病患者通常可
以管理好自己的保健,实现跟传统医疗一样甚至更好的结果;假如患者
要管理自己的保健,那自然应该允许他们管理自己的医疗资金。

英国NHS正在针对肌肉萎缩、严重癫痫和慢性阻塞性肺疾病拨
付一笔SDC预算。NHS认为这有助于降低医院和养老院的成本,从
而节约资金。NHS还打算发起试点项目,将精神卫生、长期慢性病、母
婴保健、毒品滥用、患疑难病儿童和临终医疗等纳入其中。

其他国家也在朝类似的方向转变。荷兰增长最快的私人预算是针
对孩子有注意力缺陷多动障碍、自闭症和其他严重情感障碍的家庭。
授权患者和家庭的好处显而易见:成本更低、医疗质量更优、患者满意
度更高。

1. 更低的成本

在德国,同意自己管理预算的长期护理患者的支出要比正常健康
计划中的支出少50%;在荷兰,这一数据是支出减少30%;在英国,个
人采购的长期护理服务的成本要比地方政府采购的同等服务低
20%—40%;在美国阿肯色州的现金和咨询项目中,参与者得到的比
Medicaid计划支出的还多,但养老院使用减少18%使得Medicaid计划
总成本下降。

2. 更高的质量

在阿肯色州,现金和咨询项目的患者可以得到100%的私人护理
授权小时数,传统Medicaid计划只能得到70%。在新泽西州,"身体残
疾且患有精神疾病的成年人若能主导自己的私人护理服务,他们摔倒、
呼吸道感染、生褥疮、入驻医院或养老院的可能性都更低"。

总体而言,SDC参与者得到了更多的预防性保健,其结果是,"显

著减少对危机稳定和危机支持的使用"。其中一个原因是，SDC让参与者得以享有更宽泛的服务。"在得克萨斯州……Medicaid计划不为常规咨询提供保障……SDC通过利用个人预算中的资金，为个人提供咨询通道"。

3. 更高的满意度

在荷兰，有长期护理服务享受资格且选择私人预算的残疾和老年参与者中将近80％对自己获得的服务都给出了积极评价，而传统保健的这一比例还不到40％。在英国，聘请私人助理的患者中79％的对自己获得的保健和支持非常满意，传统保健的对应比例只有26％。在美国，现金和咨询项目中的满意度保持在90％的高位。

9.5.3 控制医疗保健支出的第三种简单方式

在控制医疗保健支出上，起付线和共同支付额是赋予患者激励的无效率手段。[27]起付线的问题是，当支出低于起付线时，它提供的激励是理想的；一旦达到起付线，就变成了完全异常的激励。换言之，在起付线以下，你花的每一美元都是你自己的，但超过这条线，（除你的共同支付之外）你花的每一美元都属于别人。

共同支付的问题是激励太弱。20％的共同支付比例要求你每次在医疗保健上花1美元时自掏腰包20美分。这意味着你有动机花到医疗保健对你只值20美分为止。这并不是精打细算的购物做派。

下面是我提出的提供理想激励但不设起付线或共同支付的健康保险计划建议：第一，我们划出完全由患者本人负责并通过一个HSA购买的整个支出部分。这包括任何适合而且可以由患者完全掌控的领域，包括几乎全部的初级保健、大部分诊断性化验以及多数门诊医疗。

比如，当你在做癌症筛查时，需要患者自行买单。在发现癌症之后，健康计划将接管财务责任。这允许人们依据日常生活中获得的所有相互矛盾的信息（包括谁应该做筛查、何时做以及筛查频率）作出自己的决策。人们可以自由作出自己的决策，并承担由此产生的全部成本（或收获全部好处）。

第二，按照前文提到的思路，我会将慢性病患者放到一个独立的类别中。

第三个重要元素是所谓灾害保险模式（casualty insurance model），它与今天更频繁地被称为的基于价值的采购（value-based purchasing）一致。这一思想对昂贵药品和程序格外重要。其运作如下：

健康计划按照既有准则和程序，确定保障范围和支付金额，被保险人可以自由地购买不同的药品，或去寻求网络外的医生或医疗机构的帮助。但是，如果他们这么做，就必须支付其选择的全部边际成本。

注释

① Emmett B. Keeler, Joseph P. Newhouse and Robert H. Brook, "Selective Memories for 25 Years, the RAND Health Insurance Experiment Has Stoked Competing Claims," *RAND Review* 31 (2007):26—29.

② 参见 Andrew J. Rettenmaier and Thomas R. Saving, "A Medicare Reform Proposal Everyone Can Love: Finding Common Ground among Medicare Reformers," National Center for Policy Analysis, Policy Report No. 306, December 2007, http://www.ncpa.org/pub/st306; Robin Hanson, "RAND Health Insurance Experiment," *Overcoming Bias* (blog), May 8, 2007, http://www.overcomingbias.com/2007/05/rand_health_ins.html。

③ Thomas A. Massaro and Yu-Ning Wong, "Medical Savings Accounts: The Singapore Experience," National Center for Policy Analysis, Policy Report No.203, April 1996, http://www.ncpa.org/pub/st203.

④ Shaun Matisonn, "Medical Savings Accounts in South Africa," National Center for Policy Analysis, Policy Report No.234, June 2000, http://www.ncpa.org/pub/st234.

⑤ Greg Scandlen, "Medical Savings Accounts Obstacles to Their Growth and Ways to Improve Them," National Center for Policy Analysis, Policy Report No.216, July 1998.

⑥ John C. Goodman, "Health Savings Accounts Will Revolutionize American Healthcare," National Center for Policy Analysis, Policy Report No.464, January 2004, http://www.ncpa.org/pub/ba464/.

⑦ Devon Herrick, "Health Reimbursement Arrangements: Making a Good Deal Better," National Center for Policy Analysis, Policy Report No. 438, May 2003, http://www.ncpa.org/pub/ba438.

⑧ "Choosing Independence: An Overview of the Cash & Counseling Model of Self-Directed Personal Assistance Services," Robert Wood Johnson Foundation, 2006.

⑨ Amelia M. Haviland, Neeraj Sood, Roland McDevitt, and M. Susan Marquis "How Do Consumer-Directed Health Plans Affect Vulnerable Populations?" *Forum for Health Economics & Policy* 14, No. 2, 2011, article 3, http://www.bepress.com/fhep/14/2/3.

⑩ Jenny Ivy, "2012 HSA and FSA Cheat Sheet," BenefitsPro.com, November 17, 2011, http://www.benefitspro.com/2011/11/17/2012-hsa-and-fsa-cheat-sheet?ref=hp.

⑪ Amelia Haviland et al., "How Do Consumer-Directed Health Plans Affect Vulnerable Populations?" *Forum for Health Economics & Policy* 14 (2011).

⑫ Paul Fronstin, "Health Savings Accounts and Health Reimbursement Arrangements: Assets, Account Balances, and Rollovers, 2006—2009," Employee Benefit Research Institute, EBRI Issue Brief No. 343 June 2010.

⑬ "A Brief History of Health Savings Accounts," National Center for Policy Analysis, Brief Analysis No. 481, August 13, 2004, http://www.ncpa.org/pub/ba481.

⑭ John C. Goodman and Gerald L. Musgrave, *Patient Power* (Washington, DC: Cato Institute, 1992), 241—261.

⑮ 年度家庭计划的起付线是年度个人计划的 2 倍。

⑯ Mark V. Pauly and John C. Goodman, "Tax Credits for Health Insurance and Medical Savings Accounts," *Health Affairs* 14 (1995):125—139.

⑰ John C. Goodman, "The John McCain Health Plan," National Center for Policy Analysis, Brief Analysis No. 629, September 5, 2008, http://www.ncpa.org/pub/ba629/.

⑱ Tom Coburn et al., "The Impact of the 2009 The Patient's Choice Act" (Independent assessment by HSI Network LLC, 2009), http://www.hsinetwork.com/HSI_Report_on_PCHOICE_07-21-2009.pdf.

⑲ Michael F. Cannon, "Flexible Spending Accounts: The Case for Reform," National Center for Policy Analysis, Brief Analyses No. 439, May 13, 2003.

㉒ John C. Goodman, Gerald L. Musgrave and Devon M. Herrick, "Designing Ideal Health Insurance," in *Lives at Risk: Single-Payer National Health Insurance Around the World* (Lanham, MD: Rowman & Littlefield Publishers, 2004), 235.

㉑ John C. Goodman, "Ten Small-Scale Reforms for Pre-Existing (Chronic) Conditions," *Health Affairs Blog*, January 27, 2010, http://healthaffairs.org/blog/2010/01/27/ten-small-scale-reforms-for-pre-existing-chronic-conditions/.

㉒ John Goodman, "Patients Managing Their Own Healthcare Budgets," *John Goodman's Health Policy Blog*, April 19, 2010, http://healthblog.ncpa.org/patients-managing-their-own-health-care-budgets/.

㉓ Jack A. Meyer, Lise S. Rybowski and Rena Eichler, "Theory and Reality of Value-Based Purchasing: Lessons from the Pioneers," Agency for Healthcare Policy and Research, AHCPR Publication No. 98-0004, November 1997, http://www.ahrq.gov/qual/meyerrpt.htm.

㉔ Goodman, Musgrave, and Herrick, "Designing Ideal Health Insurance," 235.

㉕ Vidhya Alakeson, "International Developments in Self-Directed Care," Commonwealth Fund, *Issues in International Health Policy*, February 2010.

㉖ John C. Goodman, "Patient Power for Chronic Illness," *Health Affairs Blog*, February 12, 2009, http://healthaffairs.org/blog/2009/02/12/patient-power-for-chronic-illness/. An update of these ideas appears in this book as Chapter 12.

㉗ John C. Goodman, "Designing Ideal Health Insurance for the Information Age," in *Consumer-Driven Healthcare: Implications for Providers, Payers, and Policymakers*, ed. Regina E. Herzlinger (San Francisco: Jossey-Bass, 2004).

10　解放制度

为应对美国的医疗危机,我们无需更多支出、更多监管或者更多官僚体制。我们真正需要的是解放全体美国人,包括每名医生和每名患者,让他们得以发挥自己的才智、创造性和创新能力,实施必要的变革创造低成本、高品质医疗的可及性。下面是实现这些目标的十个步骤。

10.1　解放医生

在整个医疗体系的参与者当中,没有人比医生的地位更核心了。离开医生的带领和指挥,旨在降低成本、提高治理和改善医疗可及性的基本改革几乎是不可想象的。然而,在全世界的现代医疗保健中,没有哪个国家的医生比美国的医生更加束手束脚。让我们考虑一下您的医生是如何被捆住手脚的。这种特殊待遇绝非任何其他专业人士可比。[①]

在 20 世纪初的某段时期,美国社会的所有其他专业人士——律师、会计师、建筑师、工程师等——都发现了电话的妙处。电话是一件得心应手的设备,非常适用于同客户交流。然而,电话问诊并未被列入 Medicare 计划长达 7 500 项任务的医保目录上(至少,它没有设法促进电话问诊的实际应用)。私人保险往往会仿效 Medicare 计划的支付方式,绝大多数雇主也是如此。

到 20 世纪末期,所有其他专业人士都发现了电子邮件。在某些方面,它比电话还要强得多。但是,阅读和回复电子邮件又没有以务实的方式进入 Medicare 计划的目录。[2]

当医生感觉到第三方支付者正在全方位地挤压自己的费用时,多数人都会设法尽可能地减少自己在无法收费的项目上投入的时间。由于患者无法方便地运用现代通信手段向医生远程问诊,他们只能上门看病。其结果是患者在医生办公室门口排起长队,给真正需要更多与医生当面接触的慢性病患者带来极高的成本。这或许是为什么有那么多人无法从初级保健医生那里得到最需要的医疗服务以及最有可能防止后面更高成本问题的处方药的原因之一。[3]

通过电话或电子邮件向医生问诊的能力对慢性病保健可能有好处。患者与医生面对面碰头不需要那么频繁,尤其是在患者学会如何监控自己的病情并管理自己的医疗时。

其他可能有用——但得不到 Medicare 计划和其他保险商补偿——的医生任务是就品牌药相对于仿制药、治疗药和非处方药替代的成本提供建议。关于可比价格和患者如何通过精明购物省钱的信息将成为有价值的服务,还有谁能比医生更适合提供这类信息呢? 此外,大量研究已经表明,慢性病患者——比如糖尿病或哮喘患者——通常可以管理自己的保健,而且比传统保健成本更低,但健康结果和传统保健一样好或更好,节约了去急诊室的次数。急诊室医生可以给自己和未来的医生省去在指导糖尿病或哮喘儿童的母亲如何监控和管理孩子的医疗上花费的时间和麻烦。但是,在这类教育上花费的时间通常是无法报销的。

10.1.1 逃离陷阱

所有这些问题共同的根源是什么? 跟其他专业人士不同,医生不能自由地按自己认为对患者最有利的方式重新打包和重新定价服务,而是由第三方支付官僚机构告诉他们干哪些任务才有付费以及可以收取多少付费。医生是我们打交道的专业人士当中自由度最小的。然而,这些不自由的主角指挥着消费者五分之一的总支出。

现在,我们要向读者们介绍逃离这一陷阱的最根本方式:Medicare计划应该向帮纳税人省钱的创新性改进付费。医生和医院应该能够像其他专业人士一样,对自己的服务重新打包并重新定价,只要政府的总成本不上升,医疗质量不下降。Medicare计划的这一变革几乎肯定会引爆私人部门的类似变革。

10.2　解放患者

很多患者很难约到初级保健医生,经常只能求助医院急诊室,要排很长的队,而且医疗成本高。其中部分原因是第三方支付者官僚机构决定着患者可以从医生那里获得什么服务,以及每项服务对医生进行多少补贴。为矫正这一难题,患者应该能够购买传统健康保险不买单的服务,包括电话、电子邮件问诊和患者教育服务。要做到这一点,只需允许患者通过一个完全灵活的 HSA 管理更多自己的医疗资金。

赋予患者对医疗资金的直接控制权带来的最大变化不是在市场需求端,而是在供给端。下面将介绍以患者自掏腰包所为主的医疗保健市场商发生的一些实例。

10.2.1　整容手术④

整容手术很少被纳入保险的保障范围。由于提供者清楚自己的患者必须自掏腰包且对价格敏感,患者通常可以:(1)事先找到一个囊括所有服务与医疗机构的打包价,(2)在手术前进行比价,(3)支付的真实价格逐年下降——尽管手术量出现巨大增长且技术创新可观(这也是造成所有其他类型的手术成本上升的原因)。

10.2.2　眼科激光手术⑤

竞争的力量同样遏制了视力矫正手术的价格。激光外科医生还在质量上展开竞争。最近的质量进步包括更精准的矫正、更快的愈合、更少的副作用以及可治疗的患者和病况范围扩大。比如,手术相比,与常规 LASIK 患者只要对每只眼多付一点钱就可以做波前像差引导 LASIK 消除术。

10.2.3　实验室与诊断性化验⑥

患者可以不经过医生预约就自己做血检,并比较不同的诊断性化验机构的价格。这一价格要比医院里同样的化验低 50%—80%。这些服务降低了患者的时间成本和货币成本。在许多情形下,化验结果可以在 24—48 小时内从网上看到。

10.2.4　药品价格竞争⑦

沃尔玛成为全美首家通过收取统一的低价(90 天供应只需 10 美元)杀入仿制药市场的零售商。在许多时候,有药品保障的患者发现沃尔玛的现金价格低于自己在传统药店买药需要与健康计划共担的成本。其他连锁药店被迫推出自己的定价策略应对。

10.2.5　网上药品的价格竞争⑧

Rx.com 是第一个参与全美网上药品市场竞争的邮寄药店。为了同本地药店竞争,它们提供了更低的成本和更便利的服务,包括免费寄送到家。它们还展开质量竞争。比如,大批量的邮寄药店的药品分发失误率比传统药店低得多。在线邮寄药店在改进质量、降低成本和增加便利等方面的商业模式欣欣向荣。

10.2.6　患者用药教育服务⑨

Rx.com 的终极目标是成为一家药品福利管理公司。除了在线药品邮寄服务外，它还提供了一个网站帮助患者识别低成本的治疗性替代方案。这家公司正在与西夫韦超市合作，在商场药店里安装药品比较售货亭。

10.2.7　零售诊所[10]

设在商场和药店里的随到随看诊所提供初级保健服务。它们的竞争优势在于更低的时间与货币成本。为保证一致的质量水平，执业护士按计算机流程操作，电子病历是该流程的一个自然附件。此外，一旦这套系统到位，电子处方就是自然而然的下一步，电子处方操作可以使用降低失误的软件。一项研究发现，分钟诊所要比传统医学实践更遵守医学指南。[11]

10.2.8　电话诊所[12]

Teladoc 现在有 200 万为电话问诊付费的客户，可以随时随地访问到一名医生。由于每个应招医生需要获取患者的病史（以及先前的医生的治疗决策），私人可携带的电子病历是公司商业模式的必要部分。医生电子开药——便于使用安全增强软件来检查有害的药品相互作用。

10.2.9　礼宾医生诊所[13]

一些有创新精神的医生正在以第三方保险无法实现的方式对医疗服务进行重组和重新定价。只要缴纳一笔固定月费，他们就会提供当日或次日预约，帮助预约诊断性化验和专科医生，帮助谈判价格和费用，以及提供其他服务。为了确保快捷服务，很多医生会在急诊室约见患者。

礼宾医生往往会像律师、会计师、工程师和其他专业人士与客户互动一样与患者打交道，包括打电话、邮件咨询和提供便利的网上服务。

10.2.10　为高起付线患者提供礼宾服务

你无需真的退出自己的健康保险计划就能享有礼宾医生服务。

Compass of Dallas 是一家专门帮助高起付线保险参保人应对复杂的医疗市场的公司。比如,这家公司"会为某项特定手术寻找最便宜的医院或机构,找到最适合为一名患者服务的医生,甄别出结果最好和诉讼最少的医生,帮助预约,查看账单猫腻,挑战可疑收费"。

"假如我们发现错误——这经常会发生——可以回头找医生办公室或医院,用他们熟悉的编码语言进行理论,比如'我们来重新评估一下,看看是否需要重新编码并重新提交'。"公司 CEO 埃里克·布里克(Eric Bricker)说。"我们可以在三个网络内找到当日或次日预约且在同一地理区域的初级保健医生"。⑭

10.3　解放雇员

对达到工作年龄的人群,美国医疗保健体系最大的问题之一是健康保险无法随工作变换而被携带。一般来说,当你离开雇主,最后必定会失去你的雇主为你提供的健康保险。人们因为先存条件遇到的几乎所有问题都是因为要从雇主提供的保险过渡到个人购买保险。而这些问题之所以产生,又是因为雇员并不拥有雇主购买的保险。

既然人人都想要可携带的保险,为什么我们却得不到呢? 第一,联邦税法慷慨地补贴雇主提供的保险,却只向不得不自费购买保险的人们提供微不足道的税收减免。雇主支付的保费可免交联邦所得税、联邦工薪税(FICA)以及州和地方的所得税,而个人在自掏腰包支付保费时却享受不到其中任何一种税收福利。

即使存在这么多歧视性税收补贴,如果雇主为员工购买个体有所有权的保险而不是团体保险,保险仍然可以携带。但这里存在第二个问题。几乎在每个州,雇主用税前收入购买归个人所有、可以随着员工换工作和出入劳动力市场而迁移的保险都是非法的。

显然,无论是州还是联邦法律都需要修改。我们需要反其道而行之,尽可能减少雇员获得可携带的健康保险的障碍。

提供保险可便携性的理由非常充足，绝不只是因为多数人想要它这么简单。首先，便携性允许人们和健康计划建立长期持久的关系，进而与医疗提供者建立长期持久的关系。这意味着频繁更换工作的人仍然可以保持医疗的连续性，而这通常是高质量医疗的一个先决条件。其次，拥有便携性保险（以及便携性退休计划及其他福利）的人不会仅仅因为自己的福利无法携带被锁定到一份工作上。可携带的福利与流动的劳动力市场是匹配的，都是动态、竞争性经济的必要构成。最后，在可携带的福利体系中，雇主的角色只是财务性的，而不是行政性的。因此，雇主可以专心做好自己擅长的事，将健康保险交给保险公司。

专栏　对先存条件的优化解决方案

接下来给出十种赋予人们正确而非异常激励的对先存条件问题的解决方案。[15]

鼓励可携带的保险。 几乎所有州都不允许雇主帮员工购买那种归员工自己所有、跳槽也可以带走的健康保险。[16]这种禁令必须被废除。多数时候先存条件之所以产生问题，恰恰是因为健康保险无法被携带。

允许慢病患者拥有特别健康储蓄账户。Medicaid 计划的现金和咨询试点项目正在半数以上的州施行。[17]比如无法离家出行的残障患者可以自行管理预算，自由选择签约和解约服务提供者。其满意率高达 90％百分位数（这几乎是全世界任何健康计划从未达到的比例）。

允许出售特别需要的健康保险。 我们不应该强制保险商向所有人出售包括全部医疗的健康保险，而是应该允许健康计划专门针对一种或多种慢病的治疗出售保单。[18]比如，健康计划可以专门出售糖尿病治疗、心脏病治疗或癌症治疗的保单，而且可以收取市场价格（比如向雇主、其他保险商甚至风险池），此外还要鼓励价格与质量竞争。

允许出售健康状况保险。 为促进慢病保险市场发展,我们应鼓励出售两类保险:一类是保障人们在保险期内的健康需要的标准保险,另一类是支付人们因未来健康状况发生变化并试图更换健康计划导致的保费上涨的健康状况保险。[19]这实际上是一种针对先存条件发生的保障方式。

允许对健康状况变化自我保险。 税法允许雇主用税前收入支付当期医疗费用。但是,雇主或雇员为未来健康状况变化——这会导致医疗成本大幅增长——储蓄无法享受类似的待遇。显然,人们需要具备为未来突发事件储蓄的能力,而健康储蓄账户正是为了支付未来而非当下的医疗成本。

个体买家应享受与雇员同样的减税优惠。 存在先存条件的人多数都想从个人市场购买健康保险。但是,除非属于自雇的个体户,否则他们几乎享受不到税收减免,哪怕是自雇个体户相对雇主提供保险也受到了惩罚。无论从哪里购买,所有保险都应该一视同仁享受到税收减免,无论如何买到保险,个人也应该享有同等税收减免。这会鼓励人们连续购买保险,并提高他们在患病时获得保障的可能性。

允许提供者在 Medicare 和 Medicaid 计划下重新打包、重新定价自己的服务。 我们应该鼓励提供者为糖尿病、哮喘、癌症、心脏病及其他慢性健康问题提出创新解决方案。因此,只要有助于降低政府的总成本,并提供更高品质的服务,提供者就应该被允许提供不同的服务包,并按不同的方式获得支付。

允许获得非强制性保险。 研究表明,多达四分之一的无保险美国人——大部分处于健康状态——因为成本不断上升的强制保险福利导致保费上升而被迫退出市场。[20]但与此同时,这些强制福利提高了慢病患者要缴纳的保费,并减少了他们在需要的治疗上的资金。为了获得糖尿病所需的治疗,糖尿病患者没有理由为别人的人工生殖、自然疗法、针灸或婚姻咨询买单。

打造全国性健康保险市场。更多的竞争——尤其是满足特别需要的保险商之间的竞争——将为慢病患者带来巨大福利。能跨州购买保险将有助于鼓励竞争。

鼓励退休后健康保险。参照以往的历史经验，7 800 万婴儿潮时期出生的美国人有 80％会在有资格享受 Medicare 之前退休。这群人因为现存条件被健康保险拒之门外的概率最高。婴儿潮时期出生的美国人中有三分之一有幸获得退休后的医疗保健。另外三分之二却没这么幸运，哪怕是那些得到承诺的人，最后几乎也会因为资金无法到位而失望。对此的一种解决办法是：让退休后的健康保险享有同上班族的健康保险同样的税收鼓励政策，并允许退休后的保险可被携带。

10.4 解放雇主

当健康保险由每个公司提供时，雇主必然要参与到每个员工的医疗保险的管理当中。这就好比汽车制造商发现自己同时涉足健康保险行业和汽车制造行业。家具、电子设备和每种别的产品或服务的生产者都会面临同样局面。然而，多数雇主(当然包括所有小企业老板)都不愿意涉足健康保险行业。在保险可携带的世界中，它们将无需涉足保险行业。

相比于将健康保险当成一项固定福利来提供，雇主应该可以选择将健康保险当成一种固定缴费。它们会在每一期发工资时帮每个员工的健康保险缴纳保费。401(k)退休计划就是一个模板。新员工不仅清楚自己的工资，而且知道雇主愿意支付多少保险成本。如此，雇主在健康保险中的角色就完全是财务性的。事实上，雇主对员工的健康计划的参与程度将跟它们在员工的 401(k)组合中差不多。

10.5 解放非传统工作场所

如果一名新员工可以通过配偶的健康计划获得保障，那么他或她就无需重复投保。但是,治理工作场所的立法不允许雇主支付更高的工资。[21]此外,一名兼职员工也许愿意接受更低的工资换取加入雇主的健康计划的机会。然而,法律也不允许这么做。

美国税收体系和员工福利体系的制度架构是几十年前形成的,当时的立法者对人们的生活方式看法比较简单:全职工作的丈夫加上作为家庭主妇的妻子,后者就算加入劳动力市场也只是临时为之。如果今天我们仍然这样过日子,这些制度将是不错的安排。然而时移事易,一切早已沧海桑田。

美国的劳动力市场制度要顺应 21 世纪的需要,在适合的情况下,应该允许雇主自由地为员工提供不纳税福利和纳税工资之间的选择。

10.6　解放无保险者

多数无保险者无法获得雇主用其税前收入购买的健康保险。如果他们想获得保险,必须用税后收入购买,这实际上使中等收入家庭的税后价格翻倍。解决办法:必须自己购买保险的人应该享有与雇员在职购买保险同样的税收减免。

10.7　解放孩子

在奥巴马总统执政的头一年,国会投票将州层面的 CHIP 扩大到为 400 万新增儿童提供保障。然而,CBO 的分析表明,国会此举导致其中近半数儿童失去了私人保障,因为他们的父母为享受免费保险而停止了私人保险的保费支付。[22]

这一点为什么重要呢? 一个理由是,这些孩子原先的私人健康保险计划允许他们去看社区内的几乎任何医生,而且几乎可以去任何医疗机构看病。但是,在 CHIP 下,这些孩子只能到比私人健康保险计划提供更少的医生和医疗机构那里看病。在私人健康保险下,医生会在

孩子们身上花更多时间。㉓

这些激励应该颠倒过来。CHIP 的钱应被用于鼓励父母让孩子加入自己雇主提供的或父母选择的私人健康保险计划。

10.8　解放父母

在现行体系下，一名儿童可以参保 CHIP，一名母亲可以参保 Medicaid 计划，一名父亲可以参保雇主的健康计划。但是，跟提供者网络固定的单个保险商签约的医疗结果可能要更好。解决办法：如果 Medicaid 计划和 CHIP 资金可被用于补贴私人健康保险，所有家庭成员都可以参保同一个健康计划。届时，他们可以找同样的医生到同样的医疗机构看病。

10.9　解放慢病患者

根据一些估算，超过四分之三的美国医疗保健支出花在慢病患者身上。㉔医疗常常以离散、断裂和不连贯的方式提供，并导致资金浪费。最有效率的治疗形式（药品）大部分没有得到充分利用。㉕很多慢病患者根本没有接受过治疗。㉖

在正常市场上，企业家会将这种情形当成巨大的商机。如果医疗市场被允许像其他市场一样运作，提供者会发现，解决其他人的难题是符合自己的利益的。他们解决的问题越多，解决得越彻底，拿到手的钱就越多。没有以任何方式打击利他主义，不受约束的医疗市场就可以在降低成本、提高质量和促进可及的事业中抑制对财务利益的追求。

现行体系的问题是雇主和团体保险的出售者都不被允许调整个体的保费以反映更高的预期医疗保健成本。这鼓励保险商在个体投保前寻找健康人，避开病人。参保之后，保险商则有激励对健康人过度提供医疗，对病人提供不足。

这些激励必须被逆转。在 Medicare 计划优先项目中，政府对有更高成本健康需要的老年人支付更高的保费。这鼓励保险公司（特别针对慢性病老年患者）设立专门的健康计划并相互竞争。

慢性病患者还需要能够直接管理更多自己的医疗资金。比如，很多州的现金和咨询项目允许居家的残疾 Medicaid 计划患者聘请和解雇为他们提供服务的提供者。⑳这些项目中的患者满意度高于90％。

10.10　解放退休人员

美国有7 800万婴儿潮时期出生的人，其中相当多的人已经在考虑退休。参照历史的经验，其中超过80％的人会在有资格享受 Medicare 计划（满65岁）之前退休。尽管约三分之一的美国工人有望从雇主那里获得退休后的医疗保健，但这些承诺无一得到资金保证，就像在汽车公司的例子中，雇主也许不会完全说话算话。

由此造成的结果是，数百万退休人员会发现自己不得不从个人市场上购买保险。在那里，他们将面对一些不愉快的现实，兴许是会让很多人感到震惊的现实：

- 在工作阶段，雇主通常会支付大约75％的保费。退休以后人们就得自掏腰包支付100％的保费。
- （无论年龄大小）雇员支付的（比如个人保险）保费的比例通常相同，但一名60岁的老年人缴纳的保费通常比一名20岁的年轻人高出5—6倍。
- 雇主被迫接受员工加入自己的健康计划并（不论健康状况）收取同样的保费，但个人市场的人通常面对医疗核保。他们可能会因为某种健康问题被收取更高的保费；他们可能面临排斥或被完全拒保。如果他们被迫加入一个风险池，或许会面临等待期和更高的保费。

通常来说，税法、劳工法以及员工福利法都支持活跃的雇员并歧视

退休人员。比如,下面是妨碍提早退休者获得可承受健康保险的三个公共政策壁垒:

- 雇主不能用免税的资金向他们的退休员工个人拥有的保险缴纳保费。

- 退休人员必须用税后收入支付保费。

- 雇主和雇员都没有为未来医疗费用(包括退休后的费用)储蓄的便利方式。

雇主通常要么承诺在员工退休后继续提供医疗保健,要么完全不作承诺。换言之,雇主可以继续让退休员工参与自己的团体保险——用税前收入支付费用——或者无所作为。在二者之间没有中间地带。比如说,若一个雇主无力为一名退休员工支付 12 000 美元的家庭保障,也不能与员工平均分摊,向这名雇员个人拥有的保险贡献 6 000 美元。这样的贡献将被视为应税收入。

对这些问题明显的解决办法是:[28](1)允许雇主缴费(比如,向退休人员的 HSA 里面打款);(2)允许退休人员用税前收入支付自己承担的部分保费;(3)允许活跃的员工及其雇主免税储蓄——双方都清楚他们将面临退休之后的医疗难题。

注释

① John C. Goodman,"What's Wrong with the Way We Pay Doctors?" *John Goodman's Health Policy Blog*,December,2009,http://healthblog. ncpa. org/what%E2%80%99s-wrong-with-the-way-we-pay-doctors/.

② 大约 34%的医生给患者邮件问诊。*Wall Street Journal* Staff,"Vote: Should Physicians Use Email to Communicate With Patients?" *Wall Street Journal Health Blog*,January 10,2012,http://blogs. wsj. com/health/2012/01/10/vote-should-physicians-use-email-to-communicate-with-patients/.这些消息通常是提醒病人关于预约或其他通知的消息。电子邮件咨询很少。

③ John C. Goodman,"Time,Money,and the Market for Drugs," in *Innovation and the Pharmaceutical Industry: Critical Reflections on the Values of Profit*,eds. H. Tristram Engelhardt,Jr. and Jeremy Garrett (Salem,MA: M

&. M Scrivener Press，2008），153—183.

④ Devon M. Herrick, "Why Health Costs Are Still Rising," National Center for Policy Analysis，Brief Analysis No.731，November 2010.

⑤ "LASIK Lessons," *Wall Street Journal*，March 10，2006，A18. Also see Ha T. Tu and Jessica H. May, "Self-Pay Markets in Health Care: Consumer Nirvana Or Caveat Emptor?" *Health Affairs*，26，No.2（2007）: w217—w226. doi: 10.1377/hlthaff.26.2.w217.

⑥ Devon M. Herrick, "Consumer Driven Healthcare: The Changing Role of the Patient," National Center For Policy Analysis，Policy Report No.276，May 2005.

⑦ Herrick, "Consumer Driven Healthcare: The Changing Role of the Patient."

⑧ Devon M. Herrick, "Shopping for Drugs: 2007," National Center for Policy Analysis，Policy Report No.293，November 2006.

⑨ Herrick, "Shopping for Drugs: 2007."

⑩ Devon M. Herrick, "Retail Clinics: Convenient and Affordable Care," National Center for Policy Analysis，Brief Analysis No.686，January 2010.

⑪ Minnesota HealthScores website: http://www.mnhealthcare.org/.

⑫ Devon M. Herrick, "Convenient Care and Telemedicine," National Center for Policy Analysis，Brief Analysis No.305，November 2007.

⑬ Devon M. Herrick, "Concierge Medicine: Convenient and Affordable Care," National Center for Policy Analysis，Brief Analysis No.687，January 2010.

⑭ "Dallas-based Compass Turns Patients into Smart Consumers," *Dallas Morning News*，September 10，2011.

⑮ John C. Goodman, "Ten Small-Scale Reforms For Pre-existing (Chronic) Conditions," *Health Affairs Blog*，January 27，2010，http://healthaffairs.org/blog/2010/01/27/ten-small-scale-reforms-for-pre-existing-chronic-conditions/.

⑯ John C. Goodman, "Employer-Sponsored, Personal, and Portable Health Insurance," *Health Affairs* 25，No.6（November 2006）:1556—1566.

⑰ Randall Brown et al., "Cash and Counseling Evaluation Changes Policymakers' Approach to Consumer Directed Care," AcademyHealth，2009，http://www.academyhealth.org/files/publications/cashandcounseling.pdf.

⑱ John C. Goodman, "Patient Power for Chronic Illness," *Health Affairs Blog*，February 12，2009，http://healthaffairs.org/blog/2009/02/12/patient-power-for-chronic-illness/.

⑲ John H. Cochrane, "Health-Status Insurance: How Markets Can Provide Health Security," Cato Insitute, Policy Analysis No.633, February 19, 2009, http://www.cato.org/pub_display.php?pub_id=9986.

⑳ Gail A. Jensen and Michael A. Morrisey, "Employer-Sponsored Health Insurance and Mandated Benefit Laws," *Milbank Quarterly* 77, No.4 (1999).

㉑ Terry Neese and John C. Goodman, "Five Family Friendly Policies," National Center for Policy Analysis, Brief Analysis No.620, July 2008.

㉒ Noelia Duchovny and Lyle Nelson, "The State Children's Health Insurance Program," Congressional Budget Office, Congress Of The United States, May 2007, http://www.cbo.gov/sites/default/files/cbofiles/ftpdocs/80xx/doc8092/05-10-schip.pdf.

㉓ Craig L. Garthwaite, "The Doctor Might See You Now: The Supply Side Effects Of Public Health Insurance Expansions," National Bureau of Economic Research, Working Paper No.17070, May 2011.

㉔ Institute of Medicine, *Living Well with Chronic Illness: A Call for Public Health Action* (Washington, DC: National Academies Press, 2012).

㉕ William H. Shrank et al., "The Use of Generic Drugs in Prevention of Chronic Disease Is Far More Cost-Effective Than Thought, and May Save Money," *Health Affairs* 30, No.7 (2011):1351—1357.

㉖ 在研究中,接受调查的慢性病患者中只有不到一半的人病况得到了控制,参见 Jonathan R. Javors and Judith E. Bramble, "Uncontrolled Chronic Disease: Patient Non-Compliance or Clinical Mismanagement?" *Disease Management* 6, No.3, (2003):169—178. doi:10.1089/109350703322425518。

㉗ Randall Brown et al., "Cash and Counseling: Improving the Lives of Medicaid Beneficiaries Who Need Personal Care or Home- and Community-Based Services," Final Report, Contract No.: Q14690, MPR Reference No.: 8349-110 Mathematica Policy Research, Inc., August 2007, http://www.mathematica-mpr.com/publications/pdfs/CCpersonalcare.pdf.

㉘ Pamela Villarreal and Devon M. Herrick, "Healthcare Costs During Retirement," National Center for Policy Analysis, Brief Analysis No.660, May 2009.

11　设计理想的健康保险

美国当代的健康保险体系继承了历史上的两种主导模式：按服务付费模式与HMO模式。两种模式都给患者和他们的医生营造了异常激励。

这两种模式最近的所有变化形式，几乎都是为了减轻和控制这些异常激励——但常常是通过引入一套新的异常激励。这么说很可能不算是夸张，美国健康保险的演化就是一个异常接着一个异常，每次新一波的设计浪潮都是为了克服前面的设计产生的坏结果。

在按服务项目付费模式下，保险的设计是对所提供的每项服务支付一项独立的费用，患者通过起付线、共同保险或共同支付额等形式承担一定的费用。在HMO模式下，提供者获得一笔固定费用，不管提供的服务数量是多少。

当医疗保健被视为免费时（HMO模式），患者就有动机消费到它的边际价值等于零为止。由于医疗成本肯定大于零，这意味着不受限制的患者会非常浪费性地消费医疗资源。作为典型按服务付费计划特色的起付线和共同保险只是对这些扭曲激励的轻微矫正。比如说，如果患者支付20%的账单，他们的激励将是消费一直到医疗保健的边际价值只值20美分。

在提供者端，按服务付费模式鼓励过度提供，因为更多服务会给医生、医院或其他提供者带来更高收入。相比之下，HMO模式则鼓励提供不足，因为任何未花到医疗上的剩余固定费用提供者都可以拿走或变成某种形式的补偿。

读者或许想知道这两种模式究竟有什么魅力让我们的前辈人人为之神魂颠倒。对此，简单的回答是，二者都是第 3 章讨论过的医疗保健技术专家思维的产物。换句话说，这两种产品都忽略了经济激励。

比如，两种模式都隐含地假定：(1)疾病的数量有限且大体不在被保险人的控制范围内；(2)疾病的治疗方法有限且定义明确；(3)由于患者的无知和信息不对称，治疗决策总是由医生过滤把关，后者会基于自己的知识和经验或临床执业指南作决策。如此，两种模式都（如此这般地）隐含假定经济激励可以被忽略。

尽管 HMO 常被视为更现代的模式，它实际上与医疗市场正在发生的变革更不兼容。传统的 HMO 模式从根本上讲是基于患者的无知。其基本思想很简单：让医疗保健在消费时免费，通过医生配给并剔除被判定为"不必要"或至少不是"成本有效"的选项来控制成本。

但是，这一模式只在患者愿意接受医生的意见时才管用。而这只有在患者不知道还有其他（也许更贵的）选项时才成立。

然而，技术创新的爆炸和诊断与治疗的医疗科学知识的迅速扩散已经让这些假设变得过时。

我们可以将全部 GDP 有意义地花到医疗保健上去。事实上，我们完全可以将 GDP 花到诊断性化验一项上，而不治疗真正的疾病。新的现实是，患者正变得越来越跟医生一样懂行——当然并不是关于如何行医，而是医学实践如何造福自己。现代医学造福患者的潜力与对这些福利和无需自掏腰包的普遍觉醒结合到一起，意味着 HMO 模式只会带来灾难。相对而言按服务付费模式算是个小小的进步。

有人相信有管理的医疗和执业指南能解决这些问题。想象一下，有一种允许你买想要的所有百货商品的百货商店保险；但是，当你扫完货走在超市过道上时，迎面遇到一群有备而来的官僚，对你放入购物车里的每件东西斤斤计较。真的有人想要买这样的保单吗？这比传统健康保险的设计好不了多少。

因此,我提出了一种新方法。它综合了一个老概念(灾害保险)和两个相对新的概念:全民的 HSA(控制需求)和普及的卓越中心或"焦点工厂"(控制供给)。我相信,如果我们依靠市场而非监管者来解决问题,这种方法将会自然涌现出来。

11.1　设计理想的健康保险计划[①]

让我们推倒重来。想象你可以联合另外 999 个人,一起设立一个只为 1 000 人服务的保险计划。这 1 000 个人情况各异。有老有幼,有男有女,有人身体健康,有人生病。给定这些及其他差异,该如何设计一种所有人都愿意参加的保险计划呢?

在回答这一问题时,请忘掉正规保险产业里的官僚机构;忘掉州和联邦监管;忘掉联邦税法;忘掉其他一切会对全体一致同意产生人为障碍的因素。你只能靠自己。你必须设计一项最符合你自己和同伴的需要的保险计划。接下来,我们讨论一些无法回避的问题以及一些建议的解决方案。我希望这个思想实验将有助于启发我们自由的保险市场会如何演化。[②]

11.1.1　进入条款

你必须作出的第一个决策是该向加入保险池的人收取多少保费。无论你决定在计划中保障哪些福利,都必须收取足够的保费覆盖全部成本。那么,每个人要付多少钱呢? 我给出的建议不仅可以解决这一问题,而且能避免许多其他问题。事实上,不听从这一建议的话,你的团体几乎无法在任何其他问题上达成共识。这个建议是这样的:每个人应该支付一笔等于其给 1 000 人的保险池增加的期望医疗成本的保费。如果 A 增加 1 000 美元,向他收取的恰当保费就是 1 000 美元;如果 B 的期望成本为 5 000 美元,B 就应该支付 5 000 美元;如果 C 的期望成本为 10 000 美元，C 就应该支付 10 000 美元。[3]

要是对某些人收取的保费太高以至于他们无力承受，那该怎么办呢？此时，他们要么退出保险池，要么其他人必须向他们慈善捐款。由于所有协议是自愿的，选择不是强迫的。我们已经看到，政界人士通常试图通过人为压低高成本参保人的保费来解决问题。但是，有人收费过低必然意味着其他人收费过高。

被过高收费的人想要更少的保障，被过低收费的人则想要更多。如果我们希望人们作出经济理性的决策，向他们收取的保费就得保证他们增加保障的期望收益等于期望成本。

11.1.2　更新条款

在保险到期时（比如一年），人们应该被允许按照什么条件更新保单呢？那些健康恶化的人应被收取更高保费吗？那些更加健康的人又该被收取更低保费吗？

不妨将保险和赌博做个比较。我们向保险池中的每个进入者收取等于其期望成本的保费，这样这个赌博对所有人都公平。但是，基于健康状况变化改变保费，就像在骰子掷下去之后更改规则。这违背了保险的初衷，等于将风险转嫁给他人。因此，合理的规则是在更新的时候提高或降低所有人的保费（基于整个团体的成本比预期的高或低）。那些在参保之后患病和产生高医疗成本的人不会受到惩罚，而是会获得保险的全部价值。

上述规则正是个人保险市场的大致特征。在开始投保时，人们可能被收取不同保费（基于年龄、性别，也许还有健康状况）。但是，一旦加入保险计划，没有人会因为健康恶化被排挤出去或被收取更高保费。保险更新是有保证的，要提高保费，就必须对所有人等比例提高。

现在，小团体市场在大多数州的运作方式都大不相同。一家企业的保费每年动态调整，但并非基于该企业员工所在的大集团的经验，而是基于该企业员工自己上年的经历。事实上，这就好比每家企业的员工在年底被踢出了保险池,只有在基于他们预期的健康成本变化支付新保费之后才被允许重新进入。在监管约束下,小团体市场的参保人每年只能购买一次保险。如果这种做法应用到人寿保险商,意味着每个人的保费每年将会被重新评估,那些在上一年被诊断出癌症或艾滋病的人的保费将会是天文数字。这种做法几乎相当于摧毁人寿保险市场。④难怪小团体健康保险市场总是处于危机当中。

11.1.3 第三方保险与自我保险

我们假设的1 000人的团体面临的下一个决策是如何配置财务责任。联邦立法现在允许往 HSA 里面存款享有跟雇主支付的保费同样的税收优惠。但是,现行法律缺少应有的弹性。

在我们的假想练习中,假设联邦税法对保费(第三方保险)支付和HSA 存款(自我保险)完全一视同仁。我们希望哪些服务直接从人们的 HSA 中支付,哪些由一般保险池保障呢? 换言之,我们希望哪些医疗成本由团体支付,哪些由人们用自己的资源保障?

每当人们将自己的资源转到一个保险池时,就会产生两种负面后果(至少会增加整个团体的成本、减少自主权)和一种正面效应(降低风险)。问题是要保证风险的降低值得我们付出额外的保费获取。我们想象的保险池面临着跟任何其他保险方案同样的问题。每当保险支付一笔医疗账单,患者的激励都会被扭曲。当有人为我们买单时所有人都倾向于过度消费,而这种倾向会提高成本。为防范这种倾向,我们可以考虑管理式医疗发明的某些技巧,但这会限制我们的选择,减少我们的自主权,而且可能降低我们获得的医疗的质量。即使医疗质量不下降,相应的管理成本也很高。

因此,无论保险计划设计得多好,整个团体的医疗保健支出都高于每个人自己购买同样的医疗支付的账单之和。如果我们面临的风险降得足够低,更高的成本也许是值得的。但是,到什么点上我们为风险降低所支付的价格会变得过高呢? 具体来说,什么时候将风险转嫁给一个保险池值得，什么时候将资金存到一个我们自己拥有和掌控的账户内（自我保险）更好呢？三个一般问题可以帮助我们找到答案：

1. 被购买的医疗服务是由一个风险事件还是由个人偏好触发？

2. 将风险转嫁给第三方的价格是高还是低？

3. 无法获得一项服务或购买了不恰当的服务会潜在地给风险池中的其他人带来成本吗？

第一个问题与人们获得医疗服务的条件有关。人们对医疗保健的态度各不相同。他们在风险厌恶水平上也有差异。以癌症筛查的诊断性化验为例。如前所述，检查越频繁，成本越高。但是，医疗科学对这类检查应有的频率的证据存在分歧，这使得其成为持续争议的主题。⑤这意味着有关诊断性检验的决策往往反映的是个人的价值判断，而人们的价值取向不一。一般来说，当一项检验并非由风险事件或某个其他迹象激发时，它应该是一个个人偏好问题。

作为一个一般法则，支出越取决于个人选择而非外部事件，自我保险就变得越合适。这种考虑表明我们应该鼓励个人直接购买更多的诊断性检验、更多形式的预防性医疗以及大部分初级保健。

第二个问题强化了这一结论。将癌症治疗的风险转嫁给一个保险池成本相对更低。对转嫁的每一美元的风险，增加的保费只有几分钱。而将诊断性化验的风险转嫁到一个风险池的成本相对较高。对转嫁的每一美元的风险，增加的保费接近一美元。因此，用保险保障癌症治疗的回报高，而保障癌症筛查的回报低。

第三个问题涉及一个人的决策的医疗后果是否会给风险池的其他成员带来成本。以儿童疾病的免疫为例。研究表明这些程序避免了未来产生高于疫苗成本的医疗支出。⑥这意味着一个保险池的成员有自己的经济激励让所有加入保险池的孩子打疫苗。由保险池来支付疫苗成本（从而承受比自付更高的成本）或者强制全体成员打疫苗（从而减少自主权），具有经济上的合理性。

与无法获得满意的服务所产生的问题息息相关的是购买错误的服

务产生的问题。假设我们的保险计划起付线为 3 000 美元,一名成员被诊断出患有癌症。在这种安排下,患者将支付第一个 3 000 美元的治疗成本,并且会对怎么花这笔钱作出自己的决策。但是,这个 3 000 美元的决策会对后面的治疗成本产生巨大影响,前期的糟糕决策会对团体产生更大的后期成本。这些考量会得出主张在整个治疗体系高成本时通过保险池为所有成本付费的推断。⑦

表 11.1 总结了个人支付和第三方支付各自的理由。通过第三方支付为每种医疗服务买单可能会造成很大的浪费。这种浪费只能通过第三方对个人医疗消费咄咄逼人的昂贵的监督来控制。这种控制必然干预医患关系。有些人宁愿牺牲自主权,这或许解释了为什么传统的 HMO 市场一直存在。但是,很多人宁愿自己买单自己掌控,尤其是在将控制权转移给第三方支付者无法真正降低财务风险时。

表 11.1　一般规则

个人选择	集体选择
1. 无风险医疗事件	1. 有风险医疗事件
2. 第三方保险价格高	2. 第三方保险价格低
3. 个人选择不会产生外部性	3. 个人选择会对他人产生风险

图 11.1 表明,即使考虑到表 11.1 中的每条一般规则,仍然有些健康服务无法被毫无疑义地划分到"自付"或"第三方支付"的类别。因此,理想的健康计划可能涉及相当大的自由裁量权,如何行使自由裁量权取决于成员的偏好。重要的是要认识到,在理想的健康保险安排中,有些决策要留给个人,其他决策要留给集体。

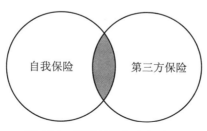

图 11.1　适当的财务责任分工

11.1.4   自我保险的融资机制:HSA

对个人控制的一种常见反对意见是,人们并非总是作出明智的决策。但是,在我们想象的保险池中,每个人必须自愿同意保险计划的设计,因此不能完全摆脱个人决策和偏好。此外,即使有最全面的保障,个人也必须对什么时候看医生以及是否购买一种非处方药作出决策。因此,哪怕一名患者想把所有决策交给别人,也是不可能做到的。对自付医疗的更高级的一种反对意见是多数医疗支出是意想不到的,那些等着发工资过日子的人们难以提前做好预算。

对这种反对意见的一个回答是我们有 HSA。在标准的实践中,很多雇主每月会向账户里面存钱,而雇员可以从中取钱支付雇主的健康计划不提供保障的费用。未花在医疗上的钱必须留在账户里面,直到保险到期(通常是一年),到期后雇员可以把钱取出来,用于其他方面——不过要先纳税,(如果 65 岁前取的话)还要支付 20％的罚金。[8] HSA 让那些承受不起直接支付压力的家庭的自我保险变得可行。但是,这样的账户设计应该如何同第三方保险保障结合呢?

11.1.5   HSA 设计的含义

图 11.2 的左边刻画了联邦立法强制实施的雇主计划中的 HSA 设计。[9] 在这个例子中,保险计划支付起付线(比如 3 000 美元)以上的全部成本。这里的 HSA 存款额为 2 000 美元。因此,雇员从 HSA 里面取钱支付第一个 2 000 美元的医疗费,接下来的 1 000 美元自掏腰包。其余的成本都由保险计划支付。

(注意,自由伴随着责任的增加。在现有雇主计划中,个人通常可以自由地用 HSA 内的钱购买未纳入保障的服务。因此,一名雇员可以把账户里面的钱全部花在脊骨神经服务上——哪怕这些服务并不在保险保障之内,而且这些支付并不算在起付线内。一名粗心的雇员可以把自己 HSA 账户内的钱全部花在保障范围外的服务上,以至于不得不自掏腰包支付全部的免赔额。)

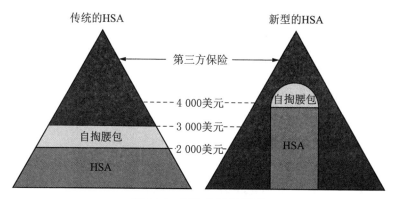

图 11.2　HSA 设计示意图

　　但是,HSA 的这种设计未必是理想的。图 11.2 右边的设计更为可取。在这种设计下,保险计划对某些治疗支付第一美元,参保人可以对其他服务支付更高的金额。图 11.2 右边还有一个优势:它与现有的有管理的医疗计划契合。斯坦福大学教授阿兰·安索文在写给当时的加利福尼亚州州长皮特·威尔逊(Pete Wilson)的一封公开信中总结了这些计划在保持会员满意度上遇到的一个问题。⑩安索文描述了一名因为被拒绝做"非医学必要的"超声波而对 HMO 医生大发雷霆的女士。安索文推测,如果这位女士必须自掏腰包为这些服务支付 50 美元的话,将会感谢这名医生帮她省下了一笔钱。诸如此类的事件让安索文相信,允许患者自掏腰包是让有管理的医疗运转起来的必要条件。

　　图 11.2 右边已经在南非变成了现实。1993 年,该国几乎所有主要保险形式都开始公平竞争(HMO、PPO 等),这部分是因为保险监管放松,部分因为南非国家税务局作出了一项有利的裁决。任何优化健康保险计划设计的好想法都被允许尝试。在 20 世纪 90 年代,MSA 计划占据了私人健康保险市场半壁江山以上。⑪

　　按照美国法律,美国人免税的 HSA 必须至少对个人设定 1 200 美元、对家庭设定 2 400 美元的起付线,它适用于除预防保健之外的所有服务。南非的 MSA 更加灵活。这种计划通常对多数医院程序提供第一美元的保障,其理论依据是,在医院内患者几乎没有机会行使选择权。但是,高起付线适用于自选服务的费用,包括在医生办公室内提供的多数服务。[12]

南非更为灵活的方法还允许更明智的药品保障。高起付线适用于普通患者的多数药品,典型的计划则从第一美元开始支付治疗糖尿病、哮喘及其他慢病的药品费用。其背后的理论是:鼓励患者在预防治疗成本更高的病情发展的药品上吝啬,并非明智之举。[13]

11.1.6 第三方支付的设计

现在的多数雇主计划都允许雇员通过承担更高的共同支付到"网络外"求医问诊。这种选择一直颇受欢迎,是因为员工抱怨封闭网络的限制性。然而,分析家们认为,这些选择可能大幅提高健康保险的成本。[14]人们蜂拥到有管理的医疗计划,似乎是冲着它们的低保费而来,但参保后却要求计划提供有损其成本控制能力的选择。

表11.1总结的方法指向了一种不完全的解决办法。网络外医生的成本更高的原因——哪怕支付的费用跟网络内医生一样高时——是他们可能预订更多检查,产生更多辅助服务使用。但是,如果第三方支付主要限于治疗或疗效服务,且患者用自己 HSA 账户内的钱支付诊断性服务的成本,这种担忧就大大减少了。

问题仍然存在,就是如何控制疗效成本又不过分限制患者选择或损害质量。一种可能的解决办法是对原有想法做些改造:建立费用表。保险产业时不时会想尝试对各种服务向医生支付固定费用。如果患者选择收费更高的医生,就自掏腰包支付差额成本。在现代医学中,我们知道医生的费用只是一名医生产生的大量复杂成本中的一部分。因此,单单控制医生的费用是不够的。那为何不调整保险计划对整个治疗方案的成本呢?

一些评论者将如此设计的保险称为"基于价值"的健康保险。[15]但是,这种设计与传统灾害保险的某些特征也吻合。

设想有一名患者被诊断出癌症,健康计划通常会签约向一家医疗机构支付一笔保障全部成本的固定费用。如果保险计划确信这笔固定费用是自己的风险上限，它就没有经济激励限制患者的选择。比如，它可以允许患者找别的提供者看病，并（在必要的时候）自掏腰包或从HSA中支付更多成本。通过这种方式，保险计划就控制住了自己的成本，而患者仍然可行使选择权；这种选择会迫使健康计划维持自己首选的医疗机构的质量。

拿着健康计划的钱到别处寻求治疗的决策未必是一劳永逸的。对慢病可能需要每年重新确认。以糖尿病为例。由于传统的糖尿病治疗向来都不理想，很多患者和医生一直深信，患者（在一名医生帮助下）可以自行管理糖尿病，这要比有管理的医疗更有效率。[16]为什么不让他们试试呢？健康计划可以每年向这名患者的HSA内存钱，并将全年的财务责任转嫁给患者。如果担心钱被浪费，健康计划可以掌控这个账户，并监督其使用。

这方面的一个探索实例同样来自南非。"发现健康"公司（南非最大的MSA计划卖家之一）允许它的糖尿病患者加入一个特别糖尿病管理项目。在这种安排中，该公司每月向这个项目支付大约75美元，患者从自己的MSA账户中另外支付25美元。它正在考虑以同样的方式处理许多其他慢病。[17]

11.1.7 灾害保险模式

为了理解这条思维线索可能通向的终点，我们来比较一下灾害保险和传统健康保险。当一次汽车事故发生后，索赔理算人会审视损毁情况，并给车主签发一张支票。房顶的冰雹损失也是按照同样的方式，根据房主的保单处理。在两种情形下，被保险人都可以自由地对损失维修付费。相比之下，传统健康保险则基于保险商不根据病情付费而是对医疗保健付费的思想。健康保险商拒绝灾害保险模式本身不足为奇。毕竟，蓝十字就是由医院发起为了保障医院账单有人买单而设立的。蓝盾则是为保证医生的费用有人支付而由医生设立的。[18]如果汽车险由汽车维修店开发，它们也会拒绝这种灾害保险模式。

这里并不是要建议我们赋予被保险人完全的选择自由。针对病情付费并允许患者放弃医疗把钱花到享乐上，并不符合健康保险池的自我利益，因为未治疗的病情后面可能发展成治疗成本更高的重病。[19] 我想建议的是，如果人们大体上可以自由选择自己的治疗方式，并让市场自由地满足他们的需要，健康保险会朝着灾害保险模式的方向迈出一大步。

11.1.8　被保障的服务

今天健康政策中最具有争议的问题之一是健康保险商必须保障哪些服务。特别利益团体已经说服各州立法者强制保险商保障大量高成本服务，无论投保人是否愿意为这种保障付费。[20]

在我们假设的健康计划中，这些特别利益没有发言权，只有1 000个参保人说了算数。话虽如此，传统保险已经做了理想的保险计划无需做的许多武断区分。比如，传统保险对医生做的背部治疗付费，却不对脊骨神经医生付费。它对精神科医生提供的精神健康服务付费，却不对心理学家付费。其中的理由部分是误以为能省钱，但也反映了医生们希望保险为自己的服务付费的利益诉求，而不是个人对防范灾难性成本的利益诉求。

灾害保险模式有助于解决上述问题。健康计划可以控制成本，赋予患者同时从多个竞争的提供者之间进行选择的自由。配合人们进入健康保险计划时应支付全部成本，以及非风险事件的医疗消费决策应该由个人从 HSA 买单的思想，我们的理想健康保险应该会让保障决策变得容易得多。

11.1.9　退出条款

回顾一下，个人市场的保险合同几乎总是强制续保的。一旦加入某个保险池，人们就有资格一直继续待在里面，并支付跟其他人一样的保费,无论自己的健康状况如何变化。然而,这种承诺完全是单方面的。保险商对参保人作出无限承诺,参保人却可以随时选择离开池子。

这种单向承诺带来了问题。新的保险池主要吸引健康人士,因为保险商往往会拒绝向已经患病的人提供保障,或者附带排除条款和附加条件限制这些人(其结果以医疗承保著称)。随着有些参保人陆续患病,所有人支付的保费必须上涨才能覆盖医疗成本。因此,成熟的保险池收取的保费几乎总是比年轻的保险池高。这赋予健康的人离开成熟保险池的激励。转到年轻的保险池之后,健康的人可以摆脱高保费。但是,成熟池子中的患病成员却没有这种选择空间。如果他们想转,新的保险池要么拒保,要么会因为他们的病情向他们收取更高保费。其结果是,在个人市场不难看到保险商提供同样的保障却(根据保险池的年龄)收取截然不同的保费的情况。比如,一个成熟保险池的成员每月要支付 1 000 美元或更多,而一个年轻保险池的成员只需要支付几百美元。这些显然并不是理想健康保险体系的特征。

一种可能的解决办法是让双方都作长期承诺。为了换取保险商的无限期承诺,成员也向保险池作出长期承诺,比如 3—5 年。这并非意味着人们在想离开时会被困在一个健康计划里,只是意味着必须经过同意才能离开这个保险池。比如,如果一个健康成员离开高成本计划 A 加入低成本计划 B,B 会向 A 补偿损失。反之,如果一个生病的成员离开 A 加入 B,A 要为 B 接受这名成员并支付更高的期望医疗成本而补偿 B。[21]在这种模式中,重新签约总是可以的,但前提是要让所有人状况改善。[22]

此外,在上述的理想健康保险体系内,人们更换保险商的理由会大大减少,因为他们的保险池主要提供的是金融(保险)服务,而不是医疗保健。一名成员若想找某个特定的医生看病或接受更优质的医疗,根本无需从健康计划 A 转到 B。

11.2 市场能自发形成理想的健康保险计划吗?

这里勾勒的思想只是建议性的。我们并不指望个人开发出自己的健康计划。那是竞争和市场应该做的事情。企业家应该大胆创新和实验,找到人们想要购买的产品。但是,如果没有监管干预,我们能依靠市场实现最佳结果吗?

11.2.1 患者作为医疗服务的买家

对个人直接对多数诊断性和预防性服务付费的一种反对意见是,他们无法得到最低的价格或最高的质量。但是,有证据表明,无保险的个人(自掏腰包)拿到的价格折扣跟大买家一样优惠。[23] 即使事实并非如此,也没有理由说健康保险本身无法为其成员谈判争取到折扣价(哪怕成员在接受服务时要自己掏钱)。

质量问题要困难得多。但是,解决办法不是对每项服务的第一美元实施有管理的医疗。假设作为 HMO 网络的一部分,蓝十字为成员建立初级保健诊所。蓝十字对外宣称,这些诊所可以提供高品质、成本有效的医疗。如果这是真的,为什么只收治 HMO 成员呢? 何不让所有人都进入诊所,为同样的服务自掏腰包? 只要该计划本身成本不上升,一个健康计划就没有理由拒绝直接与医疗签约的患者。事实上,健康计划本身可以提供咨询和其他购买服务,帮助患者作出明智的选择。

11.2.2 卓越中心与焦点工厂

高成本的治疗性服务可以建立让患者买单的可操作市场吗? 事实上某些地方已经做到了。有管理的医疗的支持者常常举 Mayo 诊所作为成本有效医疗的例子。他们忽视了以下事实,Mayo 的大部分客户属于按服务项目付费患者。哈佛大学教授雷吉娜·赫茨林格所称的焦点工厂(提供高效、专业化医疗)正在变成现实。[24] 这些医疗企业实现了更低的价格、更低的死亡率、更短的住院日以及更高的满意度。

约翰斯·霍普金斯乳房中心是一个乳房切除的焦点工厂。得克萨斯州休斯敦 M.D.安德森（M.D. Anderson）癌症中心是一家癌症的焦点工厂。Pediatrix 医疗集团——在 33 个州管理新生儿单元提供儿科服务——是另一家焦点工厂的例子。㉕焦点工厂正在美国各处涌现，提供癌症、妇科和整形等服务。㉖一个令人叹为观止的成功典型是肾病专家伯纳德·萨利克（Bernard Salick）医生，他因为打造了一个全天候治疗癌症的全国连锁诊所而成为一名百万富翁。

患者无需仰仗他人帮助就可以利用这些新兴的市场。事实上，有些焦点工厂开始直接向患者打广告。在一个电视广告中，美国癌症治疗中心请罗格·斯坦普（Roger Stump）现身说法，这名胰腺癌患者在另一家医院的医生放弃治疗之后在这里重获新生。㉗

11.3　理想健康保险的好处

理想健康保险相对现有的健康保险制度有三个格外优越的特征。

11.3.1　理想健康保险以患者为中心

大部分健康支出将会放在我们个人拥有并掌管的账户里。患者从这些账户里支付绝大部分医疗服务，医生可以自由地充当患者的代理人，而不是成为第三方支付者的代理人。由于患者在医疗市场花的是自己的钱，医生将有动力兼任患者的财务顾问和健康顾问。医生不仅会基于价格和质量展开竞争，而且会基于钱的价值展开竞争。

高成本疾病治疗的理想健康保险将以患者为中心。不是由第三方为每笔医疗费买单，保险商会定期往慢病患者的 HSA 账户里面存钱，让他们自由地从相互竞争的焦点工厂中选择自己心仪的提供者。相比于第三方对昂贵急性医疗指手画脚，患者可以提取一笔固定的资金，在自己挑选的卓越中心或焦点工厂实现自己的健康需要。

11.3.2 理想健康保险允许保险商回归保险主业

有管理的医疗革命的后果之一是将保险商变成了医疗的提供者。为我们的医疗买单的实体通常也是我们提供医疗服务的实体。这种混业模式产生了三个负面后果。

其一，当保险与医疗两类业务合并时，健康计划会有拒绝提供医疗的异常激励。大量有关医疗提供不足导致悲剧性后果的新闻故事就是这种错误激励的证据。[28]

其二，当选择保险商实际上也是有效选择提供者网络时，消费者必须作出的决策超出了人类的能力。理想的情况是，患者不应该等到有心脏病时才不得不去选心脏科专家，也不必等到患上癌症之后才去选肿瘤专家。但是，在当今的市场上，当你选择保险商时，无论你是否意识到，你同时也选择了自己的心脏病专家和癌症专家。

其三，有管理的医疗革命将强迫市场卖方（医生、医院管理者等）有效率提供医疗的责任下放给了市场的买方（保险商）。在其他市场上，我们不会依靠买家告诉卖家该怎么生产产品。毫无疑问，其他市场不这么组织是有充分理由的。

相比之下，理想健康保险允许保险商专心做自己擅长的：对风险进行定价和管理。市场的供给端将被鼓励组织形成焦点工厂，并引入其他有效方法生产出低成本的优质医疗。市场仍然可以在必要时自由地将保险和医疗整合到一起。对癌症治疗这样的专业化服务，也许会产生有效率的专业化保险产品。通过为人们提供在健康状况改变时（无需额外成本）就离开一个保险池加入另一个保险池的机制，理想的健康保险允许这些市场自然涌现。

11.3.3 理想的健康保险因信息自由流动改善

在现有体系下，消费者掌握的信息会让第三方支付机构的工作人员心神不宁。因为患者知道得越多，他们的需求就会越多。在理想健康保险下,准确的消费者信息则是加分项。原因是保险商和被保险人在同一条船上,有类似的利益和目标:在竞争市场上获得好的价值。

不用说,此处勾勒的这些变革要求公共政策作出相应的变动。其中有三项特别重要。[29]

第一,联邦税法必须通过 HSA 确保第三方保险和个人自我保险之间的公平竞争。如前文所述,我们已经在这个方向迈出了重要步伐。个人偏好与市场竞争,而不是税法的特定细节,应该决定二者恰当的分割。

第二,联邦税法必须确保雇主购买和个人购买健康保险之间的公平待遇。雇主可以用税前收入购买雇员健康保险,但人们自己购买保险几乎没有税收减免,必须用税后收入支付(此处的一个例外是自雇者可以享有部分税收减免)。雇主在帮助人们获得健康保险方面扮演了重要角色,但这种角色应由市场而非税法决定。

第三,这项重要变革需要从州层面开始实施。很多雇主在雇员健康保险方法上愿意转向固定缴费。这样,员工可以进入一个健康保险池并留在里面,并在工作变换时随身携带自己的保险保障。私人和可携带的健康保险是尚未实现的理想。

这些变革不会解决美国最重要的健康保险难题,但它们将营造一个允许个人、雇主和保险商追求自己的利益并共同创造自己想要的制度的法律环境。

注释

① 本章其余部分基于 John C. Goodman,"Designing Health Insurance for the Information Age," in *Consumer Driven Healthcare*:*Implications for Providers*,*Payers*,*and Policymakers*,Regina E. Herzlinger, ed.(San Francisco:Jossey-Bass,2004)。

② 虽然我们的分析仅限于健康保险,但是理想世界中的人仍可能倾向于将健康保险与其他形式的保险结合起来。也就是说,在一个理想的保险世界,保险范围可能包括健康保险、伤残保险、长期护理和人寿保险。

③ 为便于列报,我忽略了预期支出金额的差异。

④ 市场将退化为一年期保险市场;绝症患者将基本上变得无法投保。

⑤ Gina Kolata, "Considering When It Might Be Best Not to Know About Cancer," *New York Times*, October 29, 2011.

⑥ Tammy O. Tengs et al., "Five Hundred Lifesaving Interventions and Their Cost-Effectiveness," *Risk Analysis* 15 (1995); David M. Eddy, ed., *Common Screening Tests* (Philadelphia: American College of Physicians, 1991), 379.

⑦ 当然,该计划需要寻求第二意见、重新检测等。

⑧ 在 2004 年以前,这些存款要缴纳工薪税和所得税。例外情况是,一项针对自由职业者和小企业雇员的联邦试点方案允许提供免税的 MSA。然而,在试点项目下,用于非医疗目的的年终提款将面临规定所得税和 15% 的罚款。自 2004 年起,HSA 原则上对所有非老年美国人开放,65 岁以前因非医疗目的的取款者将面临所得税和 20% 的罚款,65 岁以后退出将不受处罚。

⑨ 法律规定,除预防性医疗外,所有覆盖的服务必须全面扣除。

⑩ Letter from Alain Enthoven to Gov. Pete Wilson et al., January 6, 1998.

⑪ Shaun Matisonn, "Medical Savings Accounts in South Africa," National Center for Policy Analysis, Policy Report No.234, June 2000.

⑫ 当然,在没有一些监督的情况下,这个报销公式鼓励自由裁量性程序转换到医院环境展开。

⑬ Shaun Matisonn, "Medical Savings Accounts and Prescription Drugs: Evidence from South Africa," National Center for Policy Analysis, Policy Report No.254, August 2002.

⑭ 根据国家政策分析中心的 M&R 估算,一个强制性的服务点选项加上一个在网络内外以相同费率报销的要求,会使医疗保险成本增加 11.3%。Cited in Merrill Matthews, "Can We Afford Consumer Protection? An Analysis of the PARCA Bill," National Center for Policy Analysis, Brief Analysis No.249, November 24, 1997.

⑮ Niteesh K. Choudhry, Meredith B. Rosenthal, and Arnold Milstein, "Assessing the Evidence for Value-Based Insurance Design," *Health Affairs* 29 (2010): 1988—1994.

⑯ See A. Faas, F. G. Schellevis, and J. T. Van Eijk, "The Efficacy of Self-Monitoring of Blood Glucose in NIDDM Subjects: A Criteria-Based Literature Review," *Diabetes Care* 20, No.9: 1482—1486.

⑰ Shaun Matisonn, "Medical Savings Accounts in South Africa," National Center for Policy Analysis，Policy Report No.234，June 2000；and Shaun Matisonn，"Medical Savings Accounts and Prescription Drugs：Evidence from South Africa，" National Center for Policy Analysis，Policy Report No.254，August 2002.

⑱ John C. Goodman，*Regulation of Medical Care：Is the Price Too High?* (Cato Institute public policy research monograph)，1980.

⑲ 尽管对于绝症患者来说，这个意见值得考虑。

⑳ Gail A. Jensen and Michael A. Morrisey，"Mandated Benefit Laws and Employer-Sponsored Health Insurance，" *Health Insurance Association of America*，January 1999.

㉑ 关于如何设计这种安排的文献越来越多，参见 John H. Cochrane，"Time-Consistent Health Insurance，" *Journal of Political Economy* 103 (1995)：445—473；Mark V. Pauly，Howard Kunreuther and Richard Hirth，"Guaranteed Renewability in Insurance，" *Journal of Risk and Uncertainty* 10 (1995)：143—156。又见 Bradley Herrick and Mark Pauly，"Incentive-Compatible Guaranteed Renewable Health Insurance，" National Bureau of Economic Research，NBER Working Paper 9888，July 2003；和 Vip Patel and Mark V. Pauly，"Guaranteed Renewability and the Problem of Risk Variation in Individual Health Insurance Markets，" *Health Affairs* Web exclusive (2002)。

㉒ 这里设想的是一个面向患者个人的市场，对于那些怀疑市场能否发展起来的人，请记住，曾经也有人对住宅再保险市场提出过同样的反对意见。

㉓ 原因是没有第三方参与时，卖方有收取边际成本的激励。

㉔ Regina E. Herzlinger，*Market Driven Healthcare：Who Wins，Who Loses in the Transformation of America's Largest Service Industry* (Arizona：Basic Books，1997)，173.

㉕ Pediatrix Medical Group website. http：//www. pediatrix. com/body cfm? id＝48&oTop ID＝517.

㉖ Harris Meyer，"Are You Ready for the Competition?" *Hospitals and Health Networks* 72 (1998)：25—30.

㉗ Cancer Treatment Centers of America Web site. Video available at：http：// www. cancercenter. com/pancreatic-cancer/survivors/roger-stump.cfm.

㉘ 在电影《变态狂》(*Sicko*)中有一个著名的案例. See Linda Peeno，"Managed Care Ethics：The Close View，" Prepared for US House Of Representatives Committee on Commerce，Subcommittee on Health and Environment，May 30，1996。

㉙ Mark V. Pauly and John C. Goodman, "Tax Credits for Health Insurance and Medical Savings Accounts," Health Affairs 14(1995), http://content. healthaffairs. org/content/14/1/125.full.pdf.

12　解决患者安全问题

前面说过，医院是个危险场所。医生的办公室也不是很安全。据估计，每年有多达 187 000 名患者因为自身医疗状况以外的原因致死。另一项估计表明，有 610 万起伤害源于美国医疗体系，包括每 20 名入院患者中有一名会在医院获得性感染。

有人或许会质疑这些估计是否高估了数据，但即便是对医院安全性最乐观的估计数据也高得让人难以接受。

不利的医疗事件(也被称为医源性事件)通常可以分为三类：可预防且属于玩忽职守；可预防但并非玩忽职守；其他不利事件。第一类事件又被称为医疗事故，属于由医疗行为不当或未遵守最低医疗标准所致的伤害或死亡。这方面的实例是在错误的部位动手术，或者术后将海绵留在患者体内。尽管并非因为玩忽职守，但第二类事件也是可以避免的，多数医源性感染都属于这类医疗过失。第三类是"其他"事件。这些属于我们在现有知识和技术条件下还不清楚该如何预防的事件。

目前，医疗事故起诉是患者遭遇不利医疗事件后唯一的求助方式。然而，如图 12.1 所示，只有大约四分之一的不利医疗事件属于医疗事故。即使美国医疗事故体系完美，而且患者有能力承受打一次官司的费用和压力，我们依然几乎无法防范在医院内遇到的四分之三的医疗事件。

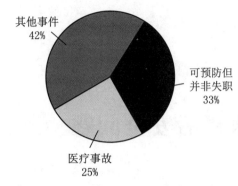

图 12.1 不利医疗事件

资料来源:美国国家政策分析中心。

我们应对这些医疗事件的体系还相当不完美。只有 2% 的医疗事故受害者会对薄公堂,[①] 而在起诉中获得任何赔偿的受害者更少。另一方面,有 37% 的医疗起诉并不涉及真正的医疗事故。[②] 让受害者感到羞辱的是,花在医疗官司上的钱一半以上都流向了他们和家属之外的人。[③]

那么,有哪些办法提高医疗保健系统对患者的安全性呢?

12.1 现行体系如何困住我们

尽管我们的这套医疗事故体系的历史记录不多,但却产生了沉重的社会成本,(按照现在的价格)每年每个家庭平均高达 2 500 美元,其中包括防御性医疗。[④] 这可能让医院变得更不安全。

这套体系扭曲了医生和医院的激励,因为它鼓励医生和医院尽可可能减少医疗事故,哪怕那么做会增加其他医疗事件的发生。我们在《健康事务》杂志发表的一项研究表明,[⑤] 这一体系鼓励医生通过开出更多的血液检测单及其他程序来降低医疗起诉的风险,尽管这些程序可能让患者面临额外风险。

12.1.1　一种更好的方法

专栏 12.1　医疗事故改革：理性侵权体系的 10 项原则

原则 1：侵权的受害者应获得充分补偿——不多也不少。

原则 2：侵权者应支付自己的伤害行为产生的全部成本——不多也不少。

原则 3：但凡可能，皆应由市场决定损失赔偿金（也就是修复损失的市场价格）。

原则 4：构造的损失赔偿通常优于一次性总额赔偿。

原则 5：当事各方应始终可以自由签约更改法庭裁定的赔偿额。

原则 6：应根据可反驳的市场证据，对疼痛和折磨带来的损失设定合理的上限。

原则 7：只有当存在超过受害者私人成本的社会成本时，才能要求惩罚性赔偿。

原则 8：除某些合理的例外，胜诉费全部由原告支付。

原则 9：在出现失信（欺诈）时应向辩护律师支付费用。

原则 10：上述 9 条原则不适用于和解。

资料来源：John C. Goodman et al.，"Malpractice Reform：Ten Principles of a Rational Tort System," in *Handbook on State Healthcare Reform*（Dallas，Texas：National Center for Policy Analysis，2007），153—165。

我们现在花在浪费性的、功能紊乱的医疗事故体系上的钱，可以给每起医院致死的患者的家属补偿 20 万美元，或者给每名医疗伤害的受害者平均补偿 2 万美元（实际金额视伤害严重程度而定）。

具体如何运作呢？我的建议是用一套自愿的、白纸黑字签约但不追究过失责任的选项取代原有的医疗事故体系。作为对他们放弃起诉的普通法权的补偿，进入医疗保健体系的患者会得到保证，如果他们遇到不利的结果，提供者机构二话不说就会开出一张支票，无需律师、证人陈述、法官和陪审团参与。

上述建议实际上将医疗质量问题从法律体系移交给最擅长处理它们的人。提供者很快就会意识到，每当自己避免一起不良死亡，就可以省下一笔钱，比如说 20 万美元。它们会将每条生命的价值一视同仁，无论伤害的原因是疏忽、未采取预防措施还是"无力回天"（不可抗力）。

为承担理赔，医院很可能得像现在购买医疗责任险一样购买保险。保险商将成为医院质量的外部监督者，其保费反映医生和医院的经验。不良事件发生率更高的将支付更高保费，反之则支付更低保费。此外，若患者想额外支付保费并获得更高（两倍或四倍）的潜在赔偿，同样可以选择这么做。

按照这一建议，各州的立法机构将成立一个委员会设定患者遭遇各种不良事件后必须获得的最低赔偿额。一个独立委员会（包括患者、医生和医院代表）定期评审医院记录并决定不良事件是否属于边缘病例。决定退出医疗责任体系意味着接受这些非司法的参数。

大约 30 年前，芝加哥大学法学教授理查德·爱泼斯坦（Richard Epstein）提出了类似的想法。他称为"按合同担责"（liability by contract）。[⑥]其背后的思想是：让患者和医生事先自愿就出问题之后如何解决达成一致意见。

在医疗之外的领域，爱泼斯坦的想法其实相当常见。按绩效签约通常包含详细规定各方在出问题之后怎么办的条款。如果各方意见不一致，合同通常会详细说明争端解决程序（比如有约束的仲裁）。本人与美国国家政策分析中心的同事建议将这一思想变成更一般的改革的基石。[⑦]

我们所谓的"自愿"，是指真正的"自愿"。假如医生和医院选择不退出侵权体系，它们完全可以按照现行法律的规则行事。

接下来介绍实现上述改革的步骤。

12.2　改革侵权体系

改革后的侵权体系将按理性侵权体系的十大原则治理。[⑧]这是一套默认体系,除非患者和提供者在宣称的医疗事故发生前签约退出,否则所有医疗事故都将由其审理。下面是按合同担责的操作方式。⑨

12.3　解放患者

在传统体系下,多数医院和医生会在治疗时让患者填一张表,让提供者免除失职造成的任何法律责任。在医疗事故起诉中,被告会拿出这张表声称,作为接受治疗的条件,原告(受害)已经通过合同放弃了起诉的权利。但是,法庭通常会以它们并不真的构成知情同意为由驳回这种说法。毕竟,内心惶恐且受到医疗保健体系威胁的患者如何能对复杂的法律责任问题作出理性决策呢?

法庭的上述立场固然情有可原,但却产生了一个不幸的意外连带后果:医生和患者无法通过任何合同避免医疗事故体系产生的成本。

这套体系如何既能赋予患者和医生其他选择,同时又防止患者在最无力协商合同时作出不明智的决定呢? 一种解决办法是立法机构(或立法机构指定的实体)预先决定什么构成可执行的合同。让州立法机构决定这种合同必须包含的最小元素(包括货币补偿金额),以保证患者得到公平保护,然后公开发布这些元素,让人们(在患病前就)普遍认识到自己退出医疗事故体系并放弃普通法赋予的诉讼权会有什么后果。

患者无须再像以前那样为了接受治疗不得不同意签订合同;但是,如果他们自愿签订协议,也是有约束的。

下面是这类合同中应该考虑纳入的条款。

12.3.1　无过错的赔偿

该条款强制要求提供者在出现意外死亡或残疾时赔偿患者(或其家属)。当意外死亡发生时,赔偿额可以预先确定,并让所有患者知晓。当意外残疾发生时,合同可以参考利用所在州的劳动者赔偿体系条款。

意外死亡究竟该赔偿多少钱呢? 任何数字都未免有些武断。具体金额取决于患者特征（包括患者年龄、配偶和孩子的年龄、患者收入等）。换言之，赔偿额可以参照现行医疗事故体系的标准。

12.3.2　风险调整

并非所有医疗病例都是一样的。即使发生意外死亡的概率低，有的患者的并发症带来的风险也可能比别人高出一倍。因此，必须设法对此进行风险调整，否则提供者可能会避开所有难治的病例。一种可能的办法是降低给予风险更高的患者的赔偿额。

12.3.3　完全披露

作为免除患者在传统侵权法下寻求责任理赔的法律权利的条件，提供者必须公开某些质量信息。比如，对常规外科手术，医院和医生应该公布（病历调整后的）死亡率、二次入院率、医院感染率等信息。提供者还必须披露安全措施的使用情况，包括电子病历、减少失误的计算机软件以及防范医院感染的程序。

此外，一旦发生死亡或残疾，提供者还必须向恰当的调查机构全面披露所有事实，以便采取措施防止类似事故再次发生。患者也必须全面披露自身的信息。如果患者在治疗时未披露最后一次就餐的时间或摄入了其他药物，可能导致不利的医疗结果。

12.3.4　患者依从性

哪怕是最简单的外科手术，患者也必须遵守某些提供者的指导，包括日常饮食限制、全面披露服药情况等。对孕产病例，产前保健的依从性要求更高，而且延续时间更长。在这些病例中，不遵守医嘱的后果可能是赔偿额降低，甚至可能得不到任何赔偿。

12.3.5　额外保险选项

前文解释过，立法机构要对责任合同设定最低要求。在多数情形下，保险公司随后会对这些合同进行保险。但是，一旦对一名医生、患者和程序的保费确定下来之后，患者还可以通过自掏腰包额外支付保费增加保障。比如，若立法机构规定的意外死亡最低赔偿额为20万美元，提供者必须向保险公司支付x美元保费，患者还可以自付x美元保费并获得40万美元保障，或自付多倍保费并获得相应保障。

12.4　解放医生

按合同担责的体系并不适用于所有病例。很多患者在入院时死亡或残疾的概率就高。医生自然不愿意在被裁定为"不利"时对那些结果买单，指望他们这么做也不合情理。当患者奔向急诊室求救时，甚至根本来不及救治前评估死亡或永久性伤害的可能性。然而，哪怕在这些情形下，现行体系的替代方案似乎也是合意的。

因此，向患者提供通过合同担责逃离现行医疗事故体系的机会的医疗提供者，应该也有机会让自身在合同不可能或不可行时逃离这一体系。尤其是，这些提供者应该有权坚持以所有医疗事故理赔都必须提交给有约束力的、无可上诉的仲裁作为救治条件（当然，严重过失情形例外）。

这立刻引出了两个问题：谁来担当仲裁者？仲裁者该采用什么准则作决策？

很多人本来就是仲裁者，包括前任法官。当各方想要通过将案件交给德高望重、不偏不倚的第三方来避开审判的成本、负担和风险时，原告律师和辩护律师会协商挑选他们担任仲裁者。由于这些仲裁者熟门熟路且以诚实善断著称，他们是理想的医疗事故仲裁人选。

如果合适的仲裁者人数不够，还有其他选项。比如，一个案子可以设两名仲裁者，分别拥有代表原告和被告的经历。两名仲裁者必须就最终调解方案达成一致意见；否则两人将得不到任何报酬，而且会被另外两名新仲裁者取代。

仲裁者在裁断案子时应依照什么准则呢？基本上可以参考改革前

的侵权体系准则。不过,跟按合同担责体系不同,这里头等重要的问题是过失。除非被发现存在过失,否则医生(及其保险商)无需支付分文。他们支付的金额将基于其过失的程度。

在按合同担责体系下,医生只要按要求行事,就可以免除传统医疗事故体系下所承担的负担。比如,他们必须向所有患者公开质量数据,必须与所有安全机构合作,必须(在仲裁情形下)向患者公开所有相关数据,无需对方自己花成本查找。

12.5　解放专家

专家时常在侵权案中为一方或另一方作证。他们之所以被选择充当证人,恰恰是因为其证词会对其中一方过分慷慨。此外,这些证人获得的报酬往往相当可观,这也赋予其继续从业成为"专业证人"的激励。

在良好运行的仲裁体系中,这些证人将毫无作用。仲裁者可以自由地邀请真正的专家充当自己(而非当事人某一方)的代理人。

一种仲裁模式是所谓"疫苗法庭",这是华盛顿美国联邦索赔法庭下设的一个分支机构。[⑩]该法庭是美国国会 1986 年为响应一起责任危机设立的。在罕见病例中,疫苗曾经被指责为灾难性伤害甚至死亡的罪魁祸首。疫苗生产商威胁要退出这一行业,但这会威胁到疫苗的供应。《美国疫苗伤害赔偿法》设立了一套无过失赔偿体系,从而让产业免于民事诉讼。按照这一立法,受害者家属提交请愿书,疫苗法庭的特别管理员负责听证。成功的索赔将从每次疫苗注射额外收取 75 美分的附加费形成的信托基金中开支。美国健康与人类服务部负责监督这笔基金的使用,司法部则扮演律师角色。

12.6　解放法庭

改革后的上述体系应该适用于除了严重过失以外的全部病例。医疗执业者应该可以通过合同免除犯错后的责任,而且可以购买保险免于承担自己的过错造成的后果。但是,似乎没有让他们通过签约免于承担严重过失造成的后果的正当社会理由。

12.7 改革的好处

上述的按合同担责体系具有许多令人信服的好处,包括以下几点。

12.7.1 保险商(而非患者)成为医疗保健治理的主要监督者

按照这项提议,大量目前不可得的质量信息将被提供给患者。但是,患者不会成为质量的主要监督者。这一角色将由保险商承担。如果发生意外结果之后医生可以通过向患者赔偿免于承担责任体系下的成本和负担,他们自然想要购买这方面的保险。于是,他们不再购买医疗责任险,而是购买相当于面向所有患者的医疗事件(比如外科手术)专项保险。

在现行体系下,尚无专门与医疗事件挂钩的人寿与残疾保险产品。但是,若上述合同体系被广泛使用的话,这类产品可能出现。

前文提及,在现行体系下实际的医疗事故与医疗事故起诉之间很少发生关系。其结果是医疗责任险的保费无法反映医生出现医疗事故的可能性,而是反映了医生被起诉的可能性。但是,在按合同担责体系下,赔偿金额将基于客观现象,也就是患者死亡与残疾。在对这些保单定价时,保险商将有监督医生如何行医的强烈兴趣。市场(而不是官僚机构)将决定谁是好的外科医生,谁是坏的外科医生,而且那些决定会反映到保费上。

12.7.2 医疗提供者将面对提升质量的强大财务激励

除医疗责任险保费与实际的医疗事故发生之间紧密关系外,向医生收取的保费也很少能反映医疗执业的质量。在改革后的体系中,保费将与实际的结果息息相关。在其他因素同等情况下，死亡率高的外科医生得为意外结果支付更高的保费。这些多收的保费将构成寻求更安全的外科手术方法的强大财务激励。

12.7.3 多方都有合作共同改善质量的强大激励

在现行体系下，患者在外科手术中通常不只与一名医生打交道，并由其负责全部的程序，而是（隐含地）与多名医生签约，每名医生都是独立承包商。比如，包括外科医生、麻醉师、放射师、病理学家以及医院本身。由于这些主体彼此独立，无人承担自身的坏行为产生的全部成本，也无人获得好行为带来的全部收益。

早就有人建议让医院全面负责所有的医疗事故理赔，但在医疗事故各方并非全部为医院雇员的情况下尚无法做到这一点。比如按照我们构想的方案，一起外科手术事故的所有当事方都有相互签约、共同合作减少事故和提升质量（包括电子病历和减少医院感染的程序）的强烈激励。由此形成的激励将会避开现有的侵权体系，向患者提供一份由单个保险商承保的合同，并最小化保险的成本。

12.7.4 患者遭遇意外结果后无需承受打官司的压力或费用就可以获得现金赔偿

失去心爱之人会给人们造成心理创伤。打一场医疗事故官司同样让人心力交瘁。我们提出的赔偿体系让医生和患者站在同一个战壕里，只须承担一项义务——即填写向保险公司索赔所需完成的文书。

12.7.5 患者及其家属可以自己投保获得额外的赔偿

一位丧偶的未亡人应该从心爱之人的死亡中获得多少赔偿？这一决策在某种程度上是武断的，尤其是当其由立法机构决定时。但是，如果金额预先公开并广而告之，家属可以根据自身预期的需要相应调整。

比如,如果赔偿金额太低,家属可以购买额外的人寿或伤残保险——包括(前文介绍的)提供者保险合同下的保险。

12.7.6 按合同担责体系的社会成本可能远低于现行体系的成本

美国每年有多达 187 000 人死于不利的医疗事件。就算这些患者的每名幸存家属都拿到一张 20 万美元的支票,总成本也会低于 370 亿美元。据估计,现有医疗事故体系的总成本为 2 500 亿美元或者这一数字的 5 倍多。

除此以外,现行体系还要投入巨量的真实资源,包括律师、法官、法庭等。相比之下,除了监督和管理成本,签支票的解决方案仅涉及极少的真实资源,它主要是将资金从一些人那里转移给其他人,让真实资源得以更生产性地加以使用。

进而,假如医院必须对每起意外死亡平均支付 20 万美元,美国医疗保健体系每年将不会再有那么多死于不利医疗事件的人。医院很快就能找到降低事故发生率的办法。

12.7.7 患者承担的医疗成本可能降低

最终,任何赔偿体系的成本主要是由患者和潜在患者支付。正如医疗责任险的保费成本内置于患者的医疗成本,按合同担责体系的成本也会以涨价的方式被转嫁给患者(及其保险商)。但是,如果我们建议的体系更有社会效率的话,患者将发现医疗成本总体下降同时,医疗质量也会得到提升,个人会得到更好的意外事故防范。

12.7.8 按合同担责是处理容易赢得社会同情的案例的更好方式

医疗事故法中一些最撕心裂肺的病例包括新生儿不得不终生接受治疗。即使医生和医院的工作人员没有犯错,孩子的父母也会面对沉重的负担——包括时间和金钱。因此，陪审员往往更加同情原告。

妇产科医生的医疗责任险保费那么高的一个原因是体系正在越来越接近于无过失的责任体系。既然如此，何不抛弃律师、法官和陪审团，直接转到这种体系呢？改革后的体系将以有效率、负责任的方式处理好这些令人同情的病例。

注释

① A. Russell Localio et al., "Relation between Malpractice and Adverse Medical Events Due to Negligence," *New England Journal of Medicine* 325 (1991)：245—251.

② David M. Studdert et al., "Claims, Errors, and Compensation Payments in Medical Malpractice Litigation," *New England Journal of Medicine* 354 (2006)：2024—2033.

③ Studdert et al., "Claims, Errors, and Compensation Payments in Medical Malpractice Litigation."

④ 估计基于 Brandon Roberts and Irving Hoch, "Malpractice Litigation and Medical Costs in the United States," *Health Economics* 18，No. 12 (2009)：1394—1419。

⑤ John C. Goodman, Pamela Villarreal and Biff Jones, "The Social Cost of Adverse Medical Events, and What We Can Do About It," *Health Affairs* 30 (2011)：590—595, doi：10. 1377；See also John C. Goodman, "How Safe Is Your Hospital?" *John Goodman's Health Blog* (blog)，April 20, 2011, http://healthblog.ncpa.org/how-safe-is-your-hospital/.

⑥ Richard Epstein, "Medical Malpractice, Imperfect Information, and the Contractual Foundation for Medical Services," *Law and Contemporary Problems* 49，No. 2 (1986)：201—212.

⑦ 更多详情，参见 John C. Goodman et al., "Malpractice Reform：Five Steps to Liability by Contract," in *Handbook on State Healthcare Reform* (Dallas, Texas：National Center for Policy Analysis, 2007)，167—178。

⑧ John C. Goodman et al., "Malpractice Reform：Ten Principles of a Rational Tort System," in *Handbook on State Healthcare Reform* (Dallas, Texas：National Center for Policy Analysis, 2007)，153—165.

⑨ John C. Goodman et al., "Malpractice Reform：Five Steps to Liability by Contract," in *Handbook on State Healthcare Reform* (Dallas, Texas: National Center for Policy Analysis, 2007), 167—178.

⑩ National Vaccine Injury Compensation Program, http://www.hrsa.gov/vaccine compensation/index.html.

13　无伤害的公共政策方法[①]

"首先,不要伤害。"这是医生们熟知的希波克拉底誓言中的一条原则。当然,政治家们没有做类似的宣誓。现在假定他们的确这样宣誓过。设想一下,在通过任何新的健康立法之前,我们的政治代表必须重新审查现有的法律,确保政府不会让它试图解决的问题雪上加霜。如此,我们的医疗保健体系会是什么样子呢?

美国国家政策分析中心的健康经济学家们找到了这一问题的答案。他们首先提出了人们要做出的五个重大选择,并分离出公共政策干预这些选择——异常地鼓励人们作出社会不合意的决策——的五种方式。随后,他们试图确定,假若政府政策至少保持中立的话,我们的医疗保健体系会是什么样子。

如果人们必须在社会合意的选项与社会不合意的选项之间作出选择,"中立的"政府政策会对二者给予同等的鼓励。在中立政策下,政府不解决任何问题,但也不产生任何问题。

接下来,我们将向读者们解释,前文提出的所有重要政策建议确实是中立的、无伤害的健康政策方法。

13.1　选择 1:保险还是不保险?

我们为什么要关心别人有没有健康保险呢? 一个原因是无保险的

234

人会产生自己无力支付的医疗账单。当这种情况发生时,成本通常由其他人承担,要么通过将成本转嫁给有保险(买单的)患者,要么通过纳税人补贴的免费医疗项目。作为一个实际问题,有保险还是没保险的选择通常意味着选择购买保险,或者隐性地依靠社会保障网。在这个选择上,政府政策如何影响我们的激励呢?

13.1.1 对私人健康保险的补贴

多数购买私人保险的人都享受了联邦税收补贴,全国每年的补贴总额大约为2 740亿美元。[②]但是,个人究竟可以享有多少补贴,取决于保险的购买方式以及家庭的税收等级。如果雇主用购买健康保险(作为一种无需纳税的附加福利)替代给员工提高应纳税工资,它支付的保费可以免交联邦、州与地方所得税,以及工薪(联邦保险捐助条例,FICA)税。对一个联邦所得税率为25%、FICA税的税率为15.3%、州所得税税率为5%的中等收入家庭来说,补贴达到了收入的45.3%。换言之,政府支付了将近一半的保险成本。

为了帮助大家理解这些补贴的财务含义,不妨考虑一份每年成本为12 000美元的家庭健康保险计划。雇主的选择是代员工缴纳12 000美元(无需纳税)的保费,或者完全放弃附加福利向员工支付12 000美元的工资。但是,员工从后一种方案中实际只能拿到6 564美元的税后工资。换个角度看待这个问题,试问:员工得赚到多少应纳税工资才能在税后买到同样的保险?答案是将近22 000美元。由此可见,只要牺牲6 564美元的税后收入,员工就可以享受到自己必须多赚将近22 000美元才能买到的福利!

因此,慷慨的税收补贴毫无疑问鼓励人们从雇主那里获得保险。然而,这种补贴设计存在两个问题。首先,最大笔的补贴流向了最不需要它们的人。其次,多数无保险者都无福享受到补贴。

在现行体系下,通过雇主获得保险的家庭平均可以获得约2 021美元的税收补贴[③](参考图13.1)。然而,并不是每个人都得到了平均的税收补贴。每年收入超过 150 000 美元的家庭平均获得了 4 436 美元的补贴;作为对比,收入介于 10 000 美元到 20 000 美元的家庭却只能获得约 285 美元的补贴。造成这种现象的一个原因是收入越高的家庭税收等级越高。比如,税收等级为 35% 的家庭在健康保险上每花 1 美元可以获得 35 美分的补贴,而税收等级为 15%(只需缴纳 FICA 税)的家庭在健康保险上每花 1 美元只能获得 15 美分的补贴。

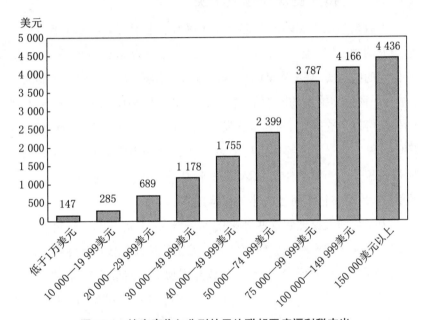

图 13.1　按家庭收入分列的平均联邦医疗福利税支出

注:根据 Lewin 集团 2011 年税收补贴分配情况,平均每个家庭的税收补贴是 2 021 美元。

第二个问题是不通过雇主获得保险的人自己购买保险只能享受到非常少的税收减免。自掏腰包支付保费的个人只有在保费超过调整后的总收入的 7.5%(2013 年这一比例提高到 10%)之后才能减免成本。比如,一个年收入为 50 000 美元的家庭在健康保险费上支出的第一个 3 750 美元无法减免成本,年收入为 100 000 美元的家庭的减免门槛则是前者的两倍。

13.1.2 无保险者的补贴

现在考虑替代的选择:通过当地的社会保障网享受免费医疗。政府的什么政策鼓励了这种选择呢?尽管无人清楚确切的数字,免费医疗的公共与私人支出是相当可观的。美国国家政策分析中心先前的估计是,美国人每年为每名全职的无保险者的免费(或称为无补偿)医疗花费了大约 1 500 美元。但是,在改革后的医疗保健体系中,这一数字可能更接近于个人约 2 000 美元或四口之家约 8 000 美元。为便于说明,后文将采用这些数字进行估算。

有趣的是,8 000 美元足以让很多城市的一个家庭买到私人健康保险。因此,看到家庭面对的选择的一种方式是,他们可以依赖(平均约为)8 000 美元的免费医疗,或者用税后收入买到一份 8 000 美元的私人保险单。

现行补贴体系的问题在于,它们鼓励数百万美国人成为无保险者。既然公共项目提供的免费医疗事实上形同保险,那何必再购买昂贵的私人健康保险呢?问题是,从社会角度来看对这个选择不应该无动于衷。首先,依靠保障网提供医疗的选择实际上是在搭纳税人的"便车"。其次,两类医疗也不是等价的。购买私人保险的患者对医生和医院设施有更多选择。

此外,保障网医疗总体上的效率要低得多。比如,无保险的患者通常会去急诊室接受治疗,这比去医生的诊所或独立诊所提供的服务更加经济。其结果是,同样支出 1 美元,购买私人保险的患者通常可以获得更多、更好的治疗。单单考虑这一原因,社会就应该鼓励人们购买私人保险,而非仰仗社会保障网。

13.1.3 实现中立

假设政府为每个人提供一份统一、固定的货币补贴。如果个人购买私人保险,补贴将以税收抵免(tax credit)方式少交税实现。这种抵免是可退还的,因此无需纳税的人也可以享受。

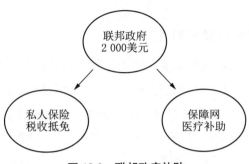

图 13.2　联邦政府补贴

如果个人选择不买保险,补贴会发放到此人所生活的社区的保障网机构(参考图 13.2)。这种统一的补贴应该反映出社会对多让一个人获得保险赋予的价值。这个价值有多高呢?只要我们愿意接受政治体系的决定性作用,就容易得出可被经验证实的数字。

这是我们预期为无保险者享有的免费医疗花费的(公共与私人)金额。比如,若社会每年愿意为每个无保险者享有免费医疗支付平均2 000 美元,则我们愿意为每个人提供 2 000 美元让其购买私人保险。由于我们对私人保险的补贴不像对免费医疗的补贴那么慷慨大方,因此鼓励人们选择后者而非前者。

思考这种安排的一种方式是将其看成一套无保险人群共同为自己的免费医疗买单的体系。换言之,无保险者(通过选择不购买保险)拒绝税收抵免这一行为本身意味着他们愿意多缴纳一笔等于其每年享受到的免费医疗费用的税收(参阅图 13.3)。

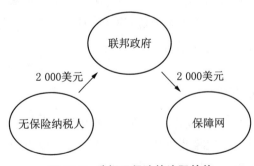

图 13.3　选择无保险的边际效益

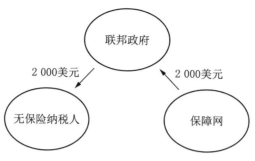

图 13.4　选择投保的边际效益

　　我们如何筹集到向那些选择从无保险者转向有保险者支付的补贴呢？答案是进行逆向思考。补贴的资金应该来自个人不购买保险要消费的预期免费医疗的减少。比如，假设达拉斯郡的所有人都选择购买私人保险，并依靠一笔可退还 2 000 美元的联邦所得税抵免支付保费。其结果是达拉斯郡无需再在无保险者身上花费 2 000 美元。因此，从前由保障网医疗资助的全部资金都可被用于支付私人保险保费（参阅图 13.4）。

　　但是，如果达拉斯郡所有人都改变主意选择不购买保险，则每人 2 000 美元的无法理赔抵免将流向保障网机构。

13.1.4　实施改革

　　为实施这一计划，联邦政府只需要了解每个社区有多少居民。从原则上讲，这相当于给每个人每年提供了 2 000 美元的税收抵免。有些会获得全额抵免，有些人则只能获得部分抵免（因为他们只在一年中的部分时间有保险），还有些人拿不到任何抵免。政府向每个社区的承诺将是 2 000 美元乘以人口数量。其中未申报理赔的部分将作为地方分类财政补贴被用于本地的穷人医疗上。

　　在私人保险市场上，如果预期医疗成本为 4 000 美元，保险商不会按照 2 000 美元的保费为某人提供保险。但是，如果保障网机构预期将患者转到私人保险商可以节约 4 000 美元，它为促成这种转变最多愿意放弃 4 000 美元。

有大约 2 亿美国人没有参保 Medicare 计划或 Medicaid 计划。按人均 2 000 美元计算，联邦的潜在支出约为 4 000 亿美元。联邦政府从哪里筹集这么多钱来资助私人保险的税收抵免呢？

我们可以从联邦政府已经"花到"私人保险补贴上的 2 740 亿美元税收补贴开始。加上联邦、州和地方政府已经花到穷人医疗上的钱。比如，提供为儿童提供保险的凭证就可以享有 1 000 美元的儿童税收抵免。④ 对中等收入家庭，标准减税的比例将取决于成年人的保险凭证。对低收入家庭，部分"劳动所得税抵免"（EITC）返还可能是有条件的。

当无保险者选择购买私人保险时，联邦政府如何成功地降低保障网支出呢？由于许多保障网支出本来就来自联邦资助，联邦政府可以将这部分钱转用于资助私人保险税收抵免。至于其余的部分，联邦政府固然无法直接控制州和地方政府的预算，但可以减少对各州 Medicaid 计划及其他计划的地方分类财政补贴。

13.1.5　改革的成本

一种常见的误解是健康保险改革要多花钱。比如，如果为 5 000 万无保险者提供健康保险人均要花费 2 000 美元，有人断言政府每年需要再支付 1 000 亿美元才能搞定。这个结论忽视了我们已经在无保险者的免费医疗上支出了 1 000 亿美元甚至更多。如果 5 000 万无保险者突然获得保险，将从社会保障网中释放出 1 000 亿美元。

考虑到每年 2.5 万亿美元的医疗总费用，没有理由认为我们的医疗体系花的钱太少。相反，试图通过花更多的钱来确保没有保险的人有保险会产生导致医疗保健膨胀的不利影响。纠正所有的激励措施可能需要挪动大量资金，比如减少目前规模太大的补贴，以及增加规模太小的补贴。这也可能意味着，要使人们的部分纳税义务依赖于保险证明，但它不需要增加预算支出。

13.2　选择 2：公共保障还是私人保障？

很多贫困或接近贫困家庭可以选择购买公共或私人保险。由于收入低，这些家庭有资格参保 Medicaid 计划或各州的 CHIP，也可以获得私人保险（通常通过雇主）。我们显然不应该对他们的选择有任何倾向性。私人保险意味着人们自己为自己买单。此外，如前文指出，私人保险通常意味着更好的医疗。

政府政策会如何影响这一选择呢？遗憾的是，公共政策明显鼓励人们放弃私人保险，加入公共保险计划。如前文所述，对接近贫困收入的人（基本上不用缴纳 15.3％的 FICA 税），私人保险的税收补贴少得可怜，而公共保险计划则是免费的。另外，除少数试点计划之外，各州都不允许 Medicaid 计划参保人利用 Medicaid 计划资金购买雇主保险计划或直接购买私人保险。

13.2.1　异常激励的后果

很多观察家假定 Medicaid 计划会为那些无法获得私人保险的人提供保障。但是，Medicaid 计划实际上会诱导一些人拒绝或放弃私人保险保障，转而利用州政府提供的免费健康保险。这种挤出的结果是不断扩张的公共保险计划的成本相对于收益偏高。比如，如果有一个新人加入公共保险计划，至少会有一个人失去私人保险，那么无保险者的总数不会下降，但纳税人负担却会增加。

经济学家戴维·卡特勒和乔纳森·格鲁伯发现，20 世纪 90 年代初，Medicaid 计划的扩张大体上被私人保障的下降所抵消。Medicaid 计划每额外支出 1 美元，私人部门的平均健康支出就会下降 50—75 美分。[5] 因此，纳税人承受了极大的负担，但其中至少半数乃至四分之三的支出只是替代了私人部门支出，而非购买了更多或更好的医疗服务。

类似的原理也适用于 CHIP。以享受雇主赞助的健康保险计划的低收入工作家庭为例，雇主要利用税前收入为员工及其家属支付部分或全部的保费支出。但是，如果由州政府提供保障，更高的工资收入无论对现有员工还是潜在员工都更有吸引力。因此，CHIP 为某些员工提供了增加工资和降低健康保险成本的机会。

总体而言，无保险的贫困儿童人数从 1997 年的 19％下降到了 2003 年的 11％。在此期间，低收入儿童加入公共保险计划的比例从 29％上升到 49％。与此同时，私人保险保障则从 47％降低到 35％。但是，高收入家庭为儿童购买私人保险的比例几乎没有变化。这似乎表明公共保险计划的扩张导致了私人保险被挤出大约 60％。[⑥]

13.2.2　采纳中立政策

这里的解决办法非常类似于上一个问题。如果政府每年对每名 Medicaid 计划参保人支出了 2 000 美元，它应该也愿意将同样金额的支出花到私人保险上（参考图 13.5）。

从表面上看，Medicaid 计划保障似乎要比私人保险更加慷慨，因为至少原则上它几乎会保障所有医生、设施和程序的费用，无需患者自掏腰包。但实际情况是，医生拒绝收治 Medicaid 计划患者，而且往往会因为 Medicaid 计划补偿额低采用排队进行配给。其结果是，一项财务中立的政策事实上鼓励了私人保险。

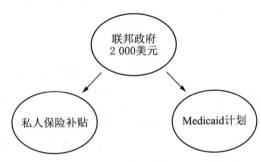

图 13.5　私人和公共保险的公平竞争环境

13.3 选择 3：个人保险还是团体保险？

个人保险和团队保险的利弊这个问题向来都是引发众多讨论和争论的话题。有人认为，雇主处在聚合众人的绝佳位置，而且团体购买享有规模经济。但是，雇主提供的保险无法随身携带。换工作通常意味着必须换医生，从而失去治疗的连续性。此外，也无法保证新工作提供的保险能提供跟原先的保险同样的保障。

个人保险的好处是可以携带。人们换工作不影响他们的医疗保障。此外，在个人市场，人们有更好的机会购买到符合个人和家庭需要的定制化保险。缺点是个人保险的管理成本更高，而且参保人要经过核保。何不让雇主像现在购买团体保险那样代替雇员购买个人保险呢？如果不是因为各州的立法禁止的话，多数小型雇主及其员工很可能早就这么干了。

本书不打算逐一列举两类保险的优劣势。市场在这方面想必会做得比学者们好得多。遗憾的是，竞技场并不公平。

13.3.1 对团体保险的偏见

如前所述，现行税法为雇主购买医疗保险提供了非常慷慨的补贴。然而，那些自己购买了保险的个人却被拒绝享受同样的补贴（见图 13.6）。几乎每个人都估计，这部分是多年来税收政策的意外结果，而不是对健康政策的一种系统方法。也许是无意中，国会的税收起草委员会塑造和塑造了我们的健康保险体系。

13.3.2 实现中立政策

关于个人保险与团体保险，不难想象和实施中立的政策。中立的政府会给每类保险同样的税收补贴（参阅图 13.7）。个人与团体保障因此将有公平的竞争机会。在这样的世界里，除非在劳动力市场竞争中

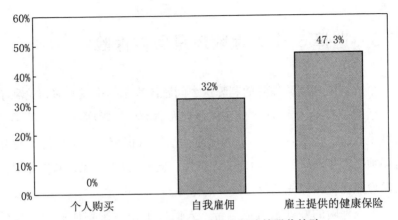

图 13.6　联邦和州政府对私人保险的税收补贴

注：假设纳税人属于 25％的联邦所得税范围，将面临 15.3％的 FICA 税，以及 7％的州和地方所得税。

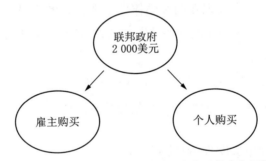

图 13.7　为所有的保险购买提供一个公平的竞争环境

能带来比较优势，否则雇主根本不会向员工提供保险。毫无疑问，很多大公司的确在这方面拥有优势。它们为员工提供了员工自己无法做到的事情。但是，很多小公司却没有这样的优势，公司很可能更愿意向员工支付更高的工资而不是代为购买保险。

13.4　选择 4：第三方保险还是个人自我保险？

在每个保险领域，人们都必须决定将多少风险让渡给保险商，多少自己承担。通常，这种决策聚焦于起付线的高低。但是，还有其他的风险分担形式。一般来说,风险被让渡给保险商换取到的是第三方保险。当风险自担时,我们说个人是自我保险。在竞争的市场上,个人会基于自己对风险的态度和保费高低决定将多少风险让渡给第三方。

遗憾的是,政府政策干预了正常的市场竞争。

13.4.1 对第三方保险的偏向

前文提到,雇主在健康保费上支出的每 1 美元都可以免交所得税和工薪税。对中等收入的雇员来说,这种慷慨的税收补贴意味着政府事实上为将近一半的健康保险成本买单了。但是,政府会通过征税拿走雇主向员工储蓄账户里面存入的用于直接支付医疗费用的几乎一半的美元。其结果是税法一方面大方地补贴第三方保险,另一方面重重地惩罚个人自我保险。这鼓励人们利用第三方官僚机构支付所有医疗费用,哪怕让患者自行管理费用更加合乎情理。

13.4.2 自我保险的机会

有很多工具可被用于让患者获得医疗费用的自我保险。这包括免税的 HSA、HRA 以及 FSA。现在大约有半数的州为 Medicaid 计划残疾人士设立了现金和咨询项目。这些试点项目允许参保人管理自己的医疗保健资金。

这些措施的方向都是正确的,但对这些账户的限制太苛刻。比如,除非雇主有符合资格的计划,否则员工不能拥有 HSA。对这些计划的限制妨碍了很多明智的安排出现。此外,不像 Medicaid 计划,雇主不得向慢病患者的账户中存入与他们的病重程度对应的不同数量的金额。同时法律还对住院和门诊费用强制规定了相同的总体起付线,仿佛患者在所有情形下都能同样地行使自由裁量权。

13.4.3 实现中立性

中立性的政策是一视同仁地对待第三方保险和个人自我保险。比

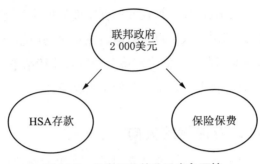

图 13.8　各类保险的公平竞争环境

如，如果政府允许用税前资金支付第三方保险的保费，那也应该允许将税前资金存入 HSA 账户中（参阅图 13.8）。

中立性政策也适用于一次性总额税收抵免的情形。回忆一下，在这种抵免中，边际的（额外）保费是用税后资金支付的。在这种情形中，存入 HSA 账户的钱也应该可以是税后资金。里面的金额增长和取款都应该是免税的。[⑦]

13.5　选择 5：风险市场中的决策

1980 年，美国人口调查局的统计表明，只有不到 1% 的人曾经因为健康原因被健康保险公司拒保。这也是法律救济很少的时期。即便如此，这 1% 的人在政治上的影响力也不容小觑，在很多时候他们会激发合理的社会同情。但是，多年来政治家们并未直接回应这些人的需要（比如，设立风险池或提供直接补贴），而是对另外 99% 的人强加了不明智的限制。

13.5.1　摧毁风险市场

越来越多的州政府出台了让人们生病后更容易买到保险的立法。强制售保监管（强制保险商接纳所有申请者，无论健康状况如何）和社区统一收费监管（强制保险商向所有参保人收取同样高的保费，无论健康状况如何)简直是搭便车者的天堂。

它们鼓励每个人在健康时不买保险,因为一旦患病总是可以买到保险。不仅如此,由于健康的人士对这些激励的反应是选择不买保险,对留在保险池中的那些人所收取的保费势必会上涨。这些更高的保费又促使更多的健康人士退出保险。

联邦立法也越来越鼓励人们在患病后买到保险。1996 年颁布的HIPPA 有一个高尚的意图:保证已经向私人保险体系支付保费的人不会因为换工作失去保障。但是,追求这种合意的目标产生的一个副作用是包含以下条款:无论员工健康状况如何,都得允许任何小企业获得保险。这意味着一个小型的夫妻店可以通过保持不投保直到一个家庭成员生病来省钱。

个人也可以在患病后选择退出雇主的健康保险计划重新参保。他们有资格在 18 个月的等待期之后对先存条件获得完全保险。一种团体健康计划可以在 12 个月之内以先存条件排除参保,除非参保人延迟登记,其排除条件可适用于 18 个月。

在 ACA 下,只要不生病就不买保险的异常激励会强化。基本上,任何无保险者都可以像健康的人一样按同样的保费买到保险,无论此人无保险的时间有多长,因为什么原因无保险。就像现在的马萨诸塞州,无保险者会面临罚款,但税收罚款相对于保险成本简直微不足道。更何况它可能不会被严格执行。

13.5.2　不明智的监管带来的后果

到目前为止,政府监管风险市场的最糟糕后果是恰恰对法律本来想帮助的那些人产生了意想不到的伤害。正是因为高风险者的保费远低于其预期的医疗成本,保险商才会想方设法一开始就避免其加入。正是因为对提供者的支付也没有反映预期的成本,提供者也有动机避免招来疑难病例,尤其是慢病患者。

如果医疗保健市场像正常市场一样运行,健康保险商与提供者都会竞相争夺患病者的业务。在正常的市场上,企业家是通过更好地解决其他人的难题来获得利润的。我们在医疗保健市场上看到的却是企业家避开了其他人面临的难题。

13.5.3　风险市场的需要

现有的风险政策鼓励大家在身体健康时都不买保险。其后果是令人遗憾的。当风险规避无法按市场价格获得时,人们就无法对风险作出理性的决策。

中立性的政策应该允许风险在市场上被自由地定价,政府只在特定情形下才会进行干预帮助特定的个人。

13.6　"无伤害"政策的后果

本章有两个目标:其一,是识别出政府政策产生异常激励并导致许多人向政府寻求解决办法的难题;其二,是搞清楚需要哪些政策变革才能让政府成为医疗保健体系中立的参与者。

在中立的政策下,政府将不再是许多人抱怨的对象。此外,如果政府不再是问题的来源,由此产生的系统将具有一些非常有吸引力的特点。下面是一些概述。

13.6.1　全民保障的形式

按照本章构想的中立性改革思路,政府应该向每位公民承诺一笔固定金额的资金。选择私人保险的人将得到一笔保费的税收抵免。对无保险者,这笔资金将被用于资助其在本地医疗保障网中产生的费用。由于钱会跟着人走,无论有多少人没有保险,这总是最低的资助额。

13.6.2　公共与私人保险公平竞争

低收入家庭不会再陷入医疗质量可疑且常常出现(尤其是排队)配

给的公共体系中。相反,人们可以将其花掉的资金用于参保雇主的健康计划或者直接购买健康保险。

13.6.3 　个人与团体保险公平竞争

税收政策不会再偏向于基于雇主的体系,导致人们一旦离开或更换工作就失去保险。税法会向所有形式的保险给予同样的补贴,无论人们如何购买保险。此外,雇主可以帮员工购买个人所有、便于携带的保险,就像现在购买团体保险一样。

13.6.4 　第三方保险与个人自我保险公平竞争

税法不会再通过补贴第三方保险同时惩罚自我保险鼓励 HMO 形式的保险。取而代之的是,所有保险形式都可以公平地相互竞争。预期的结果是一套不断演化的体系,人们可以管理更多自己的医疗资金——尤其是那些患者可以自由裁量的支出——以及适合自己行使自由裁量权的资金。

13.6.5 　名副其实的风险市场

政府不会再强制保险商在风险定价上完全与个人的真实健康成本脱钩。相反,健康的人将得以按照反映其预期成本的价格买到保险。他们购买的保险很可能是可以携带的保险,因此可以与保险商和医生建立长期关系。当不幸患上重病时,人们可以按照市场价格(而非人为压低的价格)转向其他健康计划,而这笔费用主要由他们现有的保险商支付。其结果是,保险商会积极争夺患病的人(包括慢性病患者),提供者也会竞相提供这种治疗。

13.7 　结语

前文介绍的这套体系并不完美。事实上它距离完美还远得很。但是,它相对于我们现有的那套体系却是一个相当大的改进。基本的结论是:不明智的政府政策常常给美国的医疗保健体系造成伤害,消除这种伤害自然是功德无量之举。

注释

① 本章基于 John C. Goodman,"Applying the 'Do No Harm' Approach to Health Policy," *Journal of Legal Medicine* 28(2007):37—52. doi:10.1080/01947640 601180273。

② Lewin 集团约翰·希尔斯的私人信件。Lewin 集团估计,2011 年用于雇员健康保险的联邦税收支出约为 2 740 亿美元。

③ Lewin 集团约翰·希尔斯的私人信件。进一步讨论参见 John Sheils and Randall Haught,"The Cost of Tax-Exempt Health Benefits in 2004," *Health Affairs*, Web Exclusive W4 (2004):106—112, doi:10.1377。

④ John C. Goodman,"S-CHIP Fiasco," *John Goodman's Health Policy Blog*, October 15, 2007, http://healthblog.ncpa.org/s-chip-fiasco/.

⑤ David Cutler and Jonathan Gruber,"Does Public Insurance Crowd out Private Insurance?" *Quarterly Journal of Economics* 111, No.2 (1996):391—430.

⑥ Jonathan Gruber and Kosali Simon,"Crowd-Out Ten Years Later:Have Recent Public Insurance Expansions Crowded Out Private Health Insurance?" National Bureau of Economic Research,Working Paper No.12858, 2007.

⑦ Mark V. Pauly and John C. Goodman,"Tax credits for health insurance and medical savings accounts," *Health Affairs* 14, No.1 (1995):125—139.

第四部分
让政府走出陷阱

14 改革 Medicare 计划

从联邦层面看，医疗保健是我们面临的最严重的美国国内政策问题，而 Medicare 计划是其中最重要的部分。每个研究过这一问题的联邦机构都会得出以下结论，我们目前这种支出模式是危险且难以为继的。

14.1 Medicare 计划的资助问题

看看表 14.1 中第一列的数字吧。根据 2009 年社会保障与 Medicare 计划受托理事会估算的结果，这两个计划的资金无着落的负债总额为 107 万亿美元，相当于美国整体经济的约 6.5 倍（如表 14.1 所示）。要保证这两个计划的财务安全，我们需要马上向银行存入 107 万亿美元然后赚取利息，但我们根本拿不出这么大一笔钱。

表 14.1　社会保障与 Medicare 计划资金无着落的债务（无限展望）

	2009 年	2010 年
社会保障计划	**17.5 万亿美元**	**18.6 万亿美元**
Medicare A 部分计划	36.7 万亿美元	−0.3 万亿美元
Medicare B 部分计划	37.0 万亿美元	21.2 万亿美元
Medicare D 部分计划	15.6 万亿美元	15.8 万亿美元

	2009 年	2010 年
Medicare 计划总计	**89.3 万亿美元**	**36.7 万亿美元**
Medicare 与社会保障总计	**106.8 万亿美元**	**55.3 万亿美元**

资料来源："The 2009 Annual Report of the Board of Trustees of the Federal Old-Age and Survivors Insurance and Federal Disability Insurance Trust Funds," Social Security Administration, Office of the Chief Actuary, May 12, 2009. "The 2010 Annual Report of The Board of Trustees of The Federal Old-Age And Survivors Insurance and Federal Disability Insurance Trust Funds," Social Security Administration, August 15, 2010。

14.1.1 ACA 会如何影响 Medicare 计划的资金无着落的债务

下面说点好消息。请看表 14.1 的第二列。如该表所示，到 2010 年未清偿债务几乎减少了一半。其原因是有了 ACA。当奥巴马总统签署 ACA 法案时，Medicare 计划的资金无着落的债务立马就减少了 50 多万亿美元。①你或许会认为这项成就值得大肆欢庆一番。但是，跟大多数美国人一样，你很可能对此闻所未闻。当然，奥巴马政府对此也是闭口不谈。

我们已经看到，ACA 实际上是通过削减 Medicare 计划的支出来支付年轻人健康保险扩张带来的成本的半数以上，但并未出台任何政策真正提高 Medicare 计划的效率。唯一动真格的政策是减少对医生和医院的付费。这就是 Medicare 计划精算师们预测老年人和残障人士的医疗可及性会大幅下降的原因。

华盛顿特区多数严肃的主政者都认为这些费用绝对降不下来。原因很简单：上一次试图通过立法降低 Medicare 计划费用的失败经验前车可鉴。假如在上一次立法中美国国会连续九年都未曾允许降低医生的费用，它又怎么会遵照 ACA 允许更大幅度的降费呢？

14.1.2 对不同年龄人群的影响

然而如果支出减少真的发生的话，这对每个退休人员又意味着什么呢？预测 Medicare 计划支出会改变多少，要比预测这些改变对医疗可及性意味着什么容易得多。表 14.2 展示了不同年龄段的人群的 Medicare 计划支出的变化：

表 14.2　ACA 实施前后 Medicare 计划终生福利相对于税收与保费的价值

		现年 65 岁人群	2020 年 65 岁人群	2030 年 65 岁人群
2009 年	ACA 前福利	192 421 美元	254 900 美元	345 237 美元
	税收与保费	−132 305 美元	−200 651 美元	−298 362 美元
	净福利	60 116 美元	54 249 美元	46 875 美元
2010 年	ACA 前福利	156 833 美元	192 585 美元	240 233 美元
	税收与保费	−124 027 美元	−181 358 美元	−251 660 美元
	净福利	32 806 美元	11 227 美元	−11 427 美元
ACA 导致的净福利下降		27 310 美元	43 022 美元	58 302 美元

资料来源：Courtney Collins and Andrew J. Rettenmaier, "How Health Reform Affects Current and Future Retirees," National Center for Policy Analysis, Policy Report 333, May 2011。

- 对 2011 年跨入 65 岁并加入 Medicare 计划的人，预计 Medicare 计划支出的现值会因为奥巴马总统签署的 ACA 法案下降 35 588 美元。
- 对 55 岁的人，Medicare 计划支出预计会减少 65 315 美元。
- 对 45 岁的人，Medicare 计划支出预计会减少 105 004 美元。

思考上述变化的一种方式是将其同 Medicare 计划目前每年花在参保人身上的平均支出额做个比较。对 65 岁的人，预计的支出下降大约相当于三年的平均 Medicare 计划支出。对 55 岁的人，预计的损失大约相当于五年的平均 Medicare 计划支出。对 45 岁的人，预计的损失几乎是九年的平均 Medicare 计划支出。

考虑导致 Medicare 计划支出降低同样金额的其他改革。ACA 法案建议的 Medicare 计划支出削减大致相当于将享有 Medicare 计划福利的年龄资格从 65 岁提高到了 68 岁。现年 55 岁的人要等到 70 岁，45 岁的人要等到 74 岁才能享受 Medicare 计划福利！

对受益人而言，好消息是 Medicare 计划福利的减少伴随着两项福利的增加。当支出下降时，为支付这些福利所需的保费和税收也下降了。其结果是受益人有更多的可支配收入。

14.1.3　Medicare 计划支出下降对受益人意味着什么？

这种支出的削减对自掏腰包的费用和医疗可及性有何影响呢？合理的假设是，若想维持同样的医疗水平，老年人将不得不用自己额外的支出抵消部分或全部的 Medicare 计划支出减少。在现行立法下，老年人不被允许自费将 Medicare 计划的支付额提高到与其他支付者相同的水平，这将使得他们越来越不受提供者欢迎。但是，老年人可以通过向礼宾医生付钱绕过这些限制。换言之，老年人可以通过对非 Medicare 计划服务向医生付费的隐蔽方式提高对受保障服务的付费额。另外一种可能性是修改法律。

如果老年人被允许自掏腰包弥补 Medicare 计划支出的减少，2017 年他们要花掉 10% 的平均社会保障收入。50 年后，他们则要花掉自己一半的社会保障收入才能抵消 Medicare 计划支出的减少。

14.1.4　Medicare 计划是合算的交易吗？

想想你为支持 Medicare 计划将要付出的一切：就业时要支付的工薪税、退休以后要支付的保费，以及补贴这套体系缴纳的所得税。然后，将这些支出与 Medicare 计划保险带来的收益做个比较，比如从 65 岁计算到去世。

你有可能从中获利吗？答案部分取决于你现在多大年纪。假如你 85 岁，那预期可以多获得 55 000 美元的保险收益。但是，如果你只有 25 岁，那你得白白往这套系统多投入 111 000 美元。

从美元的支出和收入而言，一名 85 岁的美国人往这套系统里面每投入 1 美元（以终生缴纳的保费和税收的形式）将获得 2.69 美元的收益。无论以何种标准衡量，这都是一笔不错的交易。年龄低于 50 岁的美国人则几乎都是支出超过收益。比如，一名 25 岁的年轻人每投入 1 美元预计只能拿回 75 美分的收益（如表 14.3 所示）。

表 14.3　每 1 美元 Medicare 计划缴费带来的收益

年龄	福利/成本	年龄	福利/成本
85 岁	2.69 美元	45 岁	0.95 美元
75 岁	1.80 美元	35 岁	0.88 美元
65 岁	1.26 美元	25 岁	0.75 美元
50 岁	1.06 美元		

资料来源：Courtney Collins and Andrew J. Rettenmaier, "How Health Reform Affects Current and Future Retirees," National Center for Policy Analysis, Policy Report 333, May 2011。

14.1.5　现金流赤字

Medicare 计划更紧迫的问题是现金流。直到最近，社会保障与 Medicare 计划对联邦政府其他部门的影响都相对较小。但是，随着婴儿潮出生的人退休，负担将会飙升。如果 ACA 提出的 Medicare 计划支出削减计划在政治上难以实现，联邦政府继续在其他活动上开支将越来越困难；尽管没人指望联邦政府会很快实现预算平衡，但如果要在 2020 年做到这点的话，那联邦政府必须将综合所得税收入的四分之一用于补偿社会保障与 Medicare 计划的现金流赤字。[2]假如要兑现对老年人的医疗保健承诺，教育、国防、住房、能源、社会保障所有这些政府活动都必须被搁置到一边。

我们还没有考虑到 Medicaid 计划。根据 CBO 的估算，若 Medicare 计划和 Medicaid 计划支出保持相对于国民收入的历史增长率，到本世纪中叶，美国医疗保健支出将消耗掉几乎全部的联邦预算。[3]

专栏 14.1　其他医疗改革建议

任何对医疗总支出无所作为却想削减联邦医疗支出的计划都必然只能通过转嫁成本，包括转嫁给老年人、穷人、州政府，以及联邦政府之外的任何人。

ACA 改革。 我们从奥巴马总统开始谈，因为他的计划已经变成法律。我们在新闻报道中看到的数字几乎都是由 CBO 这个国会下设的精于计算的机构提供的。这些预测表明 Medicare 计划支出会急剧放缓，下文讨论的其他医改方案也得出了类似的估计。[④] 但是，假如你是个老年人或不幸残疾了，请留意一个更加悲观的文件——Medicare 计划信托报告[⑤]（由于 Medicare 计划信托是由总统任命的，这份文件似乎反映了奥巴马政府对其健康改革计划的观点）。根据上述报告，ACA 会导致 Medicare 计划支出增长率减半，乃至与国民收入增长保持同步。

Ryan/Rivlin 计划。 国会议员保罗·瑞安（Paul Ryan）（R-WI）和 CBO 前任主管爱丽丝·里夫林（Alice Rivlin）联名提出了一项令人侧目的权利支出改革计划。这项计划之所以引人关注，不仅因为其大胆直率，还因为其试图调和左右两方。[⑥] 这三个重要部分是：

- 首先，将 Medicare 计划改造成理性的保险。从 2013 年起，所有参保人都将得到自掏腰包费用最高不超过 6 000 美元的保护；作为交换，参保人要自己多支付少量费用。
- 十年后，刚获得 Medicare 计划资格的人将收到一张购买私人保险的票券（又被称为"保费资助"），其价值的增长率比 GDP 增长率高出一个百分点（注：过去 40 年来美国人均医疗保健支出增长率比 GDP 增长率高出约 2 个百分点。）
- Medicaid 计划将转变为对各州的年度大笔资助。资助的价值增长率也比 GDP 增长率高出一个百分点。

国会议员瑞安曾因为主张在老年人身上少花钱遭到专栏作家保罗·克鲁格曼和其他左翼人士批评。[7]但是,Ryan/Rivlin 计划减少的政府 Medicare 计划支出要少于 ACA,后者是克鲁格曼和瑞安的其他批评者们所支持的法案。

瑞安提出的遭到其他左翼人士批评的"保费资助"概念缘于左翼经济学家亨瑞·艾伦和鲍勃·赖肖尔(Bob Reischauer),我们已经在服务了近四分之一的 Medicare 计划参保人的 Medicare 计划优先项目中看到它的存在。[8]此外,ACA 健康保险交易所出售的私人健康计划的补贴实质也是保费资助。[9]

Ryan/Rivlin 计划以及其他类似计划都试图将联邦支出限定为只比 GDP 增长率高 1 个百分点,而且都引入了保费资助方案。其中,联邦政府提供固定金额补贴(或票券),受益人自掏腰包补充一定金额,健康保险计划相互竞争。ACA 则将联邦支出限定为与 GDP 保持同步增长,且没有保费资助。

保罗·瑞安/共和党众议院预算方案。这项方案与上面类似但有一个重要例外:未来十年内 Medicare 计划支出将按 ACA 的方案一样下降,随后将下降得更加厉害。但是,对任何年龄大于 55 岁的美国人来说,该方案与 ACA 之间并无差别。

上述所有建议的主要问题在于,它们并未改变激励,或者对激励的改变太小。没有理由指望总体医疗支出会改变,这意味着联邦政府在老年人和残障人士身上花的钱会越来越少。

14.1.6　信托基金靠得住吗?

尽管上班族被反复告知其工薪税会被信托基金安全保管,但是这些钱实际上正在被花掉,而且是一打入财政部的银行账户就被花掉了。

从来就没有储蓄,也没有投资,更没有现金存入银行金库。现在的工薪税支出都被用于支付现有退休人员的医疗费。如果有任何剩余的话,也会被花到其他政府项目上去。因此,等现在的上班族达到 65 岁资格年龄时,他们只能靠未来纳税人缴纳(更高的)税收予以资助才能获得福利。

基本结论是:美国财政部不能指望信托基金,只能靠征税或借债。

14.1.7　为什么会产生这些问题?

为什么我们会遇到这些问题呢? 下面是一些主要原因:

- 由于 Medicare 计划的受益人参与的是一套不使用就会失去的体系,患者只有消费更多医疗才能得到好处;他们无法从审慎的医疗消费中获得私人收益,也不会因为浪费而承受私人成本。
- 由于 Medicare 计划的提供者陷入了一套对预定任务收取预先确定的费用的体系,缺乏改进结果的财务激励;医生提供低成本、高品质的医疗通常只会导致自己收入下降。
- 由于 Medicare 计划不会对系统外提供的成本更低、品质更高的服务付费,多数老年人无法获得非老年人可以获得的随到随看诊所、独立急诊室和其他服务。
- 保险商也受到严重制约;比如,它们不能向老年人提供有健康保险的员工可以自然获得的同样的丰富保险安排。
- 由于 Medicare 计划施行现收现付制,很多纳税人不会为自己退休后的医疗储蓄投资,因此现在的年轻上班族只有在未来的上班族愿意支付高不可攀的税率时才能获得福利。

14.2　找到解决办法

为解决现行体系存在的上述缺陷,我和美国国家政策分析中心的同事们提出了五项根本性的 Medicare 计划改革建议:[⑩]

- 利用一种专门的 HSA,受益人至少可以管理自己五分之一的医疗资金,从而可以保留自己避免的浪费性支出,并承受浪费支出所产生的全部成本。
- 医生可以自由地对自己的服务重新打包和重新定价,因而可以从降低成本和提高医疗质量的创新中受益。

● Medicare 计划的受益人可以马上获得随到随看诊所等诸多服务，这些服务的价格将由真实的市场决定。

● 保险商可以完全自由地为老年人提供非老年人可以获得的全部产品。

● 上班族（及其雇主）可以储蓄和投资 4% 的薪资，最终实现每一代的退休者都为自己绝大多数的退休后医疗服务自行买单。

这些改革将显著地改变激励。无论患者、提供者还是上班族/储蓄者，都会收获社会有益行为带来的好处，并承受社会有害行为产生的成本。Medicare 计划的患者有寻求低成本、高品质医疗的直接财务利益。提供者也有提供这类医疗服务的直接财务利益。年轻人则对促进未来有效率的、高品质医疗的长期融资系统有财务利益。

在美国国家政策分析中心资深研究员安德鲁·J.雷登迈尔的帮助下，我们得以模拟上述改革的长期影响。基本结论是：在合理的假定下，我们可以在 21 世纪中叶实现老年人的保费支出（占 Medicare 计划成本的比例）不超过现有水平，同时纳税人的负担（占国民收入的比例）也不超过现有水平。[11]

这是如何实现的呢？如图 14.1 所示，大约 70% 的预期 Medicare 计划支出下降源于私人账户带来的预筹资金；20% 源于提高起付线带来的消费行为改变；10% 源于供给侧改变（基于非常保守的假设）。

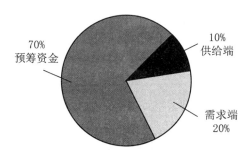

图 14.1 填补 Medicare 计划资金缺口（到 2050 年）

资料来源：John C. Goodman，"A Framework for Medicare Reform," National Center for Policy Analysis，Policy Report No.315，September 2008。

接下来,我们深入考察上述方案。

14.3 一份详细的改革计划

14.3.1 患者的新机遇

在现有架构下,老年人要向三个计划(Medicare 计划 B 部分、Medigap 计划和 Medicare 计划 D 部分)支付三份保费,而且往往无法享有非老年人通常可以享有的保障。我们建议用一种新的简化架构取而代之,其用意是模仿美国非老年人享有的健康保险福利。

1. 标准的综合计划(SCP)

该计划为所有人提供了一项起付线为 2 500 美元的综合保障。只需要缴纳一笔保费即可加入其中,成本约为 Medicare 计划平均成员成本的 15%。目前所有的 Medicare 计划受益人都有机会参保,将其作为传统 Medicare 计划的备选方案。对所有未来 Medicare 计划的受益人,SCP 将是唯一的政府计划。

2. 罗斯版的 HSA

加入 SCP 的所有老年人都可以在罗斯型 HSA 中存入最多 2 500 美元。这些存款是税后的,其利息收入免税,而且将来取出用于任何用途都可以免税。加入 SCP 的多数老年人都可以将本来要花掉的钱外加保费结余存入 HSA。选择下述计划者还可以拥有更大的账户——由第三方保险商资助或自掏腰包付费。无论如何,老年人都可以利用自己的 HSA 支付第三方保险未支付的费用。

3. 风险调整后的保费

已经加入 Medicare 计划的老年人将继续支付约为 Medicare 计划实际成本的 15% 的保费。对加入私人保险计划者,政府会在这一金额基础上增加一笔风险调整费用,以反映参保人对其选择的私人保险计划产生的期望健康成本。政府的目标是保证总保费总是足以购买 SCP 的福利包,私人计划收取的保费则取决于市场竞争(现有的风险相关保费支付方法可充当指导）。

4. 其他保险选择

老年人还有其他保险选项。参考前文介绍的方法，我们可以将政府承担的债务固定。一旦政府（纳税人）的缴费定下来，保险商就可以提供不同的福利包，总保费或更高或更低。这些选项包括 HMO、PPO、起付线更高的 HSA 以及基于 HSA 的特别需要计划。通过将政府的缴费转移到所选的计划，退休人员依旧可以保留原有的雇主计划（只要雇主愿意）。

选择上述私人计划的老年人还有其他 HSA 机会。比如，选择起付线为 5 000 美元的私人计划的老年人每年可向 HSA 存入 5 000 美元，其中额外的 2 500 美元由保险商和参保人各自承担一半(1 250 美元)。

5. 新的 HSA 设计

提供 HSA 计划的私人保险商未必要设置全面的起付线。它们可以将想鼓励的服务（比如精神分裂症药物）的起付线降到零，也可以对适合患者发挥自主权的服务（比如关节炎或过敏症的药物选择）保持高起付线。此外，私人计划还可以将某些类型的医疗（比如初级保健或诊断学化验）全部剔除，让患者利用自己（无任何起付线或共同支付额）的 HSA 支付全部费用。[12]

保险商也可以为慢病患者设立专门的 HSA 账户，允许其自行管理更多的医疗支出。现金和咨询项目实验提供了一种可借鉴的模式。在这些计划中，失能的 Medicare 计划患者可以管理自己的医疗预算，并聘用和解雇为其提供监护乃至医疗服务的人。[13]至于保险商改善计划设计的激励，则可通过长期合同来加以强化。

14.3.2　医生的新机遇

如今，参与 Medicare 计划的医生都只能在一套过时的、浪费性的支付体系下行医，通常无法从电话、邮件沟通、患者健康管理教育或患者购药指导等服务中获得任何财务报酬。

考虑下面关于医生付费方式的专栏。在读的时候请想象一下，你在沃尔玛超市看到的不是商品旁边的价格，而是看起来像这种专栏的标签。你对一件东西的付费取决于是哪位沃尔玛员工帮你找到它，有多少别的员工一起帮你找到它，以及你购买它之后想拿它干什么，等等。沃尔玛超市不像 Medicare 计划那样对商品标价是有原因的。

更糟糕的是，随着 Medicare 计划降低报销的费用，医生越来越不愿意干那些得不到充分补偿的活。其他医疗提供者面临着同样异常的激励。Medicare 计划的支付规则经常妨碍提供者们同心协力改善的医疗服务。

专栏 14.2　医生如何获得 Medicare 计划的付费[14]

- 对许多手术程序，Medicare 计划会为提供者的职业和技术元素付费。职业元素是医生的工作与专业知识；技术元素则是对手术程序所需的设备与辅助人员提高补偿。若由其他实体提供技术元素，则医生只能获得专业元素的付费。比如，实验室化验是在实验室完成化验（技术元素），但是由医生负责解读化验结果（职业元素）。

- 如果你参与协助一项外科手术，则可以获得主刀外科医生 16％的费用。在某些情形下，同一名患者的同一个手术必须由两名外科医生合作完成。如果你是合作外科医生（而非手术助手），则可以获得该项手术通常报销费用的 62.5％。

- 如果你做的是双边手术——身体两侧都要做（比如右胳膊和左胳膊）——你可以获得单边手术的支付额的 150％。

- 如果通过同一个内窥镜完成多项手术，价值最高的内窥镜手术将获得支付（100％的津贴），加上价值次高的内窥镜手术与基础内窥镜手术的差额。

- 如果你同一天对同一名患者做了多个手术，你得到的支付额

> 并不是在不同日子做完这些手术获得的支付额之和。价值
> 最高的手术将获得 100％的津贴支付。对价值第二高到第五
> 高的手术，医生只能获得通常付费额的 50％。
> ● 如果你是助理医生、执业护士或注册饮食学家、营养学家，将可
> 以获得一名医学博士完成同一项手术将获得的费用的 85％。
> ● 如果你是一名临床社会工作者，所得到的付费额将等于一名
> 医学博士完成同一项服务所能获得的费用的 75％。
> ● 如果你是一名经过认证的护士助产士，你将获得一名医学博
> 士完成同一项服务所能获得的付费额的 85％。如果你是一
> 名助产士，你只能获得付费额的 65％。

如何才能以远低于现在支付的价格的成本产出高品质的医疗呢？
高效率、高品质医疗的实例不胜枚举，这其中有许多已在学术文献中被
研究和介绍过。比如，达特茅斯健康政策与临床实践研究院的研究者
们开展的研究表明，如果所有美国人都去梅奥诊所就医，则美国每年的
医疗费用将下降四分之一。[⑮] 如果全体美国人都去地处盐湖城的 In-
termountain Healthcare 就医，则全美的医疗支出将下降三分之一。[⑯]
达特茅斯的研究[⑰] 和美国国家政策分析中心的研究[⑱] 都表明，如果每
个地区都像最"高效"或低成本的地区那样行医，Medicare 计划支出将
比现有水平低三分之一到四分之一。

问题是我们怎么才能从此岸到达彼岸呢？下面四项案例研究描述
了正在发生的故事。

1. 案例研究：宾夕法尼亚州中部的 Geisinger 健康医疗系统

Geisinger 对心外科手术提供 90 天的质量保证。如果患者在此期
间因并发症返回医院，Geisinger 承诺给予免费治疗，不向患者或保险
商额外收费。[⑲]

Geisinger 这么做要承受财务损失，哪怕总体上为 Medicare 计划
省了钱，原因是当患者出现并发症导致更多门诊、更多检查以及更多重

复入院时,医疗组织会获得更多付费。现在缺的是为这种保证买单的意愿。假如纳税人总体上省钱了,Medicare 计划应该乐意为第一次手术支付更多费用。

2. 案例研究:西雅图 Virginia Mason 医疗中心

在另一个创新实例中,Virginia Mason 提供了背疼治疗的新方法。[20]在原有体系下,患者在被转诊到一名理疗师之前,通常要先接受一次 MRI 扫描或专科咨询以及其他检查。在新体系下——治疗成本减半——除非出现明确的新诊断措施,患者会先接受理疗师治疗。只有在理疗无效或症状持续时才会预定 MRI 扫描。

这套新体系不仅提高了效率,而且帮患者省了钱,但会导致提供者财务状况恶化。跟在 Geisinger 的案例一样,Medicare 计划同样应该尝试一种让 Medicare 计划和 Virginia Mason 双赢的新支付安排。

3. 案例研究:药剂师提供治疗

在北卡罗来纳州 Asheville 的一个相当成功的实验中,药剂师为糖尿病患者提供咨询,并鼓励她们妥善服药。[21]在这里,提供者正在提供一套新的服务包,它减少了去急诊室和找初级保健医生看病的次数,也降低了总体成本。除非 Medicare 计划通过这种重新捆绑在其他城市向药剂师提供赚钱的机会,否则将会错失这种潜在的节约良机。

4. 案例研究:达拉斯"美国医生上门服务"公司[22]

十多年来,这家公司都在提供整合医疗、协同型医疗、医疗之家、电子病例、电子处方及 ACA 的"试点项目"愿望清单中列出的其他项目。基本上,"美国医生上门服务"(APH)公司治疗的都是每年要让Medicare 计划支出大约 60 000 美元的特需老年人。在成功地对这些老人开展门诊治疗后,APH 公司将 Medicare 计划的成本减少了一半。

在 APH 模式下,医生和注册护士在自己家中给患者看病并给予治疗。包含在其中的服务有:便携式 X 射线影像、超声心动图、静脉切开术以及其他实验室手术,此外还有足部和老年问诊。由于每名患者要接受多个医生的治疗,医生们通过电子病例相互协同。

那么,Medicare 计划对 APH 公司由此产生的节约付了多少费呢?答案是除了 Medicare 计划正常的费用之外分文未付!APH 公司管理团队花了大量时间试图说服 Medicare 计划换一种方式给予支付,但最终无功而返。APH 公司正在考虑转成一个 ACO,但一个成熟的 ACO 必须处理患者所有的(门诊与住院)治疗。APH 公司为此还得再掌握一些完全不同的技术才具备条件。

5. 一种更好的方式

通常,我们应该乐意向提高治疗和降低成本的医生给予奖励,他们改善了患者的医疗可及性、沟通,并教会患者如何更好地管理自己的健康。只要(1)政府的总成本不增加,(2)患者的医疗质量不下降,(3)提供者提出一种度量并保证满足上述(1)和(2)条件的方法,任何提供者应该都能建议并争取到不同的补偿安排。

14.3.3 解放市场

如前文所述,Medicare 计划有一份包含约 7 500 项向医生单独付费的任务清单。每项任务都有一个所因处位置和其他因素而异的价格。全美共有 800 000 名执业医生,但并非所有人都参与了 Medicare 计划,更没有哪个医生可以完成 Medicare 计划这份清单上列出的所有任务。

尽管如此,Medicare 计划还是为全美(以及关岛、波多黎各、马里亚纳群岛、美洲萨摩尼和维尔京群岛)各地设定了大约 60 亿个全天候的价格。

Medicare 计划支付的每笔价格都是与一名患者挂钩,每笔费用都涉及数不清的技术问题。对医生可以应付的 7 500 个项目中的每一个,Medicare 计划都必须像对该做的手术付费那样兢兢业业地确保每分钱都花对地方。Medicare 计划不只是设定价格,它还要监管整个交易过程。

假如 5 000 万左右的 Medicare 计划参保人每年平均要看 10 名医生，再保守假定每次看病都只需做一项程序。那么，考虑一项程序被正确和错误地编码的全部方式，Medicare 计划每年要监管的交易数量将达到 3 000 万亿！（1 000 万亿就是 1 后面有 15 个 0。）

Medicare 计划能保证对所有这些交易都作出正确决策吗？不可能！

情况只会变得越来越糟糕。被称为 ICD-10[23] 的联邦编码本的新版将医疗类别数量扩大到了 155 000 项左右。[24] 比如，光是被松鼠咬伤就有 96 个不同代码，包括初次邂逅、再次遭遇和大结局。被老鼠咬伤则有 6 个不同代码，具体取决于你是被大老鼠咬还是小老鼠咬。

其事无巨细的程度令人瞠目结舌。据《华尔街日报》报道：[25]

> 健康计划或许再也不用诧异于对患者在哪里受的伤了。受伤的地点包括歌剧院……美术馆……壁球馆……以及房车内外的九个位置……从浴室到卧室无所不包。

比如，被"击中"或"重击"带来的伤害有 240 个不同代码，其中约四分之一的发生在水上。描述水上受伤的代码包括商船、客船、渔船、帆船、皮筏艇以及无动力充气船等不同场所。

谢天谢地，这一切都有个替代方案：就是让医疗费用像我们经济中所有其他东西那样通过市场来定价。

这么做会面临两个难题。首先，长期以来我们一直在完全压抑医疗保健正常的市场力量。可在不存在真实市场的地方怎么会有市场价格？其次，很多人相信 Medicare 计划正在利用买方垄断权力（单一买家）将提供者费用压低到市场水平以下。没有政府充当买方垄断的买家，患者最终的支付额可能比现在更高。Medicare 计划前信托人托马斯·R.萨维和我提出了绕过这两大难题并解放市场的十项重要政策变革。[26]

1. 零售店

在全美各地,都有零售机构向支付现金的患者提供初级保健服务。[27]由于这些服务是在第三方支付体系之外兴起,其价格属于自由市场价格。无预约诊所、无预约急诊医生,以及独立的急诊医疗诊所都实行明码标价,而且通常提供了高质量的医疗服务。它们遵循循证协议、保留电子记录并通过电子预定处方。

Medicare 计划应该立即允许参保人在上述几乎所有场所获得医疗,并支付公开的市场价格,而不是 Medicare 计划的价格。由于这些场所收取的费用低于 Medicare 计划对医生诊所或医院急诊室的付费,即使这项改革提高了初级保健的可及性,仍然有助于降低 Medicare 计划的成本。

2. 电话与邮件服务

Medicare 计划应该准许参保人利用商业电话和邮件提供服务,[28]比如 Teladoc 医生问诊。

3. 礼宾医生

Medicare 计划应该鼓励医生重新打包和定价自己的服务,实现医生、患者和 Medicare 计划三方的共赢。比如,Medicare 计划应鼓励而非打击礼宾医生安排的出现。[29]若患者和医生都愿意,Medicare 计划应乐意抛弃它长达 7 500 个项目的清单,支付部分礼宾服务费用,让医疗市场自行处理其他的一切事情。

4. 按时间而非任务结账

多数专业服务都并非像医生那样按任务付费。他们是按服务的时间付费。我们应考虑这种替代方案,允许医生改变自己提供的服务组合并按时间对其付费。如果这种改变足够大,我们应允许患者共同付费,并让市场决定费用。检验这些新服务能否增值的方法是看老年人是否愿意更多地自掏腰包来获得它们。

5. 辅助医务人员

增加低成本医疗服务供给的一种方式,是增加护士和助理医生在无须医生专业水平的任务上的使用。现有体系打击了这种供给：当一项任务由护士而非医生完成时，Medicare计划的费用会自动降低。[30]

6. 捆绑

向患者提供涵盖所有服务的打包价格的障碍之一是手术通常涉及多个独立的实体。在正常市场上，独立实体可以全天候合作共同生产一种商品或服务，然后瓜分利润。Stark修正案宣告了此类安排在医疗领域的非法。[31]这种妨碍效率的做法必须被废除。

7. 医疗旅游

支付现金的患者们正越来越多地走出国门寻求打包价格仅为美国五分之一到三分之一的手术服务。[32]例如，一家总部在科罗拉多州的名为BridgeHealth的医疗公司在向美国雇主计划提供按固定费用做手术的专科服务网络，其预付费用仅为常规网络的15%—50%。[33]

国际医疗旅游市场是一个真正的市场，其中的提供者日常基于价格和质量争夺患者，Medicare计划应该充分利用它。此外，如果一名患者通过旅游为Medicare计划省了钱，患者应该分享节约的资金。患者也应该像医生一样因为帮Medicare计划省钱得到奖励。

国内医疗旅游。你无需真的出国才能享受医疗旅游市场的红利。本土就有新兴的市场存在。第2章曾介绍过，加拿大人会定期来美国做手术，通常是按照预先商定的全套服务打包价格。North American Surgery公司已经与美国22个手术中心、医院和诊所协商争取了大量折扣，由此替代了出国旅游的低成本手术。[34]老年人也会出现在这个市场上，如果Medicare计划允许他们共享到更高质量、更低成本医疗机构旅游产生的结余，老年人也会这么做。

8. 选择性放松价格管制

有大量证据表明，Medicare计划支付的费用远低于私人部门支付的正常费用。但是，鲜有证据告诉我们这一点究竟有何影响。搞清楚这一点的一种方式是，让给定区域的医生自由地对Medicare计划保障的服务收费。Medicare计划将继续支付清单上的价格，但患者必须自掏腰包支付剩下的费用。

　　患者因此有了选择的机会。他们可以去找收取受 Medicare 计划监管费用的医生看病，或者找按市场决定收费的医生看病。下面是由此构成的测试：可以自由收费的医生能吸引到患者吗？即使这些患者不得不支付比别处更高的价格。若果真如此，则意味着现行体系下的 Medicare 计划的患者无法享有他们愿意在自由市场中获得的便利、舒适和质量。面对这样的证据，Medicare 计划应该乐意给予更多患者同样的选择。

　　9. 医疗券(stamps)

　　下面介绍一种解放低收入老年人的新思想。这项建议对同时有资格享有 Medicare 计划和 Medicaid 计划的人群特别适合，因为这个人群的第一美元总是有保障的。超市里有几千种明码标价的独立产品。既然食品消费如医疗保健一样属于必需品，我们如何确保人人都能享有这些食品呢？我们提供的不是食品保健(Foodcare)，而是通过按折扣价向低收入者出售"有美元价值的食品券"，从而提供补贴。这些券对百货商店和持券者而言都是真金白银。由于个人的消费超出其食品券的限额，他们在边际上还得自掏腰包。但是，如果他们选择利用食品券购买昂贵的牛排而不是汉堡，他们可以在其他产品上支出的钱就少了。

　　食品券计划(SNAP)似乎比面向老年人的健康援助计划效果好得多。目前出台的三个 Medicare 计划节约项目旨在通过支付保费并取消自掏腰包的成本分担，来提高穷人和接近贫困的受益人对 Medicare 计划的负担能力：[35]

- 合格的 Medicare 计划受益人项目会为收入等于或低于联邦贫困线 100％ 和无资格享有完整 Medicare 计划保障的受益人支付全部的 Medicare 保费并分担其自掏腰包的成本。
- 规定低收入 Medicare 计划受益人项目为收入为联邦贫困线的 101％—120％ 的 Medicare 计划受益人支付 B 部分的保费。

● 合格个人项目对收入为联邦贫困线的 121％—135％的 Medicare 计划受益人支付 B 部分的保费。

令人惊讶的是，只有不到三分之一的符合 Medicare 计划受益人参与到这些项目中去。

10. 定义性原则

在这些案例以及我们可以想到的其他案例中，所遵循原则都是相同的：让市场干只有市场才能干好的活。让市场解决巨无霸的 Medicare 计划监管组织绝无可能解决的难题。

14.3.4　保险商的新机遇

奥巴马政府想用医生抱团提供的协同医疗——与某个医疗之家建立联结——取代独立医生的碎片化决策。它希望 Medicare 计划购买质量而非数量；它希望医疗决策基于证据；它想用电子病历将医疗标准化并减少医疗事故。

尽管奥巴马政府计划投入数亿美元进行试点检验上述思想，但它似乎忽视了已将上述思想付诸实践的私人机构。

休斯敦的 IntegraNet 就是一个整合型提供网络（IDN）的实例，该组织下面有 1 200 名医生。[36] 每名 Medicare 计划患者都有一个医疗之家。医生循证行医。医疗是一体化且协同型的。电子病历被引进来。其质量似乎比传统 Medicare 计划更高，成本则更低。

IntegraNet 远远不能满足政府对 ACO 的全部要求。一方面，它按服务项目对医生付费。另一方面，它有意将医生的付费提高到 Medicare 计划标准以上。IntegraNet 并非个例。在很多其他的 Medicare 计划优先项目中，实践者们已经在做奥巴马政府想要对整个 Medicare 计划做的事情，即使并未得到联邦政府的鼓励或助推。换言之，其中很多计划正在引入协同型/整合型/有管理的医疗体系，实现比传统 Medicare 计划更少的住院、更少的再次入院以及更少的住院日。[37]

特别令人感兴趣的是，它们向做出成本有效的选择的患者提供了返利的机会。很多 IDN 比我们想的还要超前，它们向合作并选择医疗之家的老年人退还了部分或全部的 B 部分保费。正如 IntegraNet 的首席执行官拉里·韦德金德(Larry Wedekind)所解释的：

> 在有多个竞争者竞标争夺老年人的新业务的市场上，我们看到了竞争之美。在休斯敦的市场上，优惠措施从向老年人全部返还 B 部分保费到其中 20％保费不等……每月低则返还 20 美元，高则返还全部 96 美元保费……今年的 B 部分保费为 110.50 美元，但来年没人月返还超过 50 美元。这种返还通常与某个 Medicare 计划优先项目中的特需计划相关，比如帮助支付更高医药成本的某种糖尿病计划。

14.3.5　劳动者的新机遇

健康保险退休账户(HIRA)的目的是让人们提早为部分退休后的医疗福利准备好资金，从而不必像现在预计的这样过分依赖未来纳税人。最终，每一代人都要自己买单。

1. 缴费水平

我们设想，初始的强制缴费水平为工薪的 4％——雇主和雇员分别承担 2％。如果不足以实现充分的预先融资，未来缴费水平会上升。

2. HIRA 基金的投资

我们建议，所有 HIRA 资金被投资到分散化、保守型的国际投资组合，其中包括股票、债券、房地产和其他资产。HIRA 基金的投资将由私人保障机构管理。正如智利的社会保障体系那样，这些公司竞争的对象不是投资组合的选择，而是报告、会计及其他服务。

3. 或有所有权

个人是其 HIRA 的名义所有者，但他们对这些资金的权利取决于多种因素。首先，他们必须活到有资格享受 Medicare 计划的年纪。若不幸早亡的话，一名劳动者的 HIRA 资金将被分到剩下的劳动者的账户。此时,一个人的 HIRA 财产权就像年金保险合同下的合同权。其次,SCP 会为所有参保人接收与风险挂钩的保费。在早期,风险评估可以完全通过调整政府的资助金额来完成。但是,过度筹集的账户中的 HIRA 余额后面可能会被"征税",用于支付筹资不足的账户对应的个人的风险保费。HIRA 所有者有资格进行"风险评估的年度取款"(risk-rated annual withdrawl)。

4. HIRA 退休健康计划选项

HIRA 账户的所有者将被赋予以下选择权:(1)他们可以将自己的 HIRA 资金让渡给政府,并加入到传统的 Medicare SCP 计划;(2)他们可以购买一份年金——退休后可用于支付私人健康保险保费和直接购买医疗服务的现金流;(3)他们可以保留账户,每年取出一定资金支付保费,取款比例由政府决定。

注释

① Andrew J. Rettenmaier and Thomas R. Saving, "Medicare Trustees Reports 2010 and 2009: What a Difference a Year Makes," National Center for Policy Analysis, Policy Report No.330, November 18, 2010.

② The Board of Trustees, Federal Old-Age and Survivors Insurance and Federal Disability Insurance Trust Funds, "The 2008 Annual Report of the Board of Trustees of the Federal Old-Age and Survivors Insurance and Federal Disability Insurance Trust Funds," US Government Printing Office, April 10, 2008; John C. Goodman, "A Framework for Medicare Reform," National Center for Policy Analysis, Policy Report No.315, September 2008, http://www.ncpa.org/pdfs/st315.pdf.

③ Noah Meyerson et al., "The Long-Term Outlook for Health Care Spending," Congressional Budget Office, November 2007. http://www.cbo.gov/ftpdocs/87xx/doc8758/11-13-LT-Health.pdf.

④ CBO, "Selected CBO Publications Related to Health Care Legislation," 2009—2010, Congressional Budget Office, Congress of the United States, Publication No.4228, December 2010, http://www.cbo.gov/sites/default/files/cbofiles/ftpdocs/120xx/doc12033/12-23-selectedhealthcarepublications.pdf.

⑤ "2010 Annual Report of the Boards of Trustees of the Federal Hospital Insurance and Federal Supplementary Medical Insurance Trust Funds," Boards of Trustees of the Federal Hospital Insurance and Federal Supplementary Medical Insurance Trust Funds, August 2010, http://www.cms.gov/ReportsTrustFunds/downloads/tr2010.pdf.

⑥ Alice Rivlin and Paul Ryan, "A Long-Term Plan for Medicare and Medicaid," November 2010, http://paulryan.house.gov/UploadedFiles/rivlinryan.pdf.

⑦ Paul Krugman, "The Flimflam Man," *New York Times*, *The Conscience of a Liberal* (blog), August 5, 2010.

⑧ Ezra Klein, "Creator of Premium Support Says Ryan Has Vouchers, Not Premium Support," *Washington Post Wonkblog* (blog), April 2011, http://www.washingtonpost.com/blogs/ezra-klein/post/creator-of-premium-support-says-ryan-has-vouchers-not-premium-support/2011/04/08/AFAVslLD_blog.html.

⑨ Austin Frakt, "And, Quietly, We Slip Down the Wonk Hole," *The Incidental Economist* (blog), April 2011, http://theincidentaleconomist.com/wordpress/and-quietly-we-slip-down-the-wonk-hole/.

⑩ John C. Goodman, "A Framework for Medicare Reform," National Center for Policy Analysis, Policy Report No.315, September 2008, http://www.ncpa.org/pdfs/st315.pdf.

⑪ Goodman, "A Framework for Medicare Reform."

⑫ 参考第 11 章相关讨论。

⑬ Leslie Foster, Randall Brown, Barbara Phillips, Jennifer Schore and Barbara Lepidus Carlson, "Improving The Quality of Medicaid Personal Assistance Through Consumer Direction," *Health Affairs* Web Exclusive (2003). doi: 10.1377/hlthaff.w3.162.

⑭ Jason Shafrin, "Why Doctors Don't Like Medicare," *Healthcare Economist* (blog), January 3, 2012, http://healthcare-economist.com/2012/01/03/why-doctors-dont-like-medicare/.

⑮ John E. Wennberg et al., "The Care of Patients with Severe Chronic Illness: An Online Report on the Medicare Program the Dartmouth Atlas Project," The Dartmouth Atlas of Healthcare 2006, The Center for the Evaluative Clinical Sciences, Dartmouth Medical School, 2006, http://www.dartmouthatlas.org/downloads/atlases/2006_Chronic_Care_Atlas.pdf.

⑯ Wennberg et al., "The Care of Patients with Severe Chronic Illness: An Online

Report on the Medicare Program the Dartmouth Atlas Project."

⑰ Wennberg et al., "The Care of Patients with Severe Chronic Illness: An Online Report on the Medicare Program the Dartmouth Atlas Project."

⑱ Amy Hopson and Andrew J. Rettenmaier, "Medicare Spending Across the Map," National Center For Policy Analysis, Policy Report No.313, July 2008.

⑲ Reed Abelson, "In Bid for Better Care, Surgery With a Warranty," *New York Times*, May 17, 2007.

⑳ Vanessa Fuhrmans, "A Novel Plan Helps Hospital Wean Itself Off Pricey Tests," *Wall Street Journal*, January 12, 2007.

㉑ "The Asheville Project," Supplement to the *Pharmacy Times*, October 1998, http://www.pharmacytimes.com/files/articlefiles/TheAshevilleProject.pdf.

㉒ American Physician Housecalls website: http://www.aphousecalls.com/.

㉓ "ICD-10 Code Set to Replace ICD-9," American Medical Association, Transaction Code Set Standards, undated, http://www.ama-assn.org/ama/pub/physician-resources/solutions-managing-your-practice/coding-billing-insurance/hipaahealth-insurance-portability-accountability-act/transaction-code-set-standards/icd10-code-set.page.

㉔ "ICD-10 Code Set to Replace ICD-9," American Medical Association, Transaction Code Set Standards, undated, http://www.ama-assn.org/ama/pub/physician-resources/solutions-managing-your-practice/coding-billing-insurance/hipaahealth-insurance-portability-accountability-act/transaction-code-set-standards/icd10-code-set.page.

㉕ Anna Wilde Matthews, "Walked into a Lamppost? Hurt While Crocheting? Help Is on the Way," *Wall Street Journal*, September 13, 2011, http://online.wsj.com/article/SB10001424053111904103404576560742746021106.html.

㉖ Thomas R. Saving and John C. Goodman, "A Better Way to Approach Medicare's Impossible Task," *Health Affairs Blog*, November 15, 2011, http://healthaffairs.org/blog/2011/11/15/a-better-way-to-approach-medicares-impossible-task/.

㉗ Devon M. Herrick, "Retail Clinics: Convenient and Affordable Care," National Center for Policy Analysis, Brief Analysis No.686, January 2010, http://www.ncpa.org/pub/ba686.

㉘ Devon M. Herrick, "Convenient Care and Telemedicine," National Center for Policy Analysis, Policy Report No.305, November 2007, http://www.ncpa.

org/pub/st305.

㉙ Devon M. Herrick, "Concierge Medicine: Convenient and Affordable Care," National Center for Policy Analysis, Brief Analysis No.687, January 19, 2010.

㉚ Maura Lerner, "Park Nicollet gets sobering lesson in Medicare," *StarTribune*, May 2, 2011.

㉛ "STARK LAW—Information on penalties, legal practices, latest news and advice," Stark Law, undated, http://starklaw.org.

㉜ Paul H. Keckley and Howard R. Underwood, "Medical Tourism: Consumers in Search of Value," Deloitte Center for Health Solutions, Item #8174, 2008, http://www. deloitte. com/assets/Dcom-UnitedStates/Local% 20Assets/Documents/us_chs _MedicalTourismStudy(3).pdf.

㉝ BridgeHealth, http://www.bridgehealthmedical.com/.

㉞ Devon M. Herrick, "Medical Tourism: Global Competition in Health Care," National Center for Policy Analysis, Policy Report No.304, November 2007.

㉟ Stan Dorn and Baoping Shang, "Spurring Enrollment In Medicare Savings Programs Through a Substitute for the Asset Test Focused on Investment Income," *Health Affairs* 31 No.2: 367—375, February 2012. doi: 10.1377/ hlthaff.2011.0443.

㊱ IntegraNet, http://www.integranettx.com/.

㊲ "Reductions in Hospital Days, Re-Admissions, and Potentially Avoidable Admissions Among Medicare Advantage Enrollees in California and Nevada, 2006," AHIP Center for Policy and Research, America's Health Insurance Plans, October 2009.

15　改革 Medicaid 计划

到 2014 年,美国预计要开始为大约 3 200 万无保险者提供保险。其中大约半数人会直接加入 Medicaid 计划;如果参照马萨诸塞州的先例,其余人多数会加入享有丰厚补贴、付费水平略高于 Medicaid 的私人计划。[①]

这就提出了一个重要问题:Medicaid 计划究竟好在哪里? 参与 Medicaid 计划以及其他像 Medicaid 一样运作的私人计划会比医改前享有更多或更好的医疗吗? 本章首先通过证据评估回答这个问题。接下来,我们提出三种替代方案:(1)完全废除 Medicaid 计划,将受益人整合到私人健康保险体系;(2)允许 Medicaid 计划成为参与竞争的健康计划,而不是只接收穷人的计划;(3)用一个健康券计划取代 Medicaid 计划对非老年人、非残疾人的门诊支出。

15.1　反对 Medicaid 计划的理由

15.1.1　Medicaid 计划参保人的医疗可及性会如何变化?

这 3 200 万新获得保险的公民未必能享受到更多医疗保健。他们得到的医疗服务甚至会减少。即使他们真的得到更多医疗,低收入家庭作为一个整体享有的医疗也可能会比压根就没有推出这项健康改革时更少。个中缘由是：如我们已经看到的那样，为 3 200 万新人提供保险的法案也会强迫中等收入和中上等收入家庭获得比现在更慷慨的保障。当这些得到更慷慨保障的人试图获得更多医疗服务时，几乎肯定会抬高所有人为医生的服务和医院的床位支付的 Medicaid 价格。更糟糕的是，这项健康改革法案无助于增加市场供给从而满足这种新增的需求。

1. 对医生支付不足的后果

从纸面上看，Medicaid 计划令人心驰神往。它承诺无偿地（免除保费且通常无需自掏腰包）为多数医疗服务提供保障。但是，Medicaid 计划对医生的支付额仅为私人保险商的约 60%，很多 Medicaid 计划患者甚至找不到愿意为其看病的医生。越来越多的医生正在退出 Medicaid 计划，拒绝为新的 Medicaid 计划患者看病，或者只对 Medicaid 计划的患者开放少数诊疗服务。[2] 由此造成的结果是，患者不得不转向成本高得多的机构，比如医院诊所和急诊室。

一项研究发现，当来电者报告自己加入 Medicaid-CHIP 时，60% 的儿童预约会被拒绝。相比而言，当来电者报告自己加入的是私人保险时，只有 11% 会被拒绝。在有幸预约成功的 Medicaid 计划患者中，平均等待时间要比有私人保险者多 22 天。[3] 另一项研究发现，即便是无保险者也比 Medicaid 计划参保人更容易成功预约到医生。[4]

尽管每个州的 Medicaid 计划给医生的付费通常都低于医生从私人部门获得的付费，[5] 这种支付差距在各州有所不同。纽约州对一名新患者做一次全面眼部检查只支付 30 美元，密西西比州对同样的服务的补偿额则为 106 美元。得克萨斯州和佛罗里达州支付的费用分别为 63.55 美元和 66.90 美元。

2. 初级保健的可及性

约有 30% 的医生不接收任何 Medicaid 计划的患者，愿意接收的医生很多也会限制收治的患者数量。一项调查发现，三分之二的 Medicaid 计划患者约不到紧急门诊医疗服务。[6] 其中四分之三的案例源于提供者不接受 Medicaid 计划。接收 Medicaid 计划的全科医生的最低比例为 30%(洛杉矶)、40%(迈阿密)和 50%(达拉斯和休斯敦)。[⑦]

　　3. 专科医生的可及性

　　Medicaid 计划和 CHIP 计划的参保人也很难找到愿意按 Medicaid 计划支付的低价收治他们的专科医生。[⑧]美国政府问责办公室(GAO)的报告发现,参保 Medicaid 计划或 CHIP 计划的儿童报告难以找到专科医生的概率要比参保私人健康计划的儿童高出三分之一。[⑨]一项调查发现:[⑩]

　　　　● 在达拉斯和费城,只有 8% 的心脏病医生接纳 Medicaid 计划患者;在洛杉矶,这一比例仅为 11%。

　　　　● 在达拉斯和纽约市,只有 14% 的妇产科医生会给 Medicaid 计划患者看病;在迈阿密和丹佛这一数据分别为 28% 和 33%。

　　4. 急诊室的使用

　　根据一份报告,1997—2007 年间每年医院急诊室访问的总数翻了一番,大部分源于 Medicaid 计划保障的成年人的使用频率上升。[⑪]Medicaid 计划参保人占全美急诊室访问数的四分之一以上。[⑫]

15.1.2　Medicaid 计划的医疗质量

　　学术证据显示,Medicaid 计划存在严重的质量问题。下面是由美国企业研究院学者斯科特·戈特利布(Scott Gottlieb)整理出来的一些研究:[⑬]

　　　　● 医学期刊《癌症》(*Cancer*)上发表的一项研究发现,同有私人保险的患者相比,Medicaid 计划患者和无任何健康保险的患者的死亡率都高出 50%。[⑭]

●《手术年鉴》(*Annals of Surgery*)上发表的一项研究发现，加入 Medicaid 计划伴随着最长的住院天数、最高的医院总成本和最高的死亡风险。[15]

●《美国心脏病学期刊》(*American Journal of Cardiology*)发表的一项研究发现，Medicaid 计划患者在血管成形术之后重度心脏病发作的概率是无保险患者的两倍。[16]

●《心肺移植期刊》(*Journal of Heart and Lung Transplantation*)上发表的一项研究发现，因肺病肺移植的 Medicaid 计划患者在术后存活 10 年的概率要比私人保险和无任何保险者低 8.1%。[17]

在这些研究中，研究者都控制了可能导致 Medicaid 计划患者健康结果恶化的因素。几乎都同意 Medicaid 计划不如私人保险好。更有争议的问题是，Medicaid 计划是否比压根没有保险好。

下面是《福布斯》(Forbes)健康版博主阿维克·罗伊(Avik Roy)整理出的一些额外研究：[18]

● 弗吉尼亚大学的一项研究发现，参保 Medicaid 计划的患者术后的死亡概率几乎是有私人保险患者的两倍，比无保险患者也高出八分之一。[19]

●《国家癌症研究院刊物》(*Journal of the National Cancer Institute*)上发表的一项研究发现，佛罗里达州 Medicaid 计划的患者被诊断为难治的前列腺癌晚期的概率比无保险者高出 6%。Medicaid 计划参保人被诊断为乳腺癌晚期的概率高出近三分之一(31%)，被诊断出黑素瘤晚期的概率高出 81%(Medicaid 计划患者在大肠癌晚期上的诊断表现确实优于无保险者)。[20]

●《癌症》期刊上发表的一项研究发现，Medicaid 计划患者在大肠癌后的死亡率是私人保险患者的 3 倍多，比无保险患者高出四分之一。[21]

● 《血管手术期刊》(*Journal of Vascular Surgery*)上发表的一项研究发现,因血管问题(包括向大脑供血的颈动脉中的斑块和大腿血管中的阻塞)接受治疗的 Medicaid 计划患者情况不如无保险患者(但比无保险的腹部动脉瘤患者好)。㉒

就癌症治疗而言,尚不清楚 Medicaid 计划的影响究竟多大。㉓ 在回顾文献之后,罗伊得出的结论是 Medicaid 计划患者并未优于无保险患者,有时候甚至更差。㉔

健康经济学家奥斯汀·弗雷克特(Austin Frakt)不认同这些研究,宣称即使对种族、收入和其他社会经济因素做调整之后,Medicaid 计划人群与非 Medicaid 计划人群仍然存在根本性差异。㉕但是,考虑到进入和退出 Medicaid 计划的人群如此庞大,这个说法似乎——至少在边际上——非常不可能。㉖换言之,持续参保 Medicaid 计划的人和从不加入 Medicaid 计划的人很可能是有差异的,但最令人感兴趣的人群是那些一会进一会出的人们。

弗雷克特指出了一些发现 Medicaid 计划给无保险者带来积极影响的研究。㉗但是,这项结果跟我们向脆弱人群提供免费医疗相比差不多。此外,即使有资格享受 Medicaid 计划,参保人去急诊室治疗的频率也是私人保险患者和无保险患者的两倍。㉘

兰德公司对俄勒冈州扩大 Medicaid 计划保障的研究报告发现了一些积极效应。㉙俄勒冈州健康保险实验发现,Medicaid 计划患者看医生、填处方、住院的概率分别高出三分之一、15％和 30％。加入 Medicaid 计划的极为贫困和重病患者也报告说拥有 Medicaid 计划的保险让自己感觉更健康。但是,经济学家罗宾·汉森指出,其中大约三分之二的影响发生在被 Medicaid 计划接收之后和真正享受到治疗之前。㉚

15.1.3 Medicaid 计划造成多大浪费?

自从设立以来,欺诈和滥用就始终困扰着 Medicaid 计划。1997

年，GAO 估计欺诈和滥用高达 Medicaid 计划支出的 10％。[31]

《纽约时报》对纽约州 Medicaid 计划长达一年的调查发现了大规模的提供者欺诈。比如，纽约 Medicaid 计划中的一名牙科医生宣称自己在一天内做了将近 1 000 台手术。她和一名同事总共报销的 Medicaid 计划账单高达 540 万美元。[32]

Medicaid 计划提供者常见的欺诈问题包括对从未提供的医疗、交通和家庭服务收费；对更贵的服务或商品收费；非必要使用救护车；对同一次治疗两次收费。由于是其他人在为自己的医疗保健买单，Medicaid 计划参保人没什么理由识别和遏制这些欺诈行为。

虽然多数欺诈来自医生和其他提供者，而非患者，但提供者常常也对肆无忌惮地滥用或欺诈这套系统的患者睁一只眼闭一只眼。比如，据《纽约时报》报道，一名布鲁克林的医生开出了价值超过 1 100 万美元的合成生长激素，这些激素原本是被用于艾滋病患者为期三年的治疗。调查者指出，这些患者其实参与到了精心设计的黑市交易中，这些激素最后流向了健美运动员。[33]

此外，资金配套降低了各州控制欺诈行为的积极性。比如，假定配套比例为 50％，一个州花费 1 美元可以减少 2 美元的 Medicaid 计划欺诈，但因此损失了 1 美元的联邦配套资金，其净收益为 0。

资金配套还影响了各州证实参保人资格的激励。回应各州正在将非法外来者混入 Medicaid 计划会员名单的有力证据，2006 年联邦《赤字削减法案》要求各州查看公民身份证明后方能允许其加入 Medicaid 计划。2007 年，参保 Medicaid 计划的非残疾成年人和儿童数量出现了自 1996 年以来的首次下降。

15.1.4　Medicaid 计划资助有多不公平？

平均而言，联邦政府支付了大约三分之二的 Medicaid 成本，它基于配套原则向各州发放资金。从理论上讲，联邦资助的公式设计是为了将资金从更富裕的州再分配给更穷的州，即更穷的州每花一块钱得到的配套资助更多。但是,联邦政府的配套资金没有上限。一个州花得越多,它得到的资助就越多。在实践中,人均收入高于平均的州倾向于采纳更自由的资格标准并保障更多人。它们也倾向于在每个接收者身上花更多钱。比如,2007 年每个 Medicaid 计划参保人的平均总支出为 5 163 美元。但是,高收入的纽约州的支出是低收入的亚拉巴马州的 2 倍(8 450 美元与 3 945 美元)。[34]

因此,联邦政府的资金分配更像是拿走穷州的钱将其再分配给富州。[35]

> ● 2009 年,得克萨斯州拥有全美贫困人口的 9.9%,但只获得了 6.7% 的联邦 Medicaid 计划资金。
> ● 纽约州拥有全美贫困人口的 6.6%,却获得了 12.1% 的联邦 Medicaid 计划资金。

一种更公平的资金分配方式是基于各州贫困人口的比例向各州拨付联邦 Medicaid 计划资金。

15.1.5 向各州整体拨款是个好主意吗?

很多健康政策分析家和一些州长都青睐的一种替代方式是,用无限制的整体拨款(block grant)取代现行的 Medicaid 计划体系(以及各种规则与监管)。比如,若得克萨斯州目前获得了 6.7% 的联邦 Medicare 计划资金,整体拨款体系下联邦政府将在未来五年内承诺 6.7% 的 Medicaid 计划支出,让得克萨斯州自由决定该如何花掉这笔钱。一种纯粹的无障碍的整体拨款只要求得克萨斯州在穷人医疗上花钱。前文提到,一种更公平的分配方式是将联邦 Medicaid 计划总支出的 9.9% 拨给得克萨斯州,因为这是该州的穷人数量占全美的比例。

健康经济学家琳达·戈尔曼曾经指出,福利改革是整体笔款的成功典范。[36]1996 年,援助有孩子要抚养家庭权利计划被急需家庭临时援助(TANF)整体拨款取而代之。这种转变总体上对就业、盈利和收入都产生了积极影响。随着各州将福利结构改为奖励工作,资金也从现金援助转向了儿童医疗、住房、交通和教育。随着工作努力增加,100万儿童脱贫,现金负担下降了超过 60%。

1. 案例研究:罗德岛

在最后任期内,乔治·布什政府授予罗德岛一项(州与联邦)Medicaid 计划总支出上限为 121 亿美元的豁免权(2013 年全年)。没有证据显示该州的医疗可及性下降了。[37]但是,按照现在每年的支出率和预计的增长率,真实支出似乎降低了近四分之一,或大约 93 亿美元。

2. 私人部门签约

跟 Medicare 计划一样,Medicaid 计划也是一个公共项目;不同的是有许多 Medicaid 计划参保人其实加入的是私人健康计划。事实上,全美近四分之三(71.5%)的 Medicaid 计划参保人加入的都是由私人部门管理的健康计划。[38]佛罗里达州和印第安纳州是其中两个更具有创新性的 Medicaid 计划项目。

3. 案例研究:"阳光之州"的 Medicaid 计划改革

2006 年,佛罗里达获得了一项实施由时任州长杰布·布什(Jeb Bush)发起的改革计划的豁免权。这项改革计划起初是两个大郡的试点项目,随后扩张到五个郡。这五个郡的总人口接近 300 万,其中有29 万 Medicaid 计划参保人参与试点项目。试点的目标是在不降低Medicaid 计划参保人的医疗质量和可及性的前提下,增加可选的Medicaid 计划提供者、激发竞争并提升效率。

佛罗里达完成这一壮举的办法是允许 Medicaid 计划参保人从相互竞争的私人有管理的医疗计划中进行选择,这些计划在提供者网络和福利包上各不相同,但都提供了强制福利保障。其目标是未能提供优质服务或对 Medicaid 计划参保人的医疗管理不善的计划将因为参保人减少受到惩罚。那些提供更好的服务的计划则会吸引更多参保人。此外,参保人管理好自己的健康也可以获得好处,这是靠旨在鼓励和奖励健康行为的奖励体系实现的。

在上述项目启动五年后,证据表明患者满意度高于传统 Medicaid 计划,而且成本更低,增长速度低于(佛罗里达州乃至全美的)传统 Medicaid 计划。参保人可以从 2—11 个不同计划中进行选择,具体取决于他们所在的郡。这些计划保障的服务比传统 Medicaid 计划下正常保障的更多。专科医生的可及性也提高了。

一项估计认为,这个试点项目每年节约了近 1.61 亿美元。假如这个项目扩展到全美其余 49 个州,则全美的 Medicaid 计划每年将节约 910 亿美元,同时还改善了健康结果并实现了 83%—100% 的参保人满意得分。[39]

4. 案例研究:印第安纳州消费者导向的 Medicaid 计划

印第安纳州的州长米奇·丹尼尔斯(Mitch Daniels)主持了一个创新项目为收入高于 Medicaid 计划的资格标准但属于低收入的家庭提供健康保险。始于 2007 年的"健康印第安纳计划"为低收入家庭提供了消费者驱动型的健康计划,加上被称为"威力账户"(Power Account)的个人健康账户。其目标不只是提高健康保障层面,而且要为参保人创造一种更主动参与自身医疗决策的激励。[40]

至少六个月没有保险的低收入个人和家庭可以加入其中,但必须每月将收入的 2%—5%(最高 92 美元)存入自己的"威力账户"中。印第安纳州向账户中存入 1 100 美元,覆盖近四分之三的免赔额。预防性医疗由基于第一美元的健康计划保障。一旦达到 1 500 美元的起付线,就无需再分担成本或共同支付。[41]

大约 45 000 名印第安纳州人参与了上述计划,90% 的参与者自己缴费。[42] 报告的满意度约为 98%。[43] 奥巴马政府显然决定不再继续授予豁免权,这意味着该计划将难以为继。[44]

15.2 废除 Medicaid 计划的理由

为何要将低收入者圈到一个名为 Medicaid 计划的独立健康计划

中? 又为何要将低收入的孩子们隔离到一个名为 CHIP 的独立健康计划中? 我实在想不出其中的理由。于是,我提出了一个激进的建议:干脆废除上述两个计划。将钱转用于补贴实现贫穷患者与其他人在同一个医疗体系中的整合。

15.2.1　废除的机理:私人保险

低收入家庭将获得其他美国人都享有的同样的可返还健康保险税收抵免,比如个人 2 000 美元或四口之家 8 000 美元。低收入家庭不会获得现金,而是将返还的钱转到参与的私人保险公司。换言之,返还的钱将起到票券的功能。

有人或许担心 8 000 美元的可返还税收抵免不足以购买到合适的健康保险,而且私人打包可能还不如 Medicaid 计划本身。我对此倒不担心。可以肯定的是,私人企业家用这 8 000 美元可以建立比 Medicaid 计划更好的健康计划。但是,批评者们说得对,不妨将传统 Medicaid 计划当成一个权宜之计。让人们在 Medicaid 计划和私人保险之间自主选择,让政府的 8 000 美元支票流向他们选择的健康计划。

15.2.2　废除的机理:服务点补偿

加入 Medicaid 计划的流程过于繁琐,以至于很多有资格的人因为嫌麻烦不愿参与。或许是时候问一个根本问题了:我们为什么要在人们健康的时候关心人们是否有健康保险呢? 真正重要的难道不是确保他们生病时可以获得医疗服务吗? 换言之,如果我们真正的目的只是要确保在人们看病时有保障,何须关心人们不看病时是否有保险呢?

与其派出一群社会工作者跟踪和吸引人们加入自己或许从来不会使用的计划,不如在人们进入医疗保健体系时让其加入?

健康保障教育基金(CoverageForAll.org)开发出了一套"健康保障资格测试"用于识别出全部 50 个州有资格参与公共计划或健康保障的人。[45]这种工具也可以帮助医院识别出有资格加入 Medicaid 计划的

（曾去过急症室看病）无保险患者。在多数时候，有资格但未加入的个人都有最多 90 天的时间签约 Medicaid 计划并获得他们已经接受的医疗服务的追溯性保障。尽管这套资格测试无法把人拉进来，但它确实起到了引导作用。其目的是让整个流程尽可能简化。这套工具可被任何社区健康中心或任何医院急诊室使用。只要有一台电脑和网络连接，任何人都可以从（CoverageForAll.org）网上免费下载。

但是，何须多此一举拉人参与呢？如果这种练习只是为了判断一个州打算向医院或社区健康中心支付多少钱，为何不就此打住？服务点资格判断似乎已经是授权免费提供医疗所需的全部了。

正式保险签约的文书工作似乎是多余的，甚至可能是反生产性的。

15.3 将 Medicaid 改造成一个竞争的健康计划

如果一下子废除 Medicaid 计划，在政治上或许显得过于激进，那不妨考虑我的第二个建议：保留 Medicaid 计划现在的形式，让每个人加入其中，无论收入或资产状况。如果让低收入家庭选择 Medicaid 计划或与之竞争的私人健康保险计划是一件好事，那何不将这种福利普及到每个家庭？换句话说，为什么 Medicaid 计划只有穷人有资格加入？何不将其向所有人开放呢？

15.3.1 Medicaid 作为一个竞争性的健康计划

加入 Medicaid 计划的代价是给每个美国人的一笔可返还健康保险税收抵免。与此同时，每个加入 Medicaid 计划的人现在都可以退出并加入私人健康保险计划。转换的方式是一笔可返还的税收抵免，退出 Medicaid 计划的人加入私人保险也可以申请这笔钱。这个想法实际上将 Medicaid 计划变成了一个竞争性的健康保险计划。

（这个"公共选项"提议或许会让人以为本人跟很多政治左翼人士属于同一阵营，但公共政策有时确实会产生奇怪的盟友。）

15.3.2 改革的机理

我的改革概念设想政府承诺会以可返还税收抵免的形式将 8 000 美元还给一个四口之家。这笔税收抵免适用于家庭选择的任何健康计划，包括 Medicaid 计划。联邦资金将跟着人走，流向人们青睐的健康计划。至少对尚未制度化的患者，可以进入一个 Medicaid 计划与市场上每个有资格的健康计划展开公平竞争的场所。

15.3.3 改革的好处

这种方法有诸多好处。第一，无需经过收入和资产测试，我们立马解决了医疗不连续的问题——人们在 Medicaid 计划中的资格会随着其收入的升降。在我们的建议中，无论人们的收入如何变化，都可以加入 Medicaid 计划，并一直待在那里。

第二，它允许低收入家庭用很多私人计划允许支付的市场价格取代 Medicaid 计划下的非价格配给。对许多低收入患者而言，非价格的医疗壁垒是比价格壁垒更大的医疗障碍。私人计划的存在将提高医疗的可及性。

第三，这项改革让我们更靠近真正全民医疗保健的目标。低收入家庭将不会再被圈到一个差劲的医疗保健体系中去，而是有机会参与跟别人一样的体系。

15.4 用健康券改革 Medicaid

但是，如果 Medicaid 计划继续维持现有的形式，就必须进行激进的改革。因此，这里要考虑的第三项建议就是让 Medicaid 计划不再强行定价，并用一种健康券计划——因 SNAP 而得名——取而代之。参保人可以视健康状况领取到票券，而且可以自由选择加钱并对医疗市场上的任何服务支付任何价格。由此，Medicaid 计划低收入家庭将变成可以在公平竞技场与其他患者争夺医疗保健资源——至少成为可以购买便宜的健康服务（包括几乎所有初级保健）的被赋权（empowered）患者。

健康券背后的思想直截了当。健康，犹如食品，通常被视为一种必需品。那何不像对待食品一样对待健康呢？我们不会把百货商店分隔成仅供应没钱的客户的和供应有钱客户的。百货商店欢迎所有顾客（来的都是客），并对每个顾客收取同样的价格。我们补贴低收入家庭的方式是通过食品券计划。这是一种相当成功的扶贫计划，现在覆盖人数已经达到 6 000 万。该计划允许贫困家庭和接近贫困家庭获得各种各样的食品。由于他们支付的是市场价格，领取食品券的家庭在每个百货商品都受欢迎。尽管其预算更有限，领取食品券的家庭可以对百货商品进行取舍——利用食品券满足自己的偏好和需要。对食品券资金的竞争迫使商店展开价格竞争，而且价格是透明的。后面这一点跟医疗保健不一样。每张纸都包含价格发挥主导作用的整版广告。

这项提议确保了穷人有钱为自己的医疗保健服务买单，但不是靠强迫他们等待或接受更差的质量，而是利用医疗保健资金。这些医疗保健资金对提供者来说是货真价实的钱，保证了穷人可以同所有其他医疗消费者公平地争夺资源。

注释

① Robert Steinbrook，"Healthcare Reform in Massachusetts—Expanding Coverage，Escalating Costs，" *New England Journal of Medicine* 358（2008）：2757—2760，http://www. nejm. org/doi/full/10. 1056/NEJMp0804277. Ben Storrow, State's Health-Care Coverage Gets Mixed Grades, Daily Hampshire Gazette, February 8, 2010.

② Kevin Sack, "As Medicaid Payments Shrink, Patients Are Abandoned," *New York Times*, March 15, 2010, http://www.nytimes.com/2010/03/16/health/policy/16medicaid.html.

③ Joanna Bisgaier and Karen V. Rhodes, "Auditing Access to Specialty Care for Children with Public Insurance," *New England Journal of Medicine* 364 (2011):2324—2333.

④ Brent R. Asplin et al., "Insurance Status and Access to Urgent Ambulatory Care Follow-up Appointments," *Journal of the American Medical Association* 294(2005):1248—1254, doi: 10.1001.

⑤ John C. Goodman et al., "Medicaid Empire: Why New York Spends So Much on Healthcare for the Poor and Near Poor and How the System Can Be Reformed," National Center for Policy Analysis, Policy Report No.284(2006): 27, http://www.ncpa.org/pdfs/st284.pdf#page=27.

⑥ Brent R. Asplin et al., "Insurance Status and Access to Urgent Ambulatory Care Follow-up Appointments," *Journal of the American Medical Association* 294(2005):1248—1254. doi: 10.1001/jama.294.10.1248.

⑦ Merritt Hawkins & Associates, "2009 Survey of Physician Appointment Wait Times."

⑧ Ron Shinkman, "Kids in Medicaid, CHIP Have Trouble Accessing Specialty Care," *Fierce Healthcare*, April 6, 2011, http://www.fiercehealthcare.com/story/gao-medicaid-chip-shortchanging-children/2011-04-07.

⑨ "Medicaid and CHIP Information on Children's Access to Care," Government Accountability Office, GAO-10-293R, April 5, 2011, http://www.gao.gov/new.items/d11293r.pdf.

⑩ Merritt Hawkins & Associates, "2009 Survey of Physician Appointment Wait Times."

⑪ Ning Tang, John Stein, Renee Y. Hsia, Judith H Maselli and Ralph Gonzales, "Trends and Characteristics of US Emergency Department Visits, 1997—2007," *Journal of the American Medical Association* 304(2010):664—670. doi: 10.1001/jama.2010.1112.

⑫ Linda Gorman, "Medicaid Block Grants and Consumer-Directed Healthcare," National Center for Policy Analysis, Issue Brief No.102, September 15, 2011.

⑬ Scott Gottlieb, "Medicaid Is Worse Than No Coverage at All," *Wall Street Journal*, March 10, 2011, http://online.wsj.com/article/SB100014240527487 04758904576188280858303612.html?mod=djemITP_h.

⑭ Joseph Kwok et al., "The Impact of Health Insurance Status on the Survival of Patients with Head and Neck Cancer," *Cancer* 116, No.2, (2010):476—485.

⑮ Damien J. LaPar et al., "Primary Payer Status Affects Mortality for Major Surgical Operations," *Annals of Surgery* 252(2010):544—555. doi: 10.1097/SLA.0b013e3181e8fd75.

⑯ Michael A. Gaglia et al., "Effect of Insurance Type on Adverse Cardiac Events After Percutaneous Coronary Intervention," *American Journal of Cardiology* 107 (2011): 675—680, http://www. ajconline. org/article/S0002-9149 (10) 02234-4/abstract.

⑰ Jeremiah C. Allen et al., "Insurance status is an independent predictor of long-term survival after lung transplantation in the United States," *Journal of Heart and Lung Transplantation* 30(2011):45—53, http://www.jhltonline. org/article/S1053-2498%2810%2900442-0/fulltext.

⑱ Avik Roy, "Re: The UVa Surgical Outcomes Study," *The Agenda* (blog) July 18, 2010, http://www. nationalreview. com/agenda/231148/re-uva-surgical-outcomes-study/avik-roy.

⑲ Damien J. LaPar, "Primary Payer Status Affects Mortality for Major Surgical Operations," *Annals of Surgery* 252(2010):544—551, doi: 10.1097.

⑳ Richard G. Roetzheim, "Effects of Health Insurance and Race on Early Detection of Cancer," *Journal of the National Cancer Institute* 91 (1999): 1409—1415, doi: 10.1093.

㉑ Rachel R. Kelz, "Morbidity and Mortality of Colorectal Carcinoma Surgery Differs by Insurance Status," *Cancer* 101(2004):2187—2194.

㉒ Jeannine K. Giacovelli et al., "Insurance Status Predicts Access to Care and Outcomes of Vascular Disease," *Journal of Vascular Surgery* 48 (2008): 905—911, doi: 10.1016.

㉓ Michael T. Halpern et al., "Association of insurance status and ethnicity with cancer stage at diagnosis for 12 cancer sites: a retrospective analysis," *Lancet Oncology* 9(2008):222—231. doi: 10.1016/S1470-2045(08)70032-9.

㉔ Avik Roy, "Re: The UVa Surgical Outcome Study," *National Review* (Online), July 18, 2010, http://www.nationalreview.com/agenda/231148/re-uva-surgical-outcomes-study/avik-roy.

㉕ Austin Frakt, "Medicaid-IV Summary," *The Incidental Economist* (blog), October 14, 2010, http://theincidentaleconomist. com/wordpress/medicaid-iv-summary/.

㉖ Benjamin D. Sommers and Sara Rosenbaum, "Issues In Health Reform: How Changes In Eligibility May Move Millions Back And Forth Between Medicaid And Insurance Exchanges," *Health Affairs* 30(2010):228—236. doi: 10.1377/hlthaff.2010.1000.

㉗ Austin Frakt，"Medicaid and Health Outcomes Again," *The Incidental Economist*（blog），March 2，2011，http://theincidentaleconomist.com/wordpress/medicaid-and-health-outcomes-again/.

㉘ Devon Herrick，"Report: Uninsured Emergency Room Use Greatly Exaggerated," *Healthcare News*，July 2010，http://news.heartland.org/newspaper-article/report-uninsured-emergency-room-use-greatly-exaggerated.

㉙ Amy Finkelstein et al.，"The Oregon Health Insurance Experiment: Evidence from the First Year," NBER Working Paper No.17190（2011），http://www.rwjf.org/files/research/72577.5294.oregon.nber.pdf.

㉚ Robin Hanson，"The Oregon Health Insurance Experiment," *Overcoming Bias*（blog），June 19，2011，http://www.overcomingbias.com/2011/07/the-oregon-health-insurance-experiment.html.

㉛ "Medicaid Fraud and Abuse: Stronger Action Needed to Remove Excluded Providers From Federal Health Programs," Government Accountability Office，1997，http://www.gao.gov/products/HEHS-97-63.

㉜ Clifford J. Levy and Michael Luo，"New York Medicaid Fraud May Reach Into Billions," *New York Times*，July 18，2005.

㉝ Clifford J. Levy and Michael Luo，"New York Medicaid Fraud May Reach Into Billions."

㉞ Pamela Villarreal and Michael Barba，"Update on Federal Medicaid Funding," National Center for Policy Analysis，Brief Analysis No.744，May 10，2011.

㉟ Villarreal and Barba，"Update on Federal Medicaid Funding."

㊱ Linda Gorman，"Medicaid Block Grants and Consumer-directed Healthcare," National Center for Policy Analysis，Issue Brief No.102，September 2011.

㊲ "Rhode Island's Medicaid Lesson," *Wall Street Journal*，March 28，2011，http://online.wsj.com/article/SB10001424052748704893604576198710204114624.html#articleTabs%3Darticle.

㊳ "Medicaid Managed Care Enrollment Report," Centers for Medicare and Medicaid Services，US Department of Health and Human Services，undated，https://www.cms.gov/MedicaidDataSourcesGenInfo/downloads/2010Trends.pdf.

㊴ Tarren Bragdon，"Florida's Medicaid Reform Shows the Way to Improve Health，Increase Satisfaction，and Control Costs," Heritage Foundation，Backgrounder No.2620，November 9，2011.

㊵ "Healthy Indiana Plan" website: http://www.in.gov/fssa/hip/.

㊶ Avik Roy，"Obama Administration Denies Waiver for Indiana's Popular Medicaid Program," *The Apothecary*（blog），November 11，2011. http：// www. *Forbes*. com/sites/aroy/2011/11/11/obama-administration-denies-waiver-for-indianas-popular-medicaid-reform/.

㊷ Timothy K. Lake, Vivian L. H. Byrd, and Seema Verma，"Healthy Indiana Plan：Lessons for Health Reform," Mathmatica Policy Research，No.1，January 2011. http：//www. mathematica-mpr. com/publications/PDFs/health/healthyindianaplan_ib1.pdf.

㊸ Kenneth Artz，"Obama Administration May Wipe Out Daniels' Healthy Indiana Plan," *Healthcare News*，November 11，2011. http：//news.heartland.org/newspaperarticle/2011/11/11/obama-administration-may-wipe-out-daniels-healthy-indiana-plan.

㊹ Avik Roy，"Obama Administration Denies Waiver for Indiana's Popular Medicaid Program," *The Apothecary*（blog），November 11，2011. http：// www. Forbes. com/sites/aroy/2011/11/11/obama-administration-denies-waiver-for-indianas-popular-medicaid-reform/.

㊺ 与健康覆盖教育基金会主席安克尼·米诺（Ankeny Minoux）和执行主任菲尔·莱布赫茨（Pill Lebherz）的对话。

16 理解新医疗保健法

没人会不被患者保护与平价医疗法案(PPACA)所触动[①]，这是美国国会通过的最激进的立法。它会影响到每一个有私人保险的人，每一个参加 Medicare 计划的老年人，和每一个参加 Medicaid 计划的人。这项议案将设立 159 个新监管机构。十年的成本接近 1 万亿美元。它的设计宗旨是要从根本上改变美国的行医方式。

PPACA 将从根本上改变美国医疗保健体系。最显著的变革（比如，要求多数人获得保险）要到 2014 年才会变成法律。对员工"卡迪拉克"(Cadillac)健康计划的征税到 2019 年才会生效。这意味着在多数条款成为法律之前至少会有一场总统选举，选民有其他机会表达自己的意愿。下面概述其要点。

16.1 新的健康保险强制

这部新法最显著的特色是奥巴马在竞选总统时事实上反对的：强制多数人购买健康保险，无论其是否愿意。迄今为止，这种强制是否符合美国宪法，尚有待美国最高法庭审查裁定。下面是相关详情：

- 从 2014 年开始，多数人都必须依法拥有健康保险，并将保险证明附在纳税申报单上。

- 不买保险将被罚款——2016 年罚金会上升到 695 美元(每个家庭 2 085 美元)或者调整后毛收入的 2.5%,取其中较大者。

- 雇主若不提供健康保险每年将被罚款(每名员工最高罚款 2 000 美元)。若雇主提供了健康保险但被认为员工负担不起,罚金将为 3 000 美元(按每名无力支付保费的劳动者)。

- 有些企业被授予豁免权,还有些企业受世袭地位保护,但在绝大多数情形下这些强制免除都只是临时的。

- 多数员工必须拥有的保险类型(包括共同支付、起付线以及员工的保费份额)将由联邦法规规定(头两年还要受各州的法规约束),而不是员工和其雇主。

- 如果你没有雇主计划、Medicare 计划、Medicaid 计划或其他政府计划提供保障,就必须在政府监管的健康保险交易所购买保险。在那里,相互竞争的保险商会出售政府强制规定的健康保险福利包。

16.2　改革的某些重要好处

这部健康改革法产生了赢家和输家。下面是一些最重要的收益:

- 你可以买到你现在还无力承受的保险。比如,从 2014 年开始,一对收入为贫困线两倍(目前是 29 000 美元)的夫妻可以按每年不超过其收入 6.3%(1 827 美元)的保费购买保险。

- 如果你有先存条件情况,将可以与健康状况良好的人按同样的保费价格买到保险。

- 与此同时,新设立的保险池正在向一些曾因为先存条件而被健康保险商拒绝的人提供有补贴的保险。

- 如果你有费用相当高且持续的健康问题,你的健康保险保障将没有年度上限和终生上限。

- 到 2013 年,近 9 000 万有雇主和个人健康保单的美国人将无须再对"美国预防性服务任务组"推荐的预防性筛查支付共同付费或免赔额。②

● 总体而言,CBO 预计会有 3 200 万无保险者(约占总数的 60%)获得健康保险,③ Medicare 计划的首席精算师估计的人数为 3 400 万④(尽管有些外部分析师认为这些预测过于乐观)。⑤

16.3　改革的一些重要成本

总体而言,每项好处都伴随着与之抵消的成本。比如,半数以上的改革成本将由 Medicare 计划的老年人和残障人士承担:

● 根据 CBO 数据,健康改革前十年的成本 5 230 亿美元将通过减少 Medicare 计划参保人的支出来支付。⑥

● 除此以外,还要对药品以及诸如轮椅、拐杖、起搏器和人造关节之类的医疗器械等,以及 Medicare 计划参保人使用量太高的项目征收新税。

减少的支出和补贴将对老年人产生特别大的影响:

● 根据 Medicare 计划首席精算师的估计,在预计会参保 Medicare 计划优先项目的 1 500 万人中,750 万人会完全失去健康保险。其余人将面对更高的保费和更低的福利。⑦

● 根据最近的 Medicare 计划受托人报告,近 600 万退休雇员会失去雇主的药品保障。⑧

其他措施会影响更广泛的人群:

● 对健康保险的新税可能导致小企业雇员的家庭每年因为保费上升增加 500 美元的成本。⑨

● 2019 年,对昂贵的"卡迪拉克"计划提供额外保障的 40%的税收将适用于大约三分之一的私人健康保险计划;由于税收门槛没有按医疗通胀指数化,假以时日这种税终将波及每个健康保险计划。

此外还有某些福利的隐性成本：

- 为了降低对有先存条件的人们的收费（低于其预期的医疗成本），健康保险商将不得不提高所有人的保费。比如，据产业估计，年轻人会发现自己的保费涨到原先的两倍或三倍。[⑩]
- 要想雇员提供健康保险（或更慷慨的保险），雇主将不得不降低薪资支付或提供其他福利。
- 根据 CBO 数据，到 2019 年，雇主新增的负担可能产生 700 000 个工作机会的损失。[⑪]

16.4 改革的预期影响

医疗保健的三大难题是：成本、质量与可及性。然而，当一切尘埃落定，ACA 依然无法保证这三个问题会得到改善。结果恐怕只会事与愿违，导致问题继续恶化。

16.4.1 成本可能上升，而不是下降

CBO 起初预计未来数年内总体医疗成本会略微下降，但随后对此表示怀疑。[⑫]Medicare 计划的首席精算师和多数私人预测都预计总体成本（和政府成本）会因为这部新法提高。最近 Medicare 计划精算办公室的一项分析也预测，新法会提高而非降低医疗支出。[⑬]兰德公司的预测结果与此类似。[⑭]

16.4.2 医疗质量会下降，而非上升

为应对质量问题，ACA 将授权展开试点项目，分配研究经费发现"最佳实践"，并赋予 Medicare 计划强迫医生和医院改变行医模式的新权力。一些学者对此运作方式表示怀疑。与此同时，由于医生试图应对服务需求的激增，新的问题出现了。在英国、加拿大和其他发达国家，医生通常都是通过建立排队清单并减少花在每名患者身上的时间

来应付这些难题。[15]此外,健康计划面临着克扣病得最重的参保人的医疗服务的异常激励。

16.4.3　医疗的可及性会下降,而非提高

按照 ACA,最多会有 3 400 万新人加入保险队伍,其余的人大部分都有更慷慨的保障。由此造成的结果是:对医疗的需求可能远超过供给。人们对即将出现的医生短缺有不同判断,但 Medicare 计划首席精算师和一些私人部门经济学家预计医疗可及性会出现大问题,包括排队时间延长。[16]

16.5　ACA 会如何改变行医模式

ACA 的一些支持者向来都直言不讳。比如,哈佛商学院教授阿图尔·葛文德认为,医学应该更像工程学,所有医生应遵循同样的脚本,而不是行使个人的判断。"我们必须更像打造——每个部件严丝合缝,微调就能运作——的机械装置的工程师。"他这样写道。[17]

美国联邦基金会主席卡伦·戴维斯设想了行医模式的彻底重组,"医生、医院和其他提供者……携手组建 ACO 从而提高效率、改善医疗质量"。[18]

管理与预算办公室前主任、鼓动奥巴马政府医改立法的排头兵彼得·奥斯扎格(Peter Orszag)曾表示,在 ACA 下,Medicare 计划有广泛的权力拒绝给不基于证据的治疗付费。[19]奥斯扎格相信,应该重写医疗事故法,让遵守循证医学的医生享有对起诉的安全避风港。[20]白宫前健康顾问南希-安·德帕尔和苏珊·希尔(Susan Sher)也提出了类似的建议。[21]

批评家们担心,在实际的执业中,这些改革努力恐怕难以达到预期的目标;行医指南(无法代表最佳医学)会变成烹饪菜谱;尽管"菜谱"在多数时候对多数患者管用,但医生在面对非常规患者时恐怕难以心安

理得地破例。医疗保健体系不像是一台精心打磨的机器，更像是美国邮政服务。

16.5.1 ACO

ACO 被形容为"打了激素的 HMO"。从字面上看，它听起来似乎是要对提供更优质服务的医生给予奖励。但实际上 ACO 奖励的可能是提供不到位的医疗，正如传统 HMO 曾被指责过的那样。[22]

ACO 的商业模式规定患者只能找 ACO 雇佣的医生看病。因此，如果你只从某个 ACO 那里获得医疗，你的保险也许不会为你到 ACO 以外看病付费。此外，ACO 的部分愿景是，所有医生和护士都按同样的方式行医。这意味着当你拜访某个 ACO 诊所时，你未必能看到上次看过的同一个医生。ACO 很可能被赋予了限制患者看病条件的大量自由。

Medicare 计划从 2012 年开始向全美的 ACO 付费。最终，奥巴马政府希望所有人都加入某个 ACO。

但是，如果没人对组建 ACO 真正有兴趣，更别提加入 ACO 了，那有什么办法让所有人改变主意呢？答案是钱。保险商除非采纳 ACO 计划，否则就无法获得保费上涨。医生和医院若不加入 ACO，支付额就会下降。最终，医生会发现如果他们没有在 ACO 执业，就没有资格收治 Medicare 计划患者，或通过新设立的健康保险交易所获得保险的患者。对患者而言，除加入 ACO 计划外没有任何其他计划可以选择。

ACO 采用人头制付费——组织按每名患者获得一笔固定年费，无论患者实际发生的成本——而且跟传统的 HMO 一样可以保留未花掉的每分钱。这种组织还融入了所有最新的健康政策时尚元素：电子病例、P4P 激励、质量报告卡等。

假如 ACO 可以降低成本并提升质量，那么为何它们现在才出现？为数不多的 ACO 示范项目得出的结果令人兴味索然、喜忧参半。[23]对报告卡和其他质量度量与报告方法的全面研究回顾发现，它们根本就不管用,甚至作恶大于行善。㉔正像老师"为考分教书育人",也就是根据学生考试结果对老师进行评分和奖励,医生在同样的支付体系下也倾向于"为指标治病救人"。假如你是患者,这未必是一件好事。对电子病历最新的全面回顾同样发现,它们并未兑现当初的承诺。㉕对英国P4P 的最新研究回顾也发现,这些东西并不管用。㉖美国 FDA 前副局长、健康政策分析家斯科特·戈特利布曾经指出,ACA 的方法会抑制创新与企业家精神,而且正在导致风险资本离开医疗保健市场。㉗

那么,我们如何解释奥巴马政府对 ACO 的承诺? 无论它们是提高还是降低成本、提高还是降低质量,ACO 肯定可以做到一点就是会把医生驱赶到对其行为进行管制的组织中。㉘美国历史上第一次,行医模式和医疗支出模式都被联邦政府管控起来了。

ACO 是我们跨进真正国家化的医疗保健体系的入口。据我所知,ACO 的拥护者几乎都是总额预算——也就是像英国和加拿大那样,提供者被给予一笔固定的钱,并被迫在资金不充分时实行医疗配给——的拥护者。

16.5.2　私人保险去向何方

即使你未加入传统 HMO 或 ACO,也可以预料会回到 20 世纪 90 年代那么不受人待见并催生出"患者权利法案"的高压健康保险产业实践。原因何在? 新的医疗保健改革夺走了保险商控制成本可用到的几乎所有其他工具。比如,作为对这部新法的回应,健康保险商已经在试图通过提供只涵盖参保人居住区域内半数医生的保单来压低保费。㉙在其中一些这类计划中,如果参保人到保险商的网络之外看病,将得不到任何补偿。

16.5.3　政府权力的控制:Medicare 计划

联邦政府能指导医生们如何行医吗? 健康改革的一个毫不掩饰的目标就是改变多数医生的行为。Medicare 计划支付体系将被用于驱动医生使用电子病历、加入团体诊所并最终加入 ACO。配合的医生会得到更多付费，不配合的医生支付额会下降。

联邦比较有效性研究协调委员会将负责研究治疗各种病况的替代方法，Medicare 计划可以拒绝向不遵照指南行医的医生和医院付费。全国指南几乎肯定会主导谁可以做诊断性检查、在什么条件下以及以多高的频率进行。Medicare 计划的医生对诸如乳房 X 射线摄影、巴氏涂片检查、PSA 检查、肠镜等诊断性化验的自由裁量权可能会小得多。他们对预订 CAT 扫描仪、MRI 扫描仪、PET 扫描仪和超声波等的自由度也会小得多。

16.5.4　政府权力的控制：私人部门

政府对给有私人保险的医生的行医风格的控制更少。但是，在交易所里出售的健康计划会面对限制自己花在有高成本健康问题的人身上的支出的竞争压力。毫无疑问，Medicare 计划的联邦指南将为这些计划对给有私人保险的人看病采纳同样的支付策略开创先例。最终，无论 Medicare 计划下做什么都可能扩散到整个私人部门。

16.6　关于改革的一些问题与答复

16.6.1　我会从哪里获得保险？

如果你跟多数人一样，将从与现在同样的渠道获得保险，比如通过雇主、Medicare 计划或 Medicaid 计划、私人 Medicare 计划或 Medicaid 计划承包商（比如某个 Medicare 计划优先项目）。

但是，如果你自己购买保险，则很可能必须通过某个健康保险交易所获得保险。在那里，保险商们竞相提供政府强制的福利包。各个州对交易所如何运营有一定弹性空间。比如，你可以在线上购买到保险。

如果你的收入低于贫困线的 133%（目前对个人是 14 856 美元，对一个四口之家为 30 657 美元），那你必须加入 Medicaid 计划，不得购买交易所提供的标准化私人保险。

16.6.2　我能否保留现有的保险？

很可能无法保留。巴拉克·奥巴马总统重复最多的一句承诺是："如果你喜欢现有的计划，你可以保留它。"然而，对绝大多数人来说，这个承诺可能几乎无法兑现。下面解释其中缘由。

1. 你的雇主可能被迫转向其他计划

一般来说，如果雇主对现有计划只做非常小的调整，该计划就会被一直沿袭下去。但是，多数计划都达不到这个标准。政府备忘录是这样预测的：[30]

● 超过半数的（由雇主提供健康保险的）雇员将不得不转向更昂贵、受更多监管的计划，而且这个比例可能高达三分之二。

● 在必须转换计划的员工中，高达 80％ 的员工在小企业上班。

● 三年内超过 1 个亿的人会被迫加入一个比现在的健康计划更昂贵、受更多监管的健康计划。

● 世袭只是一种临时现象。备忘录暗示几乎所有健康计划都会失去世袭地位。

人力资源咨询服务公司 AonHewitt 最近对雇主的一项调查表明，上述预测仍然过于乐观了：90％ 的雇主预计健康计划到 2014 年会失去世袭地位。[31]

2. 你的雇主可能完全弃保

多数雇主都必须提供健康保险，否则就得支付罚金。但是，由于罚金只有保险成本的七分之一，很多雇主（尤其是小型雇主）会直接弃保。这将迫使员工去某个健康保险交易所购买健康保险。这种情况已经发生在颁布类似健康改革法的马萨诸塞州，只是相对较为温和[32]。其他州的反应可能更大些。总体而言：

- CBO 估计，900 万雇员将失去其雇主计划。[33]
- Medicare 计划的首席精算师估计，1 400 万员工会失去现有的保障，其中约 200 万人会加入 Medicaid 计划。[34]
- CBO 前主任估计，雇主的反应会大得多，3 500 万雇员会失去现有的保障。[35]
- 麦肯锡将近三分之一（30％）的受访客户表示自己可能放弃雇员健康保障。[36]

3. 失去 Medicare 优先计划保障

前文提到，大约半数的 Medicare 优先计划的参保人（7 500 万）可能失去保障，被迫转向传统 Medicare 计划，这一数字与独立分析吻合。[37]该过程已经开始。2011 年，Cigna Corp、Harvard Pilgrim Healthcare、多个蓝十字蓝盾计划以及其他计划纷纷宣布不会再为 Medicare 优先计划的 70 万受益人续约，这些受益人必须寻找新的保单。[38]假如你能保持自己的 Medicare 优先计划，请做好不远的将来保费上涨、福利减少的准备。

4. 丧失退休后的保障

新的健康改革法取消了一项重要的雇主税收补贴。根据最近 Medicare 计划信托机构发布的一份报告，其结果是几乎所有享受雇主处方药保障的退休人员（66 万人中有 58 万人）预计最终会失去这一保障。比如，3M 公司（有 23 000 名美国退休员工）已经宣布不再为员工提供该保障。[39]

5. 失去独立的药品计划

独立购买 Medicare 计划 D 部分药品计划的老年人也面临风险。2007 年有 1 875 个计划，2012 年只剩下约 1 041 个计划，比五年前少了 834 个计划。[40]计划的消失将迫使老年人选择新计划，他们缴纳的保费和共同支付额都可能因此发生变化。

6. 失去有限福利计划

目前有超过 100 万美国人拥有一个以"有限福利"为特色的健康保险计划,有时又被称为"迷你医疗"(mini-med)计划。这些计划提供的医疗福利上限从几千美元到 25 000 美元乃至 50 000 美元,或超过这一数字不等。保费在可承受范围——一份家庭保单每年只需 1 000 美元。很多员工加入了限制每年和终生福利的健康计划,其目的是控制保障的成本。但是,按照新的健康改革法,这种限制医疗福利的做法将被禁止。它们将在 2014 年彻底退出江湖。

作为预防几百万美国人失去健康保障的临时措施,美国健康与人类服务部已经对 400 多万名参与有限福利健康计划的国民颁发了 1 722 个豁免权。这种豁免权将允许这些员工至少多保留一年保障。一些获得豁免权的组织是健康改革法的忠实支持者。受这些豁免权保护的人中有超出半数的是工会成员,包括服务人员国际联盟、卡车司机、联合食品与商业工人。[41]

16.6.3　健康保险计划成本几何?

从 2014 年开始,除非你符合例外条件,否则新法会强制要求你获得一份健康保险计划。在头两年,州政府有权规定保险计划必须包含的大部分福利。除此以外,很可能还有联邦法律强制包含的福利。无论如何,这种强制的保障都比你现有的保险范围更广、价格更贵。比如,根据 CBO 的估计,2016 年典型的保障平均价格为 5 800 美元(个人)和 15 200 美元(四口之家)。[42]

1. 你在交易所的成本分担

若收入处于贫困线水平(目前对个人是 14 404 美元,对四口之家是 29 327 美元),你自掏腰包的保费不会超过 3%,当收入达到贫困线的 400%(目前对个人是 43 320 美元,对四口之家为 88 200 美元)时,这一比例会上升到 9.5%。但是,如果你的收入超过这一水平,你就得自己支付全部保费。你的补贴将基于你过去两年的收入,以及你的所得税返还。如果后面你被发现领取的补贴高于你应拿的，那么必须将多领的部分退还给政府。

2. 你在工作中分担的保费

若你的收入未超过贫困线的 400％，那你分担的保费比例将被限定为收入的 9.5％以内。否则，保险将被定性为超出承受能力，你就有权在健康保险交易所享受保险补贴。但是，交易所的限制与工作中的限制存在一个重要差别。在交易所，你分担的保费将会因为可返还的税收抵免保持在低水平，政府将为你支付剩下的保费。但是，通常来说，对雇主提供的保障就没有新的补贴了。因此，如果你的雇主被强制降低你在工作中自付的保费金额，雇主增加的成本将不得不通过降低别的薪资得到补偿（比如现金和其他福利）。在交易所，别人（政府）会买单帮你降低保费，但在工作中你可能得自己买单。

3. 政府会如何执行强制买保险的政策？

健康改革的执行者是美国国税局。

对每年的税收返还，你必须提供你和其他家庭成员由政府强制要求每个人必须拥有的最低保险证明。到 2016 年以后，无法提供证明将导致税收罚款，金额达到 695 美元（个人）或 2 085 美元（家庭），或者收入的 2.5％，取二者中较大者。如果提供虚假信息（谎称自己有保险）将导致同样被罚款，类似于向美国国税局谎报其他类型的信息。

有些分析家估计，美国国税局须新增 16 000 名人手来执行每个人都必须有个人健康保险的强制令，但美国国税局尚未出面证实这一估计。[43]

16.6.4 对我的税收会有何影响？

在未来十年中，为资助这项健康改革，你将和所有美国人一起共同承担 19 种新税费并缴纳 5 000 多亿美元的税款。[44]有些新税是间接税，会以涨价、提高保费或降低工资等形式转嫁给你。此外，你还要直接缴纳其他税。根据征税联合委员会的估计，大约 7 300 万收入所得低于 200 000 美元的纳税人会发现自己的税收因为各种健康改革政策上涨。[45]

1. 对医疗器械的征税

这些税囊括了从手术用具、便盆到轮椅和拐杖等一切东西。每个起搏器、人造臀和人造膝盖也会被征税。在未来十年内,对医疗器械征收的税款总计将接近 200 亿美元。

2. 对保险的征税

从 2014 年开始,对健康保险的 600 亿征税最终将反映到保费上涨上。比如,共和党参议院金融委员会估计新税(包括对医疗器械、药品和保险商的征税)最后将导致一个典型的四口之家每年缴纳的健康保险保费上涨将近 1 000 美元。[46]

3. 对药品的征税

对药品的新税总额大约为 270 亿美元。意料之中,一些药品制造公司已经开始涨价。[47]这些税和医疗储蓄账户待遇的变化被称为"药箱税"。

4. 对 MSA 的征税

如果你有 FSA、HRA 或 HSA,就不能再利用这些免税的账户购买非处方药。这意味着你将必须利用税后收入购买氯雷他定、阿司匹林或布洛芬(中等收入家庭的成本将因此上升 30%或更高)。此外,每年免税向一个 FSA 存入的资金不得超过 2 500 美元。无论实际医疗需要如何,人们为慢性医疗、眼部矫正术或其他自掏腰包的医疗费用预留出来的钱最高不得超过 2 500 美元。两项行动共同预计会在未来十年内给消费者增加 180 亿美元的成本。

5. 室内日光浴的征税

如果你想购买室内日光浴床,预计将被征收 10%的消费税,总共筹集的税款接近 30 亿美元。

6. 对"卡迪拉克"计划的征税

所谓"卡迪拉克"健康计划——家庭保障超过 27 500 美元、个人保障超过 10 200 美元——将被征收 40％的消费税。从 2019 年开始,大约三分之一的健康计划将开始被征税。但是,由于这些门槛未随医疗成本指数化,最终几乎所有计划都会被征税。

7. 对疾病的征税

如果你有大笔医疗费,现在的税法允许你从应税收入中扣除超过调整后的总收入(AGI)的 7.5％的部分。ACA 将这个门槛提高到了AGI 的 10％,这意味着你的扣除额下降了。[48]这种提高在 2013 年开始对 65 岁以下的人生效,在 2017 年对 65 岁及以上者生效。

8. 对工资、投资所得乃至房屋销售的额外征税

某些人的 Medicare 计划工薪税上涨几乎达到三分之一,现在个人超过 200 000 美元(夫妻为 250 000 美元)以上的工资收入面对的税率将从 2.9％提高到 3.8％。此外,在同样的收入水平,对投资所得(包括资本利得、利息和股息收入)还要征收 3.8％的 Medicare 计划工薪税。这种税不仅仅针对富人。在某些情形下,卖房也会触发征税条款,让你某一年"纸上富贵"后,被迫对超过某个上限的增值部分缴纳 3.8％的税。此外,人们要多纳税的门槛并未随着通胀指数化提高。因此,未来越来越多的中产人士将不得不纳税。

16.6.5 要是我加入了 Medicare 计划呢?

你和其他类似的人受到新健康改革法的影响很可能比任何其他群体都要大。

1. 改革的好处

好处多多,包括:

● Medicare 计划会为每年的体检买单。

● 很多预防性服务和筛查(肠镜检查、乳房 X 射线摄影以及骨密度检测等)不再设起付线和共同支付。

● 若你掉到处方药"甜甜圈洞"里,得不到别的药品补贴,你或许有资格获得 250 美元退款。

● 最终(2019 年),这个"甜甜圈洞"会被消灭。

2. 改革的成本:Medicare 支出减少

如果你加入了传统 Medicare 计划,预计到 2014 年你的支出平均会下降 290 美元。如果你加入的是 Medicare 优先计划,预计到 2014 年你的支出下降会更大:1 267 美元。如果你继续拥有这种保障,这些支出下降会导致保费上涨或福利减少。注意,这些支出下降是在医生费用减少 30% 这一计划之外的。上述计划已被列入新法,但美国国会过去九年来一直在延后执行。下面比较我们所处的路径与新法强制的路径有何差异:[49]

● 到 2020 年、2030 年和 2050 年,每个受益人每年的支出减少将分别达到 2 300 美元、3 844 美元和 9 413 美元(所有数字都是按照现行价格)。

● 现在的青少年将来退休之际,三分之一的 Medicare 计划会在事实上消失。

此外,在某些城市,Medicare 计划与 Medicare 优先计划都降费带来的影响会特别大。根据一项研究,到 2017 年,达拉斯、休斯敦和圣安东尼奥的数千人都将面对每年 5 000 美元以上的医疗福利损失。对纽约市的某些居民,这一数字每年将超过 6 000 美元。洛杉矶阿森松的居民的福利损失将超过 9 000 美元。[50]

奥巴马政府宣称将盯着那些消灭浪费的降费项目,鼓励低成本、高质量的医疗,打击高成本、低质量的医疗。批评者对此并未抱什么希望。事实上,Medicare 计划自己的精算师认为,最有可能的支出削减手段是降低支付给医生、医院和其他提供者的费用。尤其是:[51]

● 到 2019 年,Medicare 计划的费用将下降到低于 Medicaid 计划的水平,并在未来继续下降到低于其他支付者。

● 到 2050 年,Medicare 计划的支付额将仅为私人计划的一半;到 2080 年,这一数字将下降到三分之一。

3. 改革的成本：处方药保障下降

按照现行法律，为雇员提供退休后的医疗福利的雇主可以设置并管理退休人员处方药计划，作为 Medicare 计划 D 部分的替代。雇主将因此获得每人约 665 美元的补贴，税收减免提高了这些补贴的价值。但是，ACA 取消了这种税收补贴，大型雇主因此遭受了较大损失：[52]

- AT&T 公司估计会因此损失 10 亿美元。
- John Deere 公司估计会损失 1.5 亿美元。
- Caterpillar 公司估计损失为 1 亿美元。
- 瑞士信贷的一份报告估计标准普尔 500 强公司总计会损失 45 亿美元。

作为回应，很多大公司计划完全取消退休人员药品计划。

此外，2 700 万老年人将为 Medicare 计划 D 部分支付更高保费，从而堵上"甜甜圈洞"。只有 400 万老年人每年达到这个"甜甜圈洞"，但有不到 100 万人会超过门槛，拿到堵住这个洞带来的全部福利。预计为支付这一福利，你的保费会上升。[53]

4. Medicare 支出会如何削减？

新法假定联邦政府可以让 Medicare 计划的增长率保持在大约为总医疗支出增长率的一半，最终不高于国民收入的增长率。为实现这一目标，该法授权独立支付咨询委员会（IPAB）就支付如何降低提供建议。美国国会要么接受这种降费，要么提出自己的成本控制计划，把成本降低到比 IPAB 建议更低的水平。如果国会提不出自己的替代计划，IPAB 的降费就会生效。通过这种方式，Medicare 计划的支出增长率上限被官方设定了。

这种方法前所未有地赋予一个独立机构比类似机构大得多的权力，但存在两个问题。首先，IPAB 被禁止考虑除降低医生、医院和其他提供者的费用之外的任何成本控制想法。其次，这意味着 Medicare

计划费用会越来越低于私人支付,让 Medicare 计划的患者越来越不受医疗界的待见。在某些地区,医生越来越不愿意收治 Medicare 计划的患者,包括亚利桑那州的 Mayo 诊所。[54]

16.6.6　Medicare 计划信托基金如何?

美国健康与人类服务部部长凯瑟琳·西贝利厄斯(Kathleen Sebelius)已经对外宣称,Medicare 计划支出削减对 Medicare 计划信托基金有帮助,会让未来的福利支付更轻松。[55]但是,CBO 主任道格拉斯·W.埃尔门多夫(Douglas W. Elmendorf)否定了这种说法,认为这相当于违规重复计算。[56]Medicare 计划支出削减省下来的钱将:(1)被用于支付年轻人的健康保险;(2)被预留下来支付未来的 Medicare 计划福利。但是,你不能用同一笔钱购买两种不同的东西。由于法案已经明确将 Medicare 计划支出减少的钱用于补贴年轻人购买健康保险,它就不能再被用于改善 Medicare 计划未来的财务健康。Medicare 的首席精算师也表达了类似的看法。[57]

1. 安迪·格里菲斯(Andy Griffith)会怎么样?

以给纳税人增加 708 000 美元成本的代价打出的电视广告中,在律师马特洛克(Matlock)喋喋不休地给美国人讲述了新的健康法案会如何对他们有利。但是,安纳伯格(Annenberg)公共政策中心的事实查证发现这种说法不靠谱:[58]

目前,大约每四个 Medicare 计划受益人中就有一个加入了某个 Medicare 优先计划。对其中很多人而言,广告中说的那些都是空话,"福利会保持不变"的承诺就像格里菲斯扮演当地警长时的梅伯里(Mayberry)镇一样纯属虚构。

2. AARP 又如何呢?

宣称代表老年人的组织向来是全心全意支持 ACA 的。但是,AARP

的利益与老人的利益并不一致。比如,AARP 推销自己的 Medigap 保险,除筹集会员费外还从其他商业企业筹集了保费和其他收入。加入 Medicare 优先计划的老人更少,有利于 Medigap 保险市场大大扩张。此外,AARP 在新健康改革法中享有特别待遇。具体来说,AARP 的 Medigap 保险:⑤⑨

- 不受先存条件排除禁止约束。
- 不受保险产业高管薪酬 500 000 美元封顶线限制。
- 免除了保险公司的纳税义务。
- 无须像优先计划那样至少要将 85％的保费花到医疗理赔上。

16.6.7　假如我有个 HSA 会怎样?

如果你是拥有某种 HSA 或 HRA 的 2 200 多万人中的一员,⑥⓪或者你的某位雇主提供上述的某种消费者驱动型健康计划,你未来的选择会更少。新的健康改革法并未宣布有 HSA 资格的计划非法,但它取消了 HSA 的选项,未来的监管会让这些计划更不现实,更不受欢迎。

1. 现行法律

现行法律允许你选择一个高起付线、福利更受限的计划,并将保费储蓄到某个你拥有和掌控的账户中去,而不是将全部的医疗资金都交给一个保险公司。这些账户里的存款可以用税前收入缴纳,就像雇主支付保费那样,账户收入的增长也是免税的。由于你可以保留没花掉的钱,这种自我保险方式允许你直接受益于医疗市场的审慎消费决策。

2. 更低的起付线

新法将 2014 年以后(雇员不到 100 人的)小团体健康计划被许可的起付线降低到了个人 2 000 美元、家庭 4 000 美元。这大约是现有 HSA 法许可的水平的三分之一。这将限制你通过加入某个起付线更高的计划节约保费的能力。[61]

3. 更高的罚款

如果你从自己的 HSA 里面取钱用于非医疗目的,新颁布的法律已将罚款从 10％提高到 20％,你还得支付普通的所得税。如前文提到的,患者也许不能再使用自己的 HSA 资金购买非处方药。由于越来越多的过专利期的药品正在变成不太贵的非处方药,这些规定特别令人遗憾。

4. 额外风险

健康与人类服务部部长有权每年评审健康计划的福利,并决定应纳入所有健康计划中的"基础"福利。如果部长判断所有计划都必须包含一种违反 HSA 资格法规的福利,HSA 完全可能被(监管)大笔一挥就宣告非法。

其他限制规定也可以让 HSA 计划泡汤。比如,建议强制你的雇主核实每笔 HSA 取款都被用于医疗。这会大大增加管理这些账户的文书成本。

5. 最新的监管风险

在本书即将付梓之际,奥巴马政府宣布了一项监管裁决,可能事实上将 HSA 计划从个人保险市场消灭掉。这些裁定涉及所谓最低医疗损失率(MLR)的要求,未将保费的 80％—85％(视具体情形而定)用于医疗保健的保险商将面临惩罚。问题是:奥巴马政府寄希望于第三方将支付花到医疗保健上,却禁止人们存钱到一个 HSA 中用于支付免赔额。这种监管使得 HSA 计划几乎不可能在新的健康保险交易所存活。[62]

16.6.8　假如我有一个 FSA 会怎样?

最重要的变化是对可以存入一个 FSA 的年度金额限制。大约3 500 万人在使用 FSA 税前支付诸如医疗费用、牙齿保费、长期护理和儿童保健。但是,每年存钱的资金必须被用于当年的医疗支出。尽管多数雇主限制员工存入的金额不得超过 5 000 美元，ACA 将限额下调到 2 500 美元——按未来年份的通胀率指数化。

前文提到，新法还改变了合格医疗费用的定义，让非处方药和产品不再有资格通过某个 FSA 支付。现在，你药箱中几乎所有曾经可以（通过一个 FSA）免税使用的药都得被征税。这份清单中包括阿司匹林、绷带、止咳糖浆、感冒药、抗生素软膏、急救乳膏、止疼药、止咳滴剂、抗酸药、鼻窦药、过敏药以及鼻喷雾器。如果你是数百万慢性病患者中的一员，医疗成本会明显增加。

如果你是用这些账户的钱为有慢病的家庭成员支付长期护理的话，这种影响还会更大。比如，有特需儿童要抚养的家庭通常会往一个 FSA 中存入资金支付高成本的教育和行为治疗费。这使得他们得以利用税前资金——在某些情形下至少可以节约将近 50％ 的钱——支付（每月可能超过 1 000 美元）学费。

16.6.9　如果我还年轻会怎样？

跟其他所有人一样，按照联邦法，你必须购买包括联邦政府强制规定的特定福利的健康保险。无论你是否打算支付它们，也无论它们是否有用。比如，年轻的单身男性必须购买一种包含孕产福利和健康儿童保障的健康计划。

1. 改革的好处

不到 26 岁的年轻人（无论是否结婚）现在都可以加入父母的健康计划。目前，选择仅限于无法通过雇主加入健康计划的儿童。但是，从 2014 年开始，即使子女有自己的雇主的健康计划，他们也可以加入或留在父母的健康计划中。

2. 改革的成本

如果你跟多数年轻人一样，你要比年纪大的成年人更健康，预期成本更低。比如，20 多岁的年轻人现在承担的保费通常只有 60 多岁的人的五分之一或六分之一。患病的可能性与健康保险的成本往往会随年龄提高,所幸收入也是如此。50 多岁和 60 多岁的人通常支付更高的保费,但其更高的收入允许他们这么做。

然而,2014 年生效的法规会带来极大的冲击。保险商必须按照不随健康状况调整的价格接受所有申请者。保费可以随年龄调整,但最高保费与最低保费之比不得超过 3∶1。这意味着你将面对的保费会大大高于你预期的成本,以至于年纪更大、身体更差的成年人支付的保费大大低于其预期的成本。

由此造成的结果是:你必须为自己的保障支付得更多,或许是你目前保费的两倍或三倍。比如,基于实际保险理赔数据的研究显示:[63]

- 加利福尼亚州一名 25 岁的健康人的保费会比原来高出一倍多——从每个月 107 美元涨到 221 美元。
- 加利福尼亚州一对有二娃的 40 岁夫妻的家庭保费会上升 42%——从每个月 536 美元涨到 763 美元。
- 相比之下,一名 60 岁、不太健康的加利福尼亚州居民会发现自己的保费下降了大约 41%——从 1 979 美元下降到 1 165 美元。

3. 年轻成年人的例外

如果你不到 30 岁,那就可以加入一个比标准计划的强制福利更少的健康计划。这些计划将被允许设置更高的起付线和更高的成本分担,但自掏腰包的风险敞口跟 HSA 上限差不多(目前是个人 6 050 美元,家庭 12 100 美元)[64]。可以想见,这些计划的保费将会更低。但是,这意味着它们在交易所没有资格享受保费补贴。

16.6.10 结婚有益还是有害?

几乎可以肯定结婚总是有害。原因如下:在新设立的健康保险交易所里,两个单身汉得到的补贴高于一对结婚的夫妻。假如你的收入达到联邦贫困线的 200％（目前为 21 660 美元），你就必须在交易所支付等于你的收入的 6.3％的保费，或（对一个实际成本为 5 000 美元的健康计划）大约为 1 365 美元。因此，你和一个收入同样达到联邦贫困线 200％的同居伴侣都可以用 2 730 美元获得健康保障。但是，如果你俩结婚的话，两个人都必须支付自己的收入的 9.5％作为保费，或者大约 4 115 美元。结婚会导致你们俩每年损失 1 385 美元。

不过，在某些情形中结婚的价值大于财务惩罚。如果你和伴侣每个人的收入都达到联邦贫困线的 100％（目前为 10 830 美元），你们（每个人）将有资格加入 Medicaid 计划，但你们的收入加起来却无资格加入 Medicaid 计划。如果你从交易所购买保险，你就必须支付家庭收入的 4％（或 866 美元）。退出（对医生的付费低的）Medicaid 计划加入一个（按市场价格付费）私人健康计划的能力或许是值得付出额外保费的，尤其是当你看重医疗可及性时。

16.6.11　假如我开办了小企业会怎样？

除非你雇佣的主要是高收入人群，否则你的最佳选择很可能是完全避免提供健康保险。原因如下：你的雇员可以从一个新设立的健康保险交易所按照比你以雇主身份帮他们购买的更低的价格买到保险。即使你必须为不给雇员买保险缴纳罚款，并放弃政府给你的新健康保险税收抵免，这个结论很可能也是成立的。

1. 强制健康保险

如果你的公司雇佣的全职员工人数小于 51 名，你不会因为未向员工提供健康保障而被罚款，但雇佣第 51 名员工的代价可能是难以承受之重。如果你雇佣 51 名或更多员工且不向员工提供健康保险，你就得对前 30 名员工之外的每名无保险员工缴纳 2 000 美元罚款。因此，如果你在 50 名无保险员工的基础上再多招 1 名员工，要缴纳的罚金额为 42 000 美元[（51－30）* 2 000]。但是，这笔罚金要比向 51 名员工提供 ACA 强制规定的健康保险的成本低得多。此外，如果一家企业雇佣大量的兼职员工(每周工作时间低于 30 小时),罚金也会低得多。在上述实例中,如果企业的 51 名员工中有 20 名用兼职员工替代,则企业缴纳的罚金会从 42 000 美元下降到只有 2 000 美元。[65]这意味着很多想要全职工作的人员只能找到兼职工作。

2. 第 22 条军规

如果你是已经提供健康保险的雇主,可以通过申请沿袭地位保留现有的健康计划。这会让你免除成本不断上升的监管负担,因为强制福利包可能会比你现有提供的越来越慷慨、越来越贵。

但是,你的健康计划的任何重要变化(比如转换一个新保险商)都会导致你丧失世袭地位,哪怕更换保险商是小企业降低保费的主要方式。因此,你要么接受现有保险的保费以两位数的增长,要么换一个新保险商,后者会导致你丧失世袭地位,不得不依从新出台的大量高成本的强制规定。

根据一项中间值估计,到 2013 年,三分之二的小企业员工会失去世袭地位,无法再保留现有的健康计划。最糟的情况是高达 80％的人会失去世袭地位。[66]相比而言,一个自我保险的大公司健康计划或联盟计划则可以自由地频繁更换第三方管理机构但依然保持自己的世袭地位。[67]

3. 雇主从交易所购买保险

假如你的员工人数不到 100 人,你可以从一个健康保险交易所购买保险,而不是从小团体市场购买。但是,你的员工将无法在自行购买保险时享受补贴。正如在交易所出售保险的保险商不得基于健康状况收取保费,同样的规定也适用于交易所之外的小团体市场。因此,如果你正在支付保费的话,目前尚不清楚从交易所购买保险是否会有任何财务优势。

4. 无保险员工从交易所买保险

目前,我们还不清楚健康保险交易所中出售的保险会是什么样子。但是,CBO 估计,到 2016 年一个健康计划的平均成本大约为 5 800 美元(个人)或 15 200 美元(家庭)。⑱这意味着保险看起来像向提供者支付蓝十字费用的标准蓝十字计划。此外,多数年收入低于 70 000 美元或 80 000 美元的人将可以从交易所拿到一笔比雇主提供保险享有慷慨得多的税收补贴。

以一名有家有口、收入为 30 000 美元的 40 岁员工为例。如果你为他提供政府强制的保险,你得支出约为这名员工薪水一半的费用。仅有的补贴是能用未被纳入这名员工应税收入的资金支付保费。由于这名员工收入太低无须缴纳所得税,你只能免缴 15.3% 的 FICA 税,其价值约为 2 800 美元。

如果同一名雇员进入某个健康保险交易所,他只会被收取 1 000美元的保费。政府会支付其余的保费,并报销他的家庭大部分自掏腰包成本——预计每年的总补贴金额约为 11 200 美元。⑲

因此,如果这名员工从交易所获得健康保险,而不是在职获得雇主保险,会给雇主和员工本人带来 6 400 美元的潜在收益。这笔钱可被用于支付更高的工资、提供其他福利,或增加公司利润。还要指出的是,将员工送到交易所的财务收益远远超过 2 000 美元的潜在罚款金额。它也高于任何小企业健康保险税收抵免的价值。

5. 潜在收益:一种新的小企业补贴

ACA 包括一项或许有助于你帮员工购买健康保险的税收抵免政策。但是,这项抵免有效期仅为 6 年,而且只针对那些有 25 名或更少员工、支付的平均工资低于 50 000 美元的企业。此外,多数企业都达不到这个严苛(且复杂)的抵免资格标准。事实上,据代表小企业的贸易协会"独立企业国家联盟"估计,只有不到三分之一的小企业有资格享受这项政策。⑳另外,这项抵免政策也不适用于独资公司及其家庭。

即便如此,申领这笔抵免的企业那么少还是令人大吃一惊。美国IRS 估计有 440 万企业具备抵免资格,CBO 预计 2010 年就会支出 20亿美元的补贴。㉑然而,在众议院筹款委员会的一个听证会上,财政部总监察长 J.拉塞尔·乔治(J. Russell George)报告说,到 2011 年 10 月中旬,仅有 30.9 万家企业申领了这笔抵免,总支出为 4.26 亿美元。[72]

为什么申领的企业这么少?美国注册公共会计师研究院的帕特丽夏·汤普森(Patricia Thompson)给出的解释是税收抵免违背了健康税收政策的所有组织原则。除了其他缺陷,这种小企业税收抵免还惊人地复杂且不透明。下面是这位女士的证词:[73]

要形成有效的激励,纳税人必须知晓它的存在、知道它是否适用于自己,以及自己如何适用。由于多数小型雇主在年底前(或者在年后准备所得税返还时)并不清楚自己是否有资格享受税收抵免,自然也就没有提供健康保险保障的激励。

6. 对雇员保费的限制

如果你真的打算向员工提供强制的健康保险福利,你可能必须限制某些员工支付的保费占其收入的比例。比如收入低于联邦贫困线的 400%(相对一个四口之家约为 88 200 美元)的员工必须支付的保费超过其工资的 9.5%,此时健康计划会被定性为超出承受能力。比如,一名收入为 30 000 美元的员工支付的保费若超过 2 850 美元就会被认为超出承受能力。对一家员工人数超过 50 名的企业,雇佣一名保费超出其负担能力的员工会导致 3 000 美元的罚款。

16.6.12 假如我提早退休会怎样?

ACA 对雇主向退休人员提供健康保险设立了补贴,但这些新补贴到 2014 年就会退出舞台。[74]此外,补贴发放的对象是雇主而非个人。事实上,这部新健康改革法的讽刺之一就是前面的补贴都面向通用汽车、通用电气、宝洁、百事可乐、美国铝业、英特尔、辉瑞及其他大公司,而不是低收入、无保险的家庭。由于高收入员工更有可能获得雇主的退休后的医疗承诺,这些补贴帮助的恰恰是那些最不需要帮助的提早退休者。

当上述补贴政策 2014 年到期时,保险商——在新设立的健康保交易所卖保险——必须接纳所有申请者，无论其健康状况如何。由于保险商在交易所收取的保费的差额不得超过 3：1（而不是更常规的成本比率 6：1），可能造成的影响是年轻人会被过高收费，对 50 岁和 60 岁的人则收费过低。

这就引出了一个问题：上述强制令真的会被严格执行吗？如果人们直到生病才去购买保险，交易所的平均保费将不得不提高到足以覆盖成本。因此，退休人员在交易所面对的保费将会高于改革之前。前文提到，数百万老年人将因为要补上"甜甜圈洞"的成本为自己的 Medicare 计划 D 部分支付更高保费。预计未来几年你的保费会上涨。㊄

16.6.13　假如我是外来移民会怎样？

如果你是一名合法的外籍居民，你必须购买美国居民同样必须购买的政府强制健康保障。但是，如果你来美国的时间不到五年，而且你的收入低于联邦贫困线的 133％，你将无资格参加 Medicaid 计划。但是，你拥有低收入的美国公民不具备的选择：从某个健康保险交易所购买高补贴的保险（比如，只需支付十分之一的保费价格）。如果和我们预测的一样，Medicaid 计划保险属于质量更低的保险，那恭喜你可以获得比同等收入的美国公民更好的保险！

如果你是非法移民，你将不受个人保险强制令约束，即使不买健康保险也不会被罚款。你也不能参加 Medicaid 计划或从某个健康保险交易所购买保险。但是，如果你需要，医院急诊室也不能拒收你。这一点令人吃惊，因为支持个人强制令的最常见理由是无保险者必须为自己的医疗保健缴费，而不是去急诊室享受免费医疗。这就是美国公民若不购买保险就得缴纳大笔罚金的缘故。但是，如果你属于非法移民，反而可以破例享受超国民待遇。

16.6.14　预防性医疗会怎样？

ACA 向人们承诺提供 Medicare 年度健康检查、乳房 X 射线摄影、前列腺癌筛查以及其他预防性服务——而不设置任何共同支付或起付线。其余的人也有权享有清单上一长串的预防性服务。遗憾的是,强制提供这些福利的法律却没有包含任何确保医生能提供这些服务的条款。

1. 我有权利享受哪些服务?

所有(无法世袭的)新健康计划现在都必须对美国预防性服务特别工作组推荐的预防性服务提供保障,且不得设置成本分担条款。视你的年龄和性别而定,以下的预防性服务必须纳入健康保险中:[76]

● 血压、糖尿病及胆固醇筛查;

● 癌症筛查;

● 减肥、健康饮食、戒烟、戒酒及抑郁等咨询;

● 囊虫病、小儿麻痹症、脑膜炎及人类乳突淋瘤病毒(HPV);

● 流感和肺炎预防疫苗注射;

● 筛查、疫苗及健康怀孕咨询;

● 21岁前的健康婴儿和健康儿童访问,以及视力、听力和发育评估,肥胖的BMI筛查;

● 40岁以上女性的乳房X射线摄影;

● 宫颈癌预防的巴氏涂片检查;

● 50岁以上成年人的大肠癌筛查。

2. 我能得到承诺的预防性服务吗?

答案很可能是否定的。提供预防性医疗需要时间,但多数初级保健医生已经在满负荷工作了。从全国范围来看,五分之一上的人居住在医生不足的地区,初级保健医生的短缺预计会在未来恶化。[77]此外,由于预防性筛查的补偿价格通常比其他服务低,当你致电医生预约预防性医疗时,可能会不得不经历漫长的等待。

3. 预防性保健成本有效吗?

许多夸夸其谈者认为预防性保健是成本有效的。据说,如果提早发现疾病，治疗成本会更低。那么，扩大预防性医疗的可及性真的能降低美国的医疗保健成本吗？总体的答案是否定的。

对有健康问题的人而言，"花小钱预防胜于花大钱治疗"（An ounce of prevention is worth a pound of cure）这句老话是有道理的。[78]对被诊断出疾病的少数患者来说，预防性筛查肯定是值得的。但是，筛查数千人发现一名患病者的成本往往超过被提早诊断出疾病的患者省下来的钱。

一般来讲，预防性医学增加而不是降低了医疗成本。乳房 X 射线摄影并不值得做，巴氏涂片检查、前列腺癌检查或健康人体检同样如此。[79]这并不意味着我们要避开这些检查，而是说我们应该审慎地决策。

比如，儿童免疫和高风险产妇的孕前保健就属于其中的例外。但是，这样的例外少之又少。多年研究预防性医疗经济学的路易斯·拉塞尔（Louise Russell）在最近发表在《健康事务》上的一篇文章中这样解释道：[80]

> 在过去 40 年来，有数百项研究已经表明预防通常会增加医疗支出，2000—2005 年间发表的 599 项研究发现只有不到 20% 的预防性选项（以及类似比例的治疗）属于成本节约型——**80% 的增加的医疗成本高于节约的成本。**

16.6.15 为什么我们不能利用医学来判断？

我们要做一次乳房 X 射线摄影吗？什么年纪做？多久做一次？巴氏涂片检查和前列腺癌检查以及肠镜呢？这些难道不是专家可以确定的问题吗？遗憾的是，并非如此。每天读报的人都清楚我们总是会从善意的人那里听到相互冲突的建议。问题产生的部分原因来自人们对风险的态度以及对降低风险的支付意愿的差异。华盛顿特区盛行的"一刀切"方法的危险在于，专家可能与你的价值观存在分歧。他们对降低风险的态度或许与你不同。

16.6.16　标准化医学的危险

还有一种危险是,面对远超出自身供给能力的服务请求,医生会对所有患者采用常规化方法,而忽视了每个患者的特性。假如你因为母亲或祖母得过乳腺癌而认为自己患乳腺癌的风险很高,但你尚未达到乳腺癌早筛指南规定的 40 岁年龄,该怎么办呢? 乳腺癌风险更高的女性或许想在 25 岁就开始做筛查,就像苏珊・G.科曼(Susan G. Komen)建议的那样。[81]但是,你会被允许这么做吗? 如果有必要,你会被允许自己掏钱做检查吗? 对这些问题目前还没有明确的答案。

16.6.17　医学政治化的危险

无论美国国会还是现政府都已经表示他们不愿意让专家帮忙制定预防性医疗指南。比如,ACA 规定,老年人有权每年接受体检,男性有权每年接受前列腺癌筛查,哪怕这两项都不是预防性服务特别工作组推荐的项目。健康与人类服务部的部长西贝利厄斯也决定允许 40 岁左右的女性每年做乳房 X 射线摄影,尽管特别工作组反对这么做。

预计后面还会有更多的政策干预措施。女性团体已经成功地以预防之名推动免费避孕。[82]更多的免费服务听起来固然挺好,但要记住医生的时间是有限的,可用于医疗保健的资金也是有限的。赋予一个人更多无关痛痒的医疗权利可能意味着另一个真正需要的人获得的医疗减少。

16.6.18　让每个人自己来选择

所幸还有一种更好的方式。不是将你全部的医疗资金都交给一个缺少人情味的、官僚化的保险公司,你应该被允许将其中部分资金存入一个自己拥有并掌控的 HSA。这样一来,你既可以参考预防性服务特别工作组的建议，也可以考虑其他专家（包括你的医生）的建议，并参考关于你和家庭的私人数据。

预防性医疗不像产生正回报率的投资品，更像是一种消费品。预防性医疗固然有助健康改善。但是，由此带来的好处必须与我们用同一笔钱购买其他商品和服务带来的好处进行比较。

注释

① Patient Protection and Affordable Care Act of 2009，HR 3962，111th Congress，1st session.

② Laura Landro，"Unexpected Limits of New，Free Preventive Care，" *Wall Street Journal*，January 18，2011.

③ Congressional Budget Office，"Estimate of Changes in Direct Spending and Revenue Effects of the Reconciliation Proposal Combined with HR 3590 as Passed by the Senate，" March 20，2010，http://www.cbo.gov/ftpdocs/113xx/doc11379/AmendReconProp.pdf.

④ Centers for Medicare and Medicaid Service，"Estimated Financial Effects of the 'Patient Protection and Affordable Care Act，' as Amended，" April 22，2010，http://republicans.waysandmeans.house.gov/UploadedFiles/OACT_Memorandum_on_Financial_Impact_of_PPACA_as_Enacted.pdf.

⑤ 罗伯特·布克（Robert Book）认为，ACA 颁布以后，没有医疗保险的美国人比例会上升。布克的微观模拟分析发现，以前参保的美国人会因为各种原因放弃保险；许多雇主可能会放弃雇员的医疗保险；一些个人不符合交换的补贴条件，而且个人在生病时总是可以参保。参见 Robert A. Book，"Who will be Insured，and Uninsured，Under the 2010 Health Reform Law?" *American Action Forum*，forthcoming 2012。

⑥ Congressional Budget Office，"Estimate of Changes in Direct Spending and Revenue Effects of the Reconciliation Proposal Combined with HR 3590 as Passed by the Senate."

⑦ Centers for Medicare and Medicaid Service，"Estimated Financial Effects of the 'Patient Protection and Affordable Care Act，' as Amended."

⑧ Boards of Trustees of the Federal Hospital Insurance and Federal Supplementary Medical Insurance Trust Funds，"2010 Annual Report of the Boards of Trustees of the Federal Hospital Insurance and Federal Supplementary

Medical Insurance Trust Funds," August 5, 2010, https://www.cms.gov/ReportsTrustFunds/downloads/tr2010.pdf.

⑨ "Five Unaffordable Facts About the New Healthcare Law: The Patient Protection and Affordable Care Act," National Federation of Independent Businesses, April 2010, http://www.nfib.com/Portals/0/PDF/AllUsers/IssuesElections/healthcare/April％2010％20Five％20Unaffordable％20Facts％20about％20the％20New％20Healthcare％20Law.pdf.

⑩ "The WellPoint Revelation: Private Insurance Premiums Could Triple under ACA," *Wall Street Journal*, October 28, 2009, A22; and "Healthcare Reform Premium Impact in California—December 2009 Addendum," WellPoint, December 2009, http://www.wellpoint.com/prodcontrib/groups/wellpoint/@wp_news_research/documents/wlp_assets/pw_d014969.pdf.

⑪ "The Budget and Economic Outlook: An Update," Congressional Budget Office, Congress of the United States, August 1, 2010, http://cbo.gov/publication/21670.

⑫ "Health Costs and the Federal Budget," *Congressional Budget Office Director's Blog* (blog), May 28, 2010, http://cboblog.cbo.gov/?p＝1034.

⑬ Centers for Medicare and Medicaid Service, "Estimated Financial Effects of the 'Patient Protection and Affordable Care Act,' as Amended."

⑭ "Analysis of the Patient Protection and Affordable Care Act (HR 3590)," RAND Corporation, 2010, http://www.rand.org/pubs/research_briefs/2010/RAND_RB9514.pdf.

⑮ Nadeem Esmail, "Waiting Your Turn: Hospital Waiting Lists in Canada 2009 Report," Fraser Institute, October 2009. David C Dugdale, Ronald Epstein and Steven Z Pantilat, "Time and the Patient-Physician Relationship," *Journal of General Internal Medicine* 14 (1999): S34—S40, doi: 10.1046/j.1525-1497.1999.00263.x.

⑯ Centers for Medicare and Medicaid Service, "Estimated Financial Effects of the 'Patient Protection and Affordable Care Act,' as Amended." Carla K. Johnson, "Health Overhaul May Mean Longer ER Waits, Crowding," *USA Today*, July 2, 2010, http://www.usatoday.com/news/health/2010-07-02-emergency-room_N.htm.

⑰ Atul Gawande, "The Velluvial Matrix," *New Yorker*, June 16, 2010, http://www.newyorker.com/online/blogs/newsdesk/2010/06/gawande-stanford-speech.

html.

⑱ Karen Davis, "How Will the Healthcare System Change Under Health Reform?" *The Commonwealth Fund Blog* (blog), June 29, 2010, http://www.commonwealthfund.org/Blog/How-Will-the-Health-Care-System-Change.aspx.

⑲ Peter Orszag, "Reforming Medicare's Payment System," *The Opinionator* (blog), October 21, 2010, http://opinionator.blogs.nytimes.com/2010/10/21/reforming-medicares-payment-system/.

⑳ Peter Orszag, "Malpractice Methodology," *New York Times*, October 20, 2010, http://www.nytimes.com/2010/10/21/opinion/21orszag.html?_r=1.

㉑ Ryan Lizza, "Obama Memos: The Verdict on Malpractice," *New Yorker News Desk* (Blog), January 27, 2012, http://www.newyorker.com/online/blogs/newsdesk/2012/01/obama-memos-malpractice.html.

㉒ Anna Wilde Mathews, "Can Accountable-Care Organizations Improve Health Care While Reducing Costs?" *Wall Street Journal*, January 23, 2012.

㉓ Jeff Goldsmith, "The Accountable Care Organization: Not Ready for Prime Time." Amy Goldstein, "Experiment to Lower Medicare Costs did not Save Much Money," *Washington Post*, June 1, 2011.

㉔ David Dranove, "Quality Disclosure and Certification: Theory and Practice," *Journal of Economic Literature*, 48(2010):935—963, doi: 10.1257/jel.48.4.935.

㉕ Ashley D. Black et al., "The Impact of eHealth on the Quality and Safety of Healthcare: A Systematic Overview," *PloS Medicine* (2011), http://www.plosmedicine.org/article/info%3Adoi%2F10.1371%2Fjournal.pmed.1000387.

㉖ Brian Serumaga et al., "Effect of Pay for Performance on the Management and Outcomes of Hypertension in the United Kingdom: Interrupted Time Series Study," British Journal of Medicine(2011), doi: 10.1136/bmj.d108.

㉗ Scott Gottlieb, "Accountable Care Organizations: The End of Innovation in Medicine?" American Enterprise Institute for Public Policy Research, No. 3, February 2011, http://www.aei.org/files/2011/02/16/HPO-2011-03-g.pdf.

㉘ Gottlieb, "Accountable Care Organizations: The End of Innovation in Medicine?"

㉙ Reed Abelson, "Insurers Push Plans That Limit Choice of Doctor," *New York Times*, July 18, 2010.

㉚ "Fact Sheet：Keeping the Health Plan You Have：The Affordable Care Act and 'Grandfathered' Health Plans," HealthCare. gov，http：//www. healthreform. gov/newsroom/keeping_the_health_plan_you_have.html.

㉛ "Employer Reaction to Healthcare Reform：Grandfathered Status Survey," Aon Hewitt，August 2011，http：//www. aon. com/attachments/Employer_Reaction_ HC_Reform_GF_SC.pdf.

㉜ Kay Lazar，"Firms Cancel Health Coverage," *Boston Globe*，July 18，2010，http：//www. boston. com/news/health/articles/2010/07/18/firms_cancel_health_ coverage/.

㉝ Congressional Budget Office，"Summary of Preliminary Analysis of Health and Revenue Provisions of Reconciliation Legislation Combined with H. R. 3590 as Passed by the Senate," March 18，2010，http：//www. politico. com/static/ PPM110_100318_cbo_score.html.

㉞ Centers for Medicare and Medicaid Service，"Estimated Financial Effects of the 'Patient Protection and Affordable Care Act,' as Amended."

㉟ Douglas Holtz-Eakin，"Labor Markets and Healthcare Reform：New Results," American Action Forum，May 2010，http：//americanactionforum. org/files/ LaborMktsHCRAAF5-27-10.pdf.

㊱ McKinsey & Company，"Employer Survey on US Healthcare Reform," June 20，2011，http：//www.mckinsey.com/Features/US_employer_healthcare_sur- vey.aspx.

㊲ Centers for Medicare and Medicaid Service，"Estimated Financial Effects of the 'Patient Protection and Affordable Care Act,' as Amended."

㊳ Avery Johnson，"Private Medicare Plans Are Retrenching," *Wall Street Journal*，November 19，2010.

㊴ Janet Adamy，"3M to Change Health-Plan Options for Workers," *Wall Street Journal*，October 4，2010.

㊵ Jack Hoadley et al.，"Medicare Part D：A First Look at Part D Plan Offerings in 2012," Kaiser Family Foundation，October 2011，http：//www.kff.org/med- icare/upload/8245.pdf.

㊶ 克里斯·雅各布斯（共和党政策委员会）审查美国健康和人类服务部批准的豁免请求，2012 年 1 月 6 日。

㊷ 许多人可能选择的健康计划不如交易所出售的平均计划全面。CBO 估计在交易所出售的最低（青铜）计划将花费个人 4 500—5 000 美元（家庭为 12 000—

12 500 美元)。参见"Premiums for Bronze Plan—Letter to Honorable Olympia Snowe," Congressional Budget Office, January 11, 2010, http://www.cbo.gov/ftpdocs/108xx/doc10884/01-11-Premiums_for_Bronze_Plan.pdf. The actual cost will vary by plan design, region, and age of applicant。

㊸ Committee on Ways and Means Republican Report, "The Wrong Prescription: Democrats' Health Overhaul Dangerously Expands IRS Authority," March 18, 2010, http://republicans.waysandmeans.house.gov/News/DocumentSingle.aspx?DocumentID=176997.

㊹ Douglas W. Elmendorf, "Analysis of the Major Health Care Legislation, Enacted in March 2010," Testimony before the Subcommittee on Health, Committee on Energy and Commerce, U.S. House of Representatives, March 30, 2011, http://www.cbo.gov/sites/default/files/cbofiles/ftpdocs/121xx/doc12119/03-30-healthcarelegislation.pdf.

㊺ Keith Hennessey, "How Would the Reid Bill Affect the Middle Class?" December 10, 2009, http://keithhennessey.com/2009/12/10/reid-bill-middle-class/.

㊻ Joint Economic Committee, "Unwinding ACA," April 22, 2010, http://jec.senate.gov/republicans/public/?a=Files.Serve&File_id=1d63d12d-0e1b-45ee-8633-e3624a8ddcd4.

㊼ Duff Wilson, "Drug Makers Raise Prices in Face of Healthcare Reform," *New York Times*, November 15, 2009, http://www.nytimes.com/2009/11/16/business/16drugprices.html?_r=2&adxnnl=1&adxnnlx=1323872339-vjJx4k0VTRgysY/ce+JDAA.

㊽ Kelly Phillips Erb, "Deduct This: The History of the Medical Expenses Deduction," *Forbes*, June 20, 2011, http://www.Forbes.com/sites/kellyphillipserb/2011/06/20/deduct-this-the-history-of-the-medical-expenses-deduction/.

㊾ Thomas R. Saving, "How Will the Affordable Care Act Affect the Elderly and Disabled on Medicare?" National Center for Policy Analysis, http://www.ncpa.org/pdfs/NCPA-Social-Security-Trustees-Briefing-2010.pdf.

㊿ Robert A. Book and James C. Capretta, "Reductions in Medicare Advantage Payments: The Impact on Seniors by Region," Heritage Foundation, September 14, 2010, http://www.heritage.org/research/reports/2010/09/reductions-in-medicare-advantage-payments-the-impact-on-seniors-by-region.

(51) John D. Shatto and M. Kent Clemens, "Projected Medicare Expenditures under an Illustrative Scenario with Alternative Payment Updates to Medicare Provid-

ers," Office of the Actuary, Centers for Medicare & Medicaid Services, U.S. Department of Health & Human Services, August 5, 2010, http://www.cms.gov/Research-Statistics-Data-and-Systems/Statistics-Trends-and-Reports/Reports-TrustFunds/downloads//2010TRAlternativeScenario.pdf.

(52) Kris Maher, Ellen E. Schultz, and Bob Tita, "Companies Take Health-Care Charges," *Wall Street Journal*, March 26, 2010; David Reilly, Ellen E. Schultz and Ron Winslow, "AT&T Joins in Health Charges," *Wall Street Journal*, March 27, 2010.

(53) Congressional Budget Office, "Comparison of Projected Medicare Part D Premiums under Current Law and under Reconciliation Legislation Combined with H.R. 3590 as Passed by the Senate," March 19, 2010, http://www.cbo.gov/ftpdocs/113xx/doc11355/Comparison.pdf.

(54) Todd Ackerman, "Texas Doctors Fleeing Medicare in Droves," Houston Chronicle, May 18, 2010, http://www.chron.com/news/houston-texas/article/Texas-doctors-fleeing-Medicare-in-droves-1718866.php. "Medicare and the Mayo Clinic," *Wall Street Journal*, January 8, 2010, http://online.wsj.com/article/SB10001424052748703436504574640711655886136.html.

(55) Kathleen Sebelius, "Securing Medicare's Future," *Yahoo! News*, July 29, 2010, http://old.news.yahoo.com/s/ynews_excl/ynews_excl_pl3287.

(56) Congressional Budget Office, "Letter to the Honorable Jeff Sessions," January 22, 2010, http://www.cbo.gov/ftpdocs/110xx/doc11005/01-22-HI_Fund.pdf.

(57) Centers for Medicare and Medicaid Service, "Estimated Financial Effects of the 'Patient Protection and Affordable Care Act,' as Amended."

(58) "Mayberry Misleads on Medicare," FactCheck.org, Annenberg Public Policy Center, July 31, 2010, http://factcheck.org/2010/07/mayberry-misleads-on-medicare/.

(59) Chris Jacobs, "AARP's Healthcare Bailouts," Republican Policy Committee, April 19, 2010, http://www.ncpa.org/pdfs/E-mail-from-Chris-Jacobs-RPC.pdf.

(60) Paul Fronstin, "Findings from the 2010 EBRI/MGA Consumer Engagement in Healthcare Survey," Employee Benefit Research Institute, EBRI Issue Brief No.352, December 2010.

(61) Ron Bachman, "Congress Declares War on HSAs," National Center for Policy Analysis, Brief Analyses No.698, March 5, 2010.

㉒ "Actuarial Value and Cost-Sharing Reductions Bulletin," US Department of Health and Human Services, February 24, 2012, http://www.ncpa.org/pdfs/HHS-EHB-Actuarial-Equivalence-Bulletin-022412.pdf. Also see Mark E. Litow et al., "Impact of Medical Loss Ratio Requirements Under PPACA on High Deductible Plans/HSAs in Individual and Small Group Markets," Milliman Inc., January 6, 2012.

㉓ "The WellPoint Revelation," *Wall Street Journal*, October 28, 2009; "Healthcare Reform Premium Impact in California—December 2009 Addendum," Wellpoint, December 2009, http://www.wellpoint.com/prodcontrib/groups/wellpoint/@wp_news_research/documents/wlp_assets/pw_d014969.pdf.

㉔ Eric Johnson, "IRS announces new HSA limits for 2012," BenefitsPro.com, May 23, 2011, http://www.benefitspro.com/2011/05/23/irs-announces-new-hsa-limits-for-2012.

㉕ "Employer Mandate Penalties: Calculations," National Federation of Independent Business, undated, http://www.nfib.com/LinkClick.aspx?fileticket=8lmj3UFCpy0%3D&tabid=1083.

㉖ "Interim Final Rules for Group Health Plans and Health Insurance Coverage Relating to Status as a Grandfathered Health Plan under the Patient Protection and Affordable Care Act," *Federal Register*, June 17, 2010, http://www.ncpa.org/pdfs/employees-not-grandfathered-in.pdf#page=54.

㉗ Chris Jacobs, "Did Unions Just Obtain Another Backroom Healthcare Deal?" Republican Policy Committee, June 14, 2010.

㉘ 许多人可能选择的健康计划不如交易所出售的平均计划全面。CBO 估计在交易所出售的最低（青铜）计划将花费个人 4 500—5 000 美元（家庭 12 000—12 500 美元）。参见 Douglas W. Elmendorf, "Letter to Honorable Olympia Snowe," Congressional Budget Office, January 11, 2010, http://www.cbo.gov/ftpdocs/108xx/doc10884/01-11-Premiums_for_Bronze_Plan.pdf。

㉙ The Henry Kaiser Family Foundation, "Health Reform Subsidy Calculator," June 22, 2010, http://healthreform.kff.org/SubsidyCalculator.aspx.

㉚ Dan Danner, "ACA vs. Small Business," *Wall Street Journal*, May 27, 2010.

㉛ Douglas W. Elmendorf, "Letter to the Honorable Harry Reid," Congressional Budget Office, December 19, 2009, http://www.cbo.gov/ftpdocs/108xx/doc10868/12-19-Reid_Letter_Managers_Correction_Noted.pdf; Greg Scandlen,

"Whatever Happened to the Small Business Tax Credit?" *John Goodman's Health Policy Blog*, December 28, 2011, http://healthblog.ncpa.org/whatever-happened-to-the-small-business-tax-credit/.

⑫ The Honorable J. Russell George, "Implementation and Effectiveness of the Small Business Healthcare Tax Credit," (Hearing Before the Committee on Ways and Means Subcommittee on Oversight, US House of Representatives, November 15, 2011), http://waysandmeans.house.gov/UploadedFiles/GeorgeTestimonyOS911.pdf.

⑬ Patricia Thompson, American Institute of Certified Public Accountants(Testimony Before the Committee on Ways and Means Subcommittee on Oversight, US House of Representatives, November 15, 2011), http://waysandmeans.house.gov/UploadedFiles/ThompsonTestimonyOS1115.pdf.

⑭ "White House Unveils Subsidies to Preserve Early-Retiree Coverage," *Kaiser Health News*, May 5, 2010, http://www.kaiserhealthnews.org/DailyReports/2010/May/05/early-retirees-wednes.aspx.

⑮ "Comparison of Projected Medicare Part D Premiums Under Current Law and Under Reconciliation Legislation Combined with HR 3590 as Passed by the Senate," Congressional Budget Office, Congress of the United States, March 19, 2010, http://www.cbo.gov/ftpdocs/113xx/doc11355/Comparison.pdf.

⑯ "Preventive Services Covered under the Affordable Care Act," HealthCare.gov, July 2010, http://www.healthcare.gov/news/factsheets/2010/07/preventive-services-list.html.

⑰ "Designated Health Professional Shortage Areas(HPSA) Statistics," Office of Shortage Designation, Bureau of Health Professions, Health Resources and Services Administration (HRSA), US Department of Health & Human Services, December 12, 2011, http://ersrs.hrsa.gov/ReportServer?/HGDW_Reports/BCD_HPSA/BCD_HPSA_SCR50_Smry&rs:Format=HTML3.2.

⑱ David Brown, "In the Balance: Some Candidates Disagree, but Studies Show It's Often Cheaper to Let People Get Sick," *Washington Post*, April 8, 2008.

⑲ Louise B. Russell, "Preventing Chronic Disease: An Important Investment, But Don't Count On Cost Savings," *Health Affairs* 28, No.1(2009):42—45. doi: 10.1377.

⑳ Louise B. Russell, "Preventing Chronic Disease: An Important Investment, But Don't Count On Cost Savings," *Health Affairs* 28 (2009): 42—45, doi:

10.1377.

㉛ "Breast Cancer Screening Recommendations for Women at Higher Risk," Susan G. Komen for the Cure，http：//ww5. komen. org/BreastCancer/Recommenda-tionsforWomenwithHigherRisk.html.

㉜ Michelle Andrews. "Preventing Pregnancy：Should Patients Get Contraceptives from Health Plans At No Cost?" *Kaiser Health News*，July 6，2010.

17 新医疗保健法中最需要废止和取代什么

设立 ACA 的原始立法长达 2 700 页,后来又增加了 10 000 多页的法规。[①]下文识别了十个严重到白宫和国会民主党领袖都打算重启医改流程设法应对的问题。

17.1 不可能的强制令

从 2014 年 1 月 1 日开始,大部分美国人都必须拥有健康保险。你拥有的保险的类型、从哪里买到保险,以及你怎么支付,全都不是由你本人、你的雇主或者市场自由选择决定,而是由政府决定。下面是这种强制令会造成的最大问题。

17.1.1 挤出其他消费

过去 40 年来,美国人均的医疗保健成本一直在以人均收入增长率的 2 倍上升。这些问题并不是奥巴马总统造成的。它们也并非美国所独有的问题。[②]由此造成的结果是:美国每年的医疗支出会消耗掉我们越来越多的收入。

雪上加霜的是,消费者对保费上涨的正常反应会被禁止。比如,多数人会通过选择更有限的福利包，只选择大病保障或者更多依靠 HSA 来应对难以承受的保费。但是，这些及其他反应都受到新法的限制或被完全禁止。

以治理预防性医疗的条款为例。每个人都必须加入一个覆盖预防性医疗（乳房 X 射线摄影、巴氏涂片检查、肠镜等）且不设起付线或共同分担的健康计划。由于无须自掏腰包付费，谁也不会有货比三家和最小化这些服务的成本的激励。有些预防性医疗可以由随到随看诊所的护士以比医生更低的成本提供吗？毫无疑问有。但是，ACA 会阻止你加入一个赋予你精打细算降低这些成本的激励的健康计划。

17.1.2　挤出工资增长

多数人会继续通过雇主获得健康保险。CBO 估计，2016 年一个最小福利包每年的平均成本是 4 500—5 000 美元（对个人）或 12 000—12 500 美元（对家庭）③。因此，最低的劳动成本为 7.25 美元现金最低工资，加上 5.89 美元的健康最低工资（家庭），每小时总计 13.14 美元，或者每年大约 27 331 美元。

想象你是一名雇主，你当然不希望对员工的支付超过他给公司创造的价值，其他雇主的竞争则会倾向于阻止你支付得更少。如果政府强迫你在健康保险商多花钱，为支付强制福利，你就得在工资上减少支出。

对高于平均工资的雇员，这一切都直截了当。由于雇主利用潜在的工资上涨来支付扩张的（强制）健康福利，在可预见的未来将会出现工资停滞不前的情况。但是，对工资水平对于尾部的雇员，ACA 产生的影响将会是毁灭性的。

17.1.3　挤出工作机会

每小时 10 美元工资的员工和他们的雇主无力承受每小时 6 美元的健康保险。如果他们购买这种保险，现金工资就只剩下 4 美元了，这将违反(现金)最低工资法。这不是个小问题。三分之一的无保险员工的收入只比最低工资高出不到 3 美元。④

不仅如此,尽管健康经济学几十年来就知道,这些员工是在健康保险获取上最需要帮助的群体,但沃尔沃、麦当劳、丹尼餐厅或任何其他连锁餐馆帮员工购买健康保险却得不到任何新补贴。这些员工和很多其他人都面临着失去工作的风险。

17.1.4　我们真的需要强制令吗?

考虑到搭便车问题,强制健康保险的想法无论对右翼还左翼的很多人来说似乎都合情合理:那些自己选择不买保险的人可以把多出来的钱花到别处去,等生病了需要医疗就求助于他人提供免费医疗。我们岂不是在奖励这些人做事不负责任,放任他们搭其他社会成员的便车吗?

这种观点似乎挺有说服力。但问题是:如果我们强制所有人买健康保险的话,对没买的人应如何给予合适的惩罚呢?唯一可行的执行办法是通过罚款。如果这是我们想得出来的唯一的执行办法,那就不需要通过强制令。我们只需制定一套体制惩罚不买保险的人。

事实上,所得税已经提供了这样的"罚款"。有雇主提供健康保险(而不是加工资)的中等收入家庭获得了一笔慷慨的税收补贴。这种补贴的反面就是罚金:没有雇主提供健康保险的人因此缴纳了更高的税。

不设置强制令有什么好处呢? 一旦由政府来告知我们必须买什么保险,每个可以想象到的特别利益集团都会游说国会将自己加入强制福利包。这已经在州层面发生了,各个州的保险计划必须将针灸医师、自然疗法等提供者和体外受精、婚姻咨询等服务统统保障起来。各州总共颁布了 2 156 个强制令。⑤这些强制令提高了保险的价格,导致四分之一的无保险者被逐出市场。⑥

17.2　怪诞的补贴体制

ACA 向处于同样收入水平的人们提供了极为不同的补贴，所依据的是人们从哪里买健康保险（通过上班、交易所还是 Medicaid 计划）。这些补贴显得随意、不公平甚至累退。连同强制令，它们会导致数百万员工失去雇主的健康计划，甚至可能丢掉工作。

17.2.1　补贴创造了异常激励

酒店的女佣、侍者、传菜员、保管员和勤杂工等每小时只能挣到大约 15 美元。政府对雇主提供的健康保险购买未提供帮助。唯一的补贴是税法中一直就有的那些：利用税前收入购买健康保险，雇员可以免缴 15.3% 的 FICA 税，大约为 2 800 美元。

下面考虑健康保险交易所出售的标准家庭计划。如果每小时收入 15 美元的雇员有资格加入这样的健康计划，政府将根据雇员的年龄和所在地区支付 90%—94% 的保费。政府补贴大约为 13 617 美元。[7]

哪种更好呢？是 13 617 美元补贴还是 2 800 美元补贴？如果酒店不把自己的低工资员工送到交易所去，竞争对手就会这么做，酒店的员工成本将会比竞争对手高出大约 50%。

不过先别急着下结论。上述计算还有一个瑕疵。尽管低工资和中等工资的雇员可以从健康保险交易所得到更慷慨的补贴，收入更高的雇员（比如收入约为 94 000 美元或更高）却拿不到任何补贴。但是，如果他们获得雇主提供的补贴，却可以完全利用税法条款的好处。比如，当酒店帮一名经理购买健康保险时，所缴纳的保费不仅不用缴纳 15.3% 的工薪税，而且不用缴纳 25% 的联邦所得税，以及 5%—6% 的州和地方所得税。结果是：通过税收补贴，政府"支付"了将近一半的保险成本。

17.2.2　补贴是累退且不公平的

除了营造异常经济激励之外，补贴还是完全随意和不公平的。如

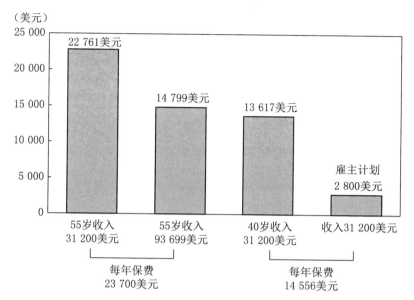

图 17.1 一个四口之家的健康保险补贴（高成本地区）

注：工资和保险等于贫困线的 133%。

资料来源：作者计算，斯蒂芬·恩廷和凯泽家庭基金会补贴计算器。

图 17.1 所示，一个年收入为 31 200 美元的家庭（大约为联邦贫困线的 133%）从雇主那里获得健康保险拿到的补贴，还不到一个收入接近其三倍从交易所那里获得健康保险的家庭拿到的补贴的四分之一。

17.2.3 创造高边际税率的补贴

从 2014 年开始，健康保险交易所的补贴将适用于收入介于联邦贫困线 133%—400% 的家庭。对一个四口之家来说，这个区间介于 31 389 美元到 93 699 美元之间（收入低于贫困线 133% 的人将被迫转向 Medicaid 计划）。丹尼尔·凯斯勒（Daniel Kessler）的分析预测，健康保障将给一个户主 55 岁、住在高成本地区的四口之家带来 23 700 美元的成本。[⑧] 这个计划的补贴从 22 740 美元起步，随着收入上升将逐渐下降到 0。

图 17.2 和图 17.3 分别展示了个人和家庭在 ACA 下预计支付的

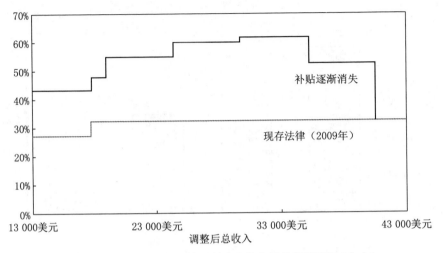

图17.2 健康交易所补贴逐渐消失的有效边际税率(对个人)

资料来源: Michael Schuyler, "Health Exchange Subsidies Would Impose High Marginal Taxes," National Center for Policy Analysis, Breif Analysis No.697, March 3, 2010。

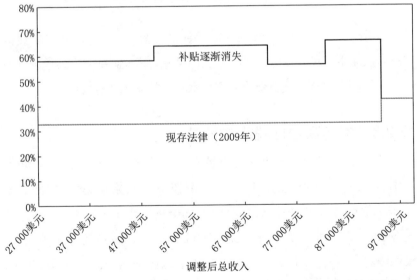

图17.3 健康交易所补贴逐渐消失的有效边际税率(对家有二孩的夫妻)

资料来源: Michael Schuyler, "Health Exchange Subsidies Would Impose High Marginal Taxes," National Center for Policy Analysis, Breif Analysis No.697, March 3, 2010。

平均边际税率。注意到最高的边际税率落到了中等收入家庭身上。收入介于 20 000—30 000 美元的个人所面对的边际税率将显著高于比尔·盖茨或沃伦·巴菲特。

一个家庭可能面对的最高边际税率是多少？交易所出售的健康保险的保费上限为收入介于联邦贫困线 350％—400％之间的家庭的收入的 9.5％,收入超过联邦贫困线 400％的家庭则拿不到任何补贴。这意味着最高保费为 8 901 美元——一个收入为 93 699 美元（联邦贫困线的 400％）的家庭得到的补贴为 14 799 美元。但是,如果家庭的收入提高 1 美元（93 700 美元）,那么将不具备领取补贴的资格。因此,多赚 1 美元会导致补贴损失 14 700 美元,隐性税率为百分之 147 万。

17.2.4　鼓励私人保险的更好办法

为实现上述理想,联邦政府应该向人们购买健康保险提供同样的税收优惠,而不论其从哪里购买（在工作、市场、健康保险交易所或合作社等）。此外,我们应该终结将最大的补贴发给最不需要帮助的纳税人的累退做法。一种合理的体制将是不论收入高低,每个纳税人都得到同样的补贴。如果鼓励人们参保是社会合意之举,而且保险成本大体上独立于收入,那来自政府的财务帮助也应独立于收入。

最后,我们应该终止给人们通过购买更贵的保险降低税收负担的无限机会的浪费性做法。不是慷慨地补贴人们支付的最后 1 美元,我们应该更大力度地补贴第一美元,让他们自掏腰包支付最后的资金。因此,一种直截了当的办法是采用一次性税收抵免。比如,一个家庭可以得到 8 000 美元,对第一个 8 000 美元的健康保险保费实行全额补贴。由于很多雇主计划的家庭保障成本几乎是这个的 2 倍,税收抵免不会补贴人们花在健康保险上的全部支出。当然,也不应该如此。

家庭应被鼓励审慎地思考从其和雇主支出的第二个 8 000 美元中得到的价值。如果他们可以想到节约的办法,省下来的钱将可以用到别的地方。

17.3　保险商的异常激励

在现行体制下,几乎所有雇主和团体保险商都有吸引健康者、避开生病者的异常激励。一旦人们加入,激励就变成了向健康者过度提供医疗(以吸引他们留下来),对生病者提供不足(鼓励他们离开)。

17.3.1　ACA 交易所中有管理的竞争

在 ACA 下,有管理的竞争的问题在于,受激励驱使的压力会变得大得多。在健康保险交易所中,健康计划将被迫收取同样的保费,无论健康状况。潜在的投保人则可以轻松地比较保费。这样,保险商将被迫积极展开价格竞争。若一个计划能成功地吸引到高于平均水平的健康参保人,或者低于平均水平的生病参保人,则其平均成本会低于与之竞争的健康计划。这意味着它能够收取比别的计划更低的保费,在健康保险交易所享有竞争优势。ACA 包含了利用所谓“风险调整”消解某些预期的异常行为的条款。但是,没有令人满意的风险调整体系。目前,Medicare 优先计划开发了一套最复杂的风险调整机制——采用了多达 60—70 个变量。但是,研究显示,这套体系对个人健康成本的预测能力非常糟糕,[9] 健康计划仍然可以跟该体系玩博弈,吸引到高于平均水平的健康参保人。[10]

17.3.2　一种更好的替代:建立重病患者补偿的市场

相比于强制保险商忽视某些人比其他人病得更重、成本更高的事实,我们应该采纳一种补偿预期的高成本的体制——理想的做法是让高成本参保人跟低成本参保人对保险商一样具有吸引力。至少,这意味着当个人转换健康计划时,总是可以按市场价格决策,而不是人造的价格。

17.4 个人的异常激励

马萨诸塞州一项糟糕的发展是越来越多的人在跟系统玩博弈。⑪人们在健康状态不买保险,等到生病了才买保险。当他们得到救治并支付医疗费用之后,又会退出保障。在这个产业,他们被称为见风使舵者(jumpers and dumpers)。他们在生病后匆忙跳进健康保险计划,病一好立马闪人。对无保险者的惩罚越小、个人强制令执法力度越弱,这种行为就越常见。

在 ACA 下,无保险的罚款额很低。对个人的最高罚款为 695 美元,对家庭则为 2 085 美元。但是,这些罚款不适用于未填报税收返还单的人,其中涉及超过 2 000 万的家庭。更糟糕的是,IRS 已经暗示它没有实施罚款的计划。⑫

与系统博弈的个人可能成为私人保险的丧钟——最终走向很多国会议员一直心心念念的理想彼岸:一种单一支付者公共计划。

17.5 不切实际的期待

假如美国国会通过一项立法要求所有健康计划为患者和医生每年一小时的免费对话买单。合乎逻辑的问题是:医生要从哪里腾出额外的时间提供这项服务? 同样的问题也适用于 ACA。它承诺让每个美国人都获得年度体验、乳房 X 射线摄影、巴氏涂片检查、前列腺癌检查、肠镜检查及多数人现在享受不到的其他服务,而且不设置起付线和共同支付条款。⑬问题是由谁来提供这些服务呢?

17.5.1 对免费预防性医疗的需求

还有一个更加重要的问题:当数百万美国人排队等候新增的预防性医疗时,这会对医疗成本、质量与可及性产生什么影响? 在 2003 年的一项研究中，杜克大学医学中心的研究者们估计，如果要处理美国预防性服务特别工作组推荐的每种程序，每年将平均占用每个医生1 773小时的时间，相当于每个工作日7.5小时。⑭ 要记住的是，有时候一次筛查发现问题之后还要做更多的检查，从而占用更多的医生时间。现有的医务人员供给几无可能提供所承诺的预防性服务。

除此之外，筛查和类似的服务还增加而非降低了医疗保健成本。⑮ 而患病的人在这一过程中会被挤出去。支付更高的计划中的患者寻求预防性服务会挤占支付更低的计划中的患者更为紧迫的需要。最容易被伤害的患者将是参保 Medicare 计划的老年人和残障人士、Medicaid 计划的穷人以及刚通过健康保险交易所出售的有补贴的私人计划获得保险的参保人。⑯

17.5.2 对特需（礼宾）医生的影响

需求的大幅增长和供给原地踏步会导致几乎所有地方的医疗等待时间延长，此时患者可以向特需医生求助。只要每年缴纳一笔费用，患者就可以提高可及性，享受额外服务。⑰ 但是，一个常规诊所的医生通常有大约2 500名患者，而享受特需服务的患者通常只有大约500人。选择退出传统医疗提供特需医疗的医生越多，其他人面对的配给问题就会越严重。这会导致一种双层体系，其中财务资源更雄厚者享有特需服务，其他人则只能通过排队进行配给。

17.5.3 奥巴马政府的选项

奥巴马政府让自己陷入了两难的窘境。它希望被视为预防性医疗的捍卫者，但这种保障的大幅增加势必提高医疗保健成本，并挤出那些有更严重的医疗需要的人的医疗可及性。就在本次医疗改革之前，美国医学会协会就预测，到2015年美国会有21 000名初级保健医生短缺，而美国健康与人类服务部人力资源与服务局也估计，到2020年会有55 000—150 000名医生短缺。⑱

奥巴马政府清楚上述问题,对此也相当担心。但它能做什么缓解这一局面吗?

显而易见,健康与人类服务部长凯瑟琳·西贝利厄斯计划将 ACA 中 2.5 亿美元的"预防和公共健康"定向资金用于医生培训。[19] 这些资金将培训 500 名医生、600 名助理医生以及 600 名执业护士。此外,她还计划动用根据《美国恢复与再投资法》设立的"刺激"资金补贴医生和护士的培训。总之,奥巴马政府现在宣布,到 2015 年要培训 16 000 名初级保健提供者。[20]

但是,上述举措并未设立任何新的住院医师名额,而这是一名医学毕业生执业之前所必需的。因此,不可能有任何新医生被培训出来。此外,几乎所有会被补贴的医学生和护士生都已参与医学培训计划。

17.5.4　更好的替代:解放市场的供给

避免医疗保健(尤其是初级保健)供求严重失衡的最明显方式,是废除健康计划必须提供的一长串预防性服务,而且不得设置共同支付或起付线的强制规定。此外,护士、执业护士和其他辅助医务人员都应享有向市场提供自己的服务的自由。

在俄勒冈州,有合适资质和执照的执业护士可以自由选址开办诊所,并以初级保健医生的身份展开经营,无须接受任何其他医疗专业人士监督。[21] 他们可以抽血、开药并将患者转入医院。但是,在以监管严苛著称的得克萨斯州,若无医生监督,执业护士什么也做不了。这名医生必须:[22]

- 同时监督的护士数量不得超过 4 名;
- 被监督的护士不得超出 75 英里的半径;
- 每 10 天必须随机审查 10% 的护士的患者图表;
- 20% 的时间必须待在现场。

开在药房和商场并配备护士的无预约诊所似乎突破了这些法律壁垒。但是,在更贫穷的地区(尤其是在贫穷的农村地区)这种障碍还难以逾越。2009 年,大约 30％的得克萨斯郡(大部分属于农村)贫困率为 20％甚至更高。㉓但是,护士距离医生的办公室越远,医生就越不可能亲自过去监督诊所。在医疗服务水平低的地区,一名医生至少每 10 个营业日必须去拜访一次执业护士。由于执业人手本就短缺,得克萨斯州赤贫县的居民必须长途开车,才能得到简单的处方和并不复杂的诊断。

加利福尼亚州提供了医学执业法规带来危害的又一个实例:2010 年,洛杉矶的一个免费移动健康诊所吸引了超过 6 600 人,让志愿者(义诊)疲于应对。此后,加利福尼亚州立法机构通过一项法律,简化了外州医务人员过来行医的手续。㉔但是,由于加利福尼亚州未制定配套的法规,只有在加利福尼亚州持证者才能给患者提供治疗。想象一下:来自内华达州、亚利桑那州和俄勒冈州的医生无法跨州过来为需要的人们提供免费医疗。

17.6　漏洞百出的安全网

支持美国健康改革的一个最经常被提到的理由是减少无保险患者去急诊室看病这种高成本且耽误病情的旅程。但是,这个目标真的能实现吗? 急诊室最主要的使用者(从人数比例而言)是 Medicaid 计划的患者(或许是因为很多医生不愿收治他们),而在 ACA 下获得保险者有超过半数人会加入 Medicaid 计划。

17.6.1　对 ACA 可以寄予什么期待

医疗服务需求的增加会让某些人转向特需医生,但更多人在无法从医生办公室那里得到帮助时会奔向急诊室:㉕假如新参保的人中只有三分之一会因为初级保健供给不足而奔向急诊室,这意味着每年急诊室看病人次会增加 3 900 万—4 100 万。

17.6.2 更好的方法

为保护向最脆弱人群提供医疗服务的机构,我们需要有随客观需要动态增减的专门资金。资金的来源之一是未认领的纳税抵免积累的资金。这笔资金可以转移到无保险者所在地区的安全网机构,用于在前者无力支付医药费时提供资金来源。

17.7 老年人和残障人士的福利无从削减

老年人是这次健康改革的主要受损者。超过半数的改革成本将由未来 10 年中 Medicare 计划支出减少的 5 230 亿美元支付。[26]尽管老年人的某些福利会有增加(主要是新处方药保障),但成本与收益之比超过 10∶1。

17.7.1 Medicare 计划支付给提供者和 Medicare 优先计划的费用减少

Medicare 计划精算师预测:[27]

● 到 2020 年,Medicare 计划支付给医生和医院的费用总额将低于 Medicaid 计划。[28]

● 到 2019 年,七分之一的医疗机构会收不抵支,很可能被迫离开 Medicare 计划。

● 到 2030 年和 2050 年,这一数字会上升到 25% 和 40%。

此外,在不远的将来,Medicare 计划的患者会发现自己处于跟 Medicaid 计划参保人同样的境地——被迫去社区健康中心和安全网医院获得全部医疗。[29]最终,若 Medicare 计划支付增长率低于美国医疗总支出，老年人和残障人士将会处于截然不同的医疗保健体系。他们无法找到跟其他美国人一样的医生或医院看病，或者无法享受到同等的医疗服务质量。

为捍卫自己的计划，奥巴马政府对外宣传会聚焦 Medicare 计划控费以消除浪费——鼓励低成本、高品质医疗，并打击高成本、低品质医疗。然而，以 Medicare 优先计划为例，其补贴的减少似乎仅仅基于特别利益的政治考量，而不是任何崇高目标。[30] 此外，即将被撤资的计划只是在表面上应付奥巴马总统自称想通过健康改革完成的目标：[31]

- 它们向无力支付的中低收入者提供补贴保障。
- 它们通过消灭不必要的医疗比传统保险更好地控制成本。
- 它们提供更优质的医疗。
- 它们不设先存条件限制，一些计划实际上专门吸引和照料身患多种疾病的患者。
- 它们提供每年的计划选择。
- 它们甚至与公共计划（传统 Medicare 计划）同台竞争。

17.7.2　更好的解决办法：改革 Medicare 计划的正道

Medicare 计划减掉的很多费用都必须恢复。但是，可以通过授权患者和医生提高效率并消灭浪费来放慢 Medicare 计划成本的增长。

从需求端而言，老年人应该可以拥有 HSA。如此，避免不必要或浪费性支出的人就可以将同一笔钱用到别的消费支出上。换言之，患者有控制成本的财务自利性。

从供给端来说，医院管理者或其他提供者可以向 Medicare 计划请求采用更有效率的支付方法。底线是：这种变化不能提高 Medicare 计划的成本，或者降低患者的医疗质量。一旦被给予这样的机会，医生就会发现想方设法消灭无效率和浪费是对自己有利的。

17.8　各州难以承受之重

ACA 预计会增加 1 600 多万 Medicaid 计划参保人,并显著地将扩大收入不到联邦贫困线 133% 的家庭的参与资格。起初,联邦政府会支付新获得资格的参保者的 100% 的成本,2019 年前支付 95% 的成本。但是,隐性成本会制约各州的预算,州政府仍会发现自己要分担的部分无力承担。

17.8.1　让具备资格者参保的成本

据估计有 1 000 万—1 300 万无保险者已经具备 Medicaid 计划资格但并未参保。当个人强制令于 2014 年生效时,很多州会发现 Medicaid 计划的成本上升。

比如,根据得克萨斯州健康与人类服务部的估计,在新法实施十年后,该州 Medicaid 计划参保人数预计会增加 240 万。其中,只有 150 万人刚获得资格,因此其余 900 万人的大部分成本分担必须由州政府负责。[32]

17.8.2　Medicare 计划提供者的低付费

平均而言,Medicare 计划提供者的补偿额仅为私人保险商对同样的服务支付的金额的大约 59%,但各州的具体情况有所差别。比如:[33]

● 纽约州对初级保健医生的付费仅为私人保险商的大约 29%。
● 新泽西州的可比数字为 33%。
● 加利福尼亚州的可比数字为 38%。
● 得克萨斯州的可比数字为约 55%。

过低的提供者补偿额导致 Medicaid 计划参保人更难以找到愿意收治他们的医生。起初，联邦政府会承担将 Medicaid 计划提供者费用提高到 Medicare 计划水平的成本，但期限仅仅为 2014 年和 2015 年。随后，费用会下降到原先的水平，或者州政府承担保证 Medicaid 计划提供者费用维持在医生愿意参与该项目的成本水平。

17.8.3 安全网医院的支付下降

不成比例的医院（DSH）付费被用于补偿那些治疗了不成比例的穷人和无保险患者的医院。联邦政府每年分配了大约 120 亿美元用于抵消其中部分成本。

2019 年，以前 ACA 会将 DSH 付费平均减少大约四分之一。从 2018 年开始，每年减少的费用约为 50 亿美元。联邦政府首先会将医院历史拨款的四分之三扣除，然后利用一套复杂公式返还部分资金。这么做的理由是，随着更多患者拥有保障，医院治疗的无保险患者将会减少。但是，2 300 万人依然没有保险，其中一些人还是会寻求无补偿医疗（uncompensated care）。若保证医院不破产，各州就必须承担部分成本。

17.8.4 挤出私人保险

Medicaid 计划中很多新加入者可能是以前有私人保障的人。追溯到 20 世纪 90 年代的研究都证实，当 Medicaid 计划放松参与资格时，50%—75% 的新参保人是退出原先的私人保障之后转移过来的。[34]

17.8.5 更好的解决办法：让各州控制 Medicaid 计划

废除 Medicaid 计划有一个充分的理由。若被给予换一种方式花同一笔钱的自由，各州应该可以提供更多更好的医疗。即使它们决定保留 Medicaid 计划的基本结构，各州也可以实施诸多改革降低成本、提高质量并增加可及性。

最直截了当的解决办法是,将各州的 Medicaid 计划资金交给它们,除了规定必须将资金花到穷人医疗上之外不再附加任何限制。最公平的配置体制是,根据各州的全国贫困人口比例决定整笔资助额度。

17.9　保险公司监管不可行

17.9.1　监管医疗损失率

医疗损失率是健康保险保费花到医疗保健上的比例。余数通常被称为"管理成本"。ACA 要求健康计划必须将至少 85％的保费收入花到医疗保健上,花到管理上的费用不得超过 20％。[35]

由此立即引发一个问题:没人清楚该如何定义"管理"。正如联邦预算中没有被称为"浪费欺诈与滥用"的单列项,任何组织的预算中也没有被称为"管理"的单列项。大多数人自以为模糊地知道这是什么,但要真正明确定义它就好比把果冻钉到墙上*。

想一想医生的办公室的日常事务,问问自己哪些你倾向于将其称为"管理"或"开销",哪些你会将其称为"医疗保健"。按理说,物理设施、设备和用品都属于开销范畴。负责带你入院和出院的人员从事的也是管理工作,难道不是吗?记录你的病史和重要信息甚至你确认你的患病性质,都可以算管理。事实上,你可以证明,除非有人真的帮你抽血、打针或开药,否则都属于开销范畴。

如果这么看的话,你可以认为医生办公室内 95％的活动都属于管理和开销。但是,一位机智的会计师或许会倒过来说,只有 5％的活动真正属于开销。

现在,让我们思考一下保险公司。MLR 是个潜在地制约销售、利润、反欺诈及任何其他非医疗费用的约束,保险商肯定不会喜欢它。保险经纪人的销售佣金也被视为开销。回答投保人的疑问也属于此类。

---

* 比喻不可能完成的任务。——译者注

17.9.2 五种异常激励

在此类监管造成的异常激励中,我想聚焦于危害可能特别大的五种。

第一,保险商支付给医生或医院的几乎任何费用都会被算作医疗保健,无论提供者的管理成本多高。因此,两个实体都有激励设法将管理者成本从保险商转到提供者那里。最明显的一种操作手法是保险商跟一个HMO签约,按人头给HMO一笔固定费用,让HMO管理全部医疗活动。这没有任何问题。

第二,保险商遵照奥巴马政府的"质量提升"观念所做的一切(包括有管理的医疗、协同型医疗、整合型医疗、电子病历)几乎都会被算作"医疗保健"。但是,侦查和防范欺诈所作的努力不能算在内。医生的资质审查也不算。换个角度看,这实际上意味着保险商骚扰好医生的行为受到鼓励,而清除坏医生的行为则受打击。

第三,保险经纪人剩下的日子不多了。由于经纪人的佣金不被算作"医疗保健",而个人市场MLR平均水平约为70%(而非80%),保险商会降低佣金,经纪人将彻底退出市场。为什么我们要关心这个问题呢?因为在如今的官僚化健康保险体系中,经纪人(以及雇主)发挥着顾问和保护人的角色。他们回答问题、矫正错误、消除混淆并提供其他客户服务。一旦他们离场,我们就只能靠自己来导航穿越这套错综复杂的体系了。

第四,最小MLR限制了保险商可以花到相互竞争上的资金,因而有利于更大的企业,歧视了小企业。美国健康保险商已经在离开小团体和个人健康保险市场,迫使人们寻找其他的保障渠道。在这一过程中,我们只剩下更集中化、更少竞争、消费者选择更少的市场。下面是一些实例,感谢盖伦研究所提供这些素材:[36]

● 美国企业集团于2011年10月宣布,它将放弃20多个州

35 000 人的非团体保障。

　　● 印第安纳州近 10% 的州健康保险运营商已经从市场撤出，原因是无法达到联邦 MLR 的要求。

　　● Cigna 公司宣布不再向 16 个州和哥伦比亚特区的小企业提供健康保险保障。

　　● 科罗拉多州的 Aetna 公司将停止向该州的小团体出售新健康保险，并正在将现有客户移出计划，这将影响到 1 200 家公司和 5 200 名雇员及其赡养或抚养者。

　　● 新墨西哥州的四个保险商（国家健康保险公司、Aetna 公司、John Alden 公司和 Principle 公司）将不再向个人或小企业提供保险。

　　这种趋势还在加速蔓延，美国医学会认为，此举会让美国五分之四的大都市区健康保险市场失去竞争性。[37]

　　最后，保险商受制于在自己的保险业务上实现盈利的能力，但来自投资储备金的利润却不受限制。这意味着在保险业务中，保险商犹如受到监管的公共事业。保险商没有激励冒险开发新产品，因为它们无法收割成功创新带来的奖励。但是，保险商却可以从保险业务业务之外的风险投资中收获全部报酬。

17.9.3　更好的解决方案：解除管制

　　往小里说，控制住医疗保健成本要求有充满活力的竞争性健康保险市场。健康保险最重要的创新都不是来自最大的公司。它们是更小、更有创新性的公司在寻找市场夹缝过程中发现的。从长期来说，搞得市场只剩下一到两个保险商的强制性监管将弄巧成拙。

17.10　对消费者导向型医疗的歧视

　　回顾一下，HSA 是美国健康保险市场增长最快的产品。目前，约有 2 500 万人通过它管理自己的部分医疗保健资金。几乎每项严谨的研究都发现这些计划降低了成本但无损于医疗质量。事实上，大部分雇主都决定赋予雇员财务激励是最可靠的成本控制手段。

既然新健康改革的主要目标之一是降低医疗支出的增长率，若ACA 禁止了实现该目标的最可靠方式，那就真是天大的讽刺了。不幸的是，这种事似乎就快发生了。

下面来解释原因。HSA 计划通过让患者掌控自己的医疗保健资金实现了更低的保费。人们对第三方支付者的付费之所以会下降，是因为他们同意对更多费用担责。然而，按照新颁布的 MLR 规则，从一个 HSA 中自掏腰包的支出不被算入 MLR——至少对个人拥有的保险是如此。[38]具体来说，如果一个保险商帮参保人的医疗服务买单，在MLR 的计算中这会被算作医疗费用。但是，如果个人在起付线内支付一笔医疗服务费，这笔费用在 MLR 的计算中却不被算作医疗费用。

健康政策分析家和保险资深人士格雷格·斯坎德林举了下面的例子：[39]

> 假设我花 5 000 美元购买了一份不设起付线的保单。我产生了一笔 4 000 美元的医疗费。这是我保费的 80%，因此这个健康计划符合新的 MLR 规则。
>
> 但是，如果我花 4 000 美元购买了一份起付线为 1 000 美元的保单，然后同样发生了 4 000 美元的医疗费。我直接支付了第一个 1 000 美元来满足我的免赔额。健康计划支付了剩下的 3 000美元。这只占我保费的 75%，因此这个计划不符合 MLR 的新规。
>
> 两个例子产生的总保障成本是一样的，而且发生了完全相同的医疗费。但一种设计合规，另一种不合规。

废止 MLR 监管新规对 HSA 计划留在市场继续发展无疑大有帮助。但是，还得有更大的动作。HSA 在满足慢病患者的需要方面也有巨大潜力。为实现这一潜力，我们不仅需要废除 ACA 中自毁性的监管措施，而且要解除奥巴马政府之前税法中规定的妨碍 HSA 发展的限制。

注释

① Conversation with Republican Senate staff; compilation based on pages of Federal Register regulations and notices.

② Uwe E. Reinhardt, Peter S. Hussey, and Gerard F. Anderson, "US Healthcare Spending in an International Context," *Health Affairs* 23, No. 3 (May 2004): 10—25.

③ 许多人会选择更综合性的计划，参见 Douglas W. Elmendorf, "Letter to Honorable Olympia Snowe," Congressional Budget Office, January 11, 2010, http://www.cbo.gov/ftpdocs/108xx/doc10884/01-11-Premiums_for_Bronze_Plan.pdf。

④ Katherine Baicker and Helen Levy, "Employer Health Insurance Mandates and the Risk of Unemployment," *Risk Management and Insurance Review* 11 (2008):109—132. doi: 10.1111/j.1540-6296.2008.00133.x.

⑤ Victoria C. Bunce and J. P. Wieske, "Health Insurance Mandates in the States, 2010," Council for Affordable Health Insurance, http://www.cahi.org/cahi_contents/resources/pdf/MandatesintheStates2010.pdf.

⑥ John C. Goodman and Gerald L. Musgrave, "Freedom of Choice in Health Insurance," National Center for Policy Analysis, NCPA Policy Report No. 134, 1988; Gail A. Jensen and Michael A. Morrisey, "Mandated Benefit Laws and Employer-Sponsored Health Insurance," Health Insurance Association of America, January 25, 1999; and Stephen T. Parente, et al., "Consumer Response to a National Marketplace for Individual Insurance," Office of the Assistant Secretary for Planning and Evaluation, US Department of Health and Human Services, Final Report, June 28, 2008, http://aspe.hhs.gov/health/reports/08/consumerresponse/report.html.

⑦ The Henry Kaiser Family Foundation, "Health Reform Subsidy Calculator," June 22, 2010, http://healthreform.kff.org/SubsidyCalculator.aspx.

⑧ Daniel P. Kessler, "How Health Reform Punishes Work," *Wall Street Journal*, April 25, 2011, http://www.hoover.org/news/daily-report/76401.

⑨ Jason Brown et al., "How Does Risk Selection Respond to Risk Adjustment? Evidence from the Medicare Advantage Program," National Bureau of

Economic Research, NBER Working Paper 16977, April 18, 2011, http://www.nber.org/papers/w16977.pdf.

⑩ Robert O. Morgan et al., "The Medicare-HMO Revolving Door—The Healthy Go in and the Sick Go Out," *New England Journal of Medicine* 337(1997): 169—175, http://www. nejm. org/doi/full/10. 1056/NEJM199707173370306? ck=nck.

⑪ Kay Lazar, "Short-term Insurance Buyers Drive Up Cost in Mass.," *Boston Globe*, June 30, 2010, http://www.boston.com/news/local/massachusetts/articles/2010/06/30/short_term_insurance_buyers_drive_up_cost_in_mass/.

⑫ Jay Hancock, "IRS to Enforce Health Coverage with 'Honor System'," *The Baltimore Sun*, *Jay Hancock's Blog*, March 30, 2010, http://weblogs.baltimoresun. com/business/hancock/blog/2010/03/irs _ enforcement _ for _ health _ cov.html.

⑬ Timothy Jost, "Implementing Health Reform: Preventive Services," *Health Affairs Blog*, July 15, 2010, http://healthaffairs. org/blog/2010/07/15/implementing-health-reform-preventive-services/.

⑭ Damon Adams, "Who has 7-Plus Hours a Day to Put Toward Preventive Care?" *American Medical News*, April 21, 2003, http://www.ama-assn.org/amednews/2003/04/21/prsc0421.htm.

⑮ Louise B. Russell, "Preventing Chronic Disease: An Important Investment, but Don't Count on Cost Savings," *Health Affairs* 28(2009):42—45. doi: 10. 1377/hlthaff.28.1.42.

⑯ John C. Goodman, "For the Vulnerable, Expect Less Access to Care," John Goodman Health Policy Blog, November 16, 2011, http://healthblog. ncpa. org/for-the-vulnerable-expect-less-access-to-care/.

⑰ Devon M. Herrick, "Concierge Medicine: Convenient and Affordable Care," National Center for Policy Analysis, Brief Analysis No.687, January 19, 2010.

⑱ Julian Pecquet, "Investment in Healthcare Workforce Announced as Doctor Shortage Looms," *Healthwatch*, *The Hill's Healthcare Blog*, June 16, 2010, http://thehill. com/blogs/healthwatch/health-reform-implementation/103575-invetment-in-healthcare-workforce-announced-as-doctor-shortage-looms.

⑲ Doug Trapp, "Primary Care Gets Boost with $250 Million in HHS Grants," *American Medical News*, July 1, 2010, http://www. ama-assn. org/amednews/2010/06/28/gvsf0701.htm.

⑳ "Fact Sheet: Creating Jobs and Increasing the Number of Primary Care Providers," Health Reform. Gov, December 12, 2010, http://www. healthreform. gov/newsroom/primarycareworkforce.html/.

㉑ The Henry Kaiser Family Foundation, "Total Nurse Practitioners, 2010," State Health Facts, http://www.statehealthfacts.org/comparemaptable.jsp?typ =1&ind=773&cat=8&sub=103&sortc=1&o=a.

㉒ Virginia Traweek and John C. Goodman, "The Doctor's Out, Where is the Nurse?" National Center for Policy Analysis, Brief Analysis No.757, November 10, 2011.

㉓ "2010 County-Level Poverty Rates for Texas," US Department of Agriculture Economic Research Services, December 2, 2011, http://www. ers. usda. gov/ Data/povertyrates/PovListpct.asp?st=TX&longname=Texas.

㉔ Anna Gorman, "Free Clinic Plagued by Red Tape," *Los Angeles Times*, October 12, 2011, http://www.latimes.com/news/local/la-me-freeclinic-20111012, 0,1784326.story.

㉕ John C. Goodman, "Emergency Room Visits Likely to Increase under ACA," National Center for Policy Analysis, Brief Analysis No.709, June 18, 2010, http://www.ncpa.org/pdfs/ba709.pdf.

㉖ Douglas W. Elmendorf, "Letter to Speaker Nancy Pelosi," Congressional Budget Office, March 20, 2010, http://www. ncpa. org/pdfs/Managers-Amendment-to-Reconciliation-Proposal.pdf.

㉗ John D. Shatto and M. Kent Clements, "Projected Medicare Expenditures under an Illustrative Scenario with Alternative Payment Updates to Medicare Providers," Center for Medicaid &Medicare Services, August 5, 2010, https:// www.cms.gov/ReportsTrustFunds/downloads/2010TRAlternativeScenario.pdf.

㉘ Joseph P. Newhouse, "Assessing Health Reform's Impact on Four Key Groups of Americans," *Health Affairs* 29(2010):1714—1724, doi: 10.1377/hlthaff. 2010.0595.

㉙ Robert A. Berenson, "From Politics To Policy: A New Payment Approach In Medicare Advantage," *Health Affairs* 27, No.2(2008):w156—w164. doi: 10. 1377/hlthaff.27.2.w156.

㉚ Robert A. Berenson, "From Politics To Policy: A New Payment Approach In Medicare Advantage," Health Affairs 27, No.2(2008):w156—w164(Published online) doi: 10.1377/hlthaff.27.2.w156. Also see Lisa Wangsness, "Democrats Seek Cuts in Medicare Advantage: Citing Perks, GOP says Obama Misled,"

Boston Globe, September 24, 2009.

㉛ John C. Goodman, "The Puzzling War on the Elderly," *John Goodman's Health Policy Blog*, August 24, 2009, http://healthblog.ncpa.org/the-puzzling-war-on-the-elderly/.

㉜ David Cutler and Jonathan Gruber, "Does Public Insurance Crowd out Private Insurance?" *Quarterly Journal of Economics* 111, No.2(1996):391—430.

㉝ Thomas M. Suehs, "Federal Health Care Reform—Impact to Texas Health and Human Services Commission," Presentation to Texas House Select Committee on Federal Legislation, April 22, 2010. http://www.hhsc.state.tx.us/news/presentations/2010/HouseSelectFedHlthReform.pdf.

㉞ 作者的计算基于 Medicare 计划与私人保险公司的医生费用比以及"凯泽州健康事实"。另见 Devon Herrick, "Medicaid Expansion will Bankrupt the States," National Center for Policy Analysis, Brief Analysis No.729, October 25, 2010, http://www.ncpa.org/pdfs/ba729.pdf。

㉟ Katherine Hobson, "HHS Releases Final Medical Loss Ratio Regulations," *Wall Street Journal Health Blog*, November 22, 2010, http://blogs.wsj.com/health/2010/11/22/hhs-releases-final-medical-loss-ratio-regulations/.

㊱ Grace Marie-Turner, "A Radical Restructuring of Health Insurance: Millions to Lose the Health Coverage They Have Now," Galen Institute, December 2011, http://www.galen.org/fileuploads/RadicalRestructuring.pdf.

㊲ David W. Emmons, José R. Guardado and Carol K. Kane, *Competition in Health Insurance: A Comprehensive Study of US Markets, 2011 Update*, American Medical Association, https://catalog.ama-assn.org/Catalog/product/product_detail.jsp?productId=prod1940016.

㊳ "Actuarial Value and Cost-Sharing Reductions Bulletin," US Department of Health and Human Services, February 24, 2012. http://www.ncpa.org/pdfs/HHS-EHB-Actuarial-Equivalence-Bulletin-022412.pdf. Also see Mark E. Litow et al., "Impact of Medical Loss Ratio Requirements Under PPACA on High Deductible Plans/HSAs in Individual and Small Group Markets," Milliman Inc., January 6, 2012.

㊴ Greg Scandlen, "New Regulation Threatens Agents, HSA Plans," *John Goodman's Health Policy Blog*, December 12, 2011, http://healthblog.ncpa.org/new-regulation-threatens-agents-hsa-plans/.

18 结语:重建医疗保健新秩序的原则

本书的写作起源于一个承诺。我主动提出要给大家带来一种对医疗保健的独特观点——与你们在健康政策世界的任何其他地方可能听到的观点都极为不同。我担心的是,本书呈现的观念相对于正统观点过于激进。读者们需要有挣脱原有思想束缚接受我们的新思想的能力。需要的思想转变越大,大脑的自然抵制就越强。

但是,既然你们已经坚持看到了这里,我索性再抛出一些更激进的观点供大家思考。

如我们所见,医疗保健是一个复杂系统,无疑是所有社会系统中最为复杂的了。任何人永远都无力完全参透或理解一个如此复杂的系统。即便是动这个念头都是白费功夫。然而,我们应该理解,异常激励往往会导致异常的结果。因此,创造这些异常激励总是个坏主意。只要我们发现这些异常激励,将其消灭总是明智之举。复杂系统的扰动总是会产生意想不到和意料之外的后果,哪怕我们要做的只是消灭这种异常。尽管如此,明智的行动方式往往是先承认我们的无知,并避免赋予人们从事反社会行为的激励。

本书几乎始终聚焦于发现政府政策产生的异常激励,并思考如何用最小的社会干扰消除它们。在第 13 章,我概述了将扭曲人们被迫要做的一些最重要的决策的因素消灭之后政策环境可能的模样。在每种情形下,我们都设想用无偏的政策取代有偏的政策——让人们在公平的经济场上自由地选择。

下面,我想要思考三个有关医疗保健的基本问题,并基于三个原则加以回答。进而,我想在不涉及健康保险的情况下再考虑这些问题。这么处理的理由是:我们对这三个问题的回答将有助于导向我们希望健康保险允许我们所做的事情。

下面是问题:

- 当患者获得一项医疗保健服务时,他们应为此支付多少钱?
- 当医生和其他提供者提供一项医疗保健服务时,他们应获得多少付费?
- 这些金额应该如何确定?

为引导大家思考这些问题,我们先给出两个提示。首先,哲学家约翰·罗尔斯(John Rawls)曾提出,当我们思考制度与公共政策时,要做到只对问题就事论事是很难的。①(这项变革对我有好处吗? 或者对我有伤害吗?)为克服这种诱惑,罗尔斯建议我们想象自己站在"无知之幕"的背后,被迫做出"立场中立"的决策。换言之,想象你就要降生到社会,但你不清楚自己生下来以后会是谁。你可能生在富人家庭或穷人家庭;或天资聪慧或天资平庸;或才华横溢或凡夫俗子。换一种思考方式,现在美国有大约 3 亿人。在"无知之幕"的背后,你预先知道你会成为其中的一员,但不知道自己究竟会成为谁。你有同样的机会成为他们中的任何一个人。

第二种辅助思考的方式是区分边际和边际内,或者是全或无(all-or-nothing)决策。假如我问你多看一次医生或多服一片药的价值是多高,我是想要你给我一个边际评估。但是,假如我问你若有机会看医生价值几何,则我是在请你做一次全或无的评估。

我们在医疗保健领域作出的大部分决策都是:(1)选择性的;(2)边际的。那些决策以及我们赋予它们的价值是这里唯一想要考虑的。之所以提到这一点,是因为医疗保健中存在一种聚焦于全或无(要钱还是要命）的场景的倾向。假设你躺在轮床上被推进急诊室，面临着生死紧急抉择，这时候我问你，"让一位医生来给你救命值多少钱？"你的回答很可能是，"我全部的净值"。然而，无论我的提问还是你的答复都是无趣且无实际意义的。

现在，我们可以将问题转变成有趣且实际的了。假如我问你，"为了多吸引一名医生加入急救队伍并以某种小概率提高你在未来急诊中被救活的机会，给急诊室医生略微提高一点费用对你价值多少？"这不仅是个有趣的问题，而且经济学家真的可以找到它的答案，未必是对你个人，而是对普遍的人类。他们可以通过查看人们在小风险和人们愿意为避免日常生活中的小风险愿意花的金额之间的取舍来进行计算。

记住这些告诫之后，下面我将通过提出三个支配医疗保健购买的原则来回答上述三个问题。

- 患者应该为医疗支付等于其边际社会成本的价格。
- 提供者应该获得等于其医疗带来的边际社会价值的价格。
- 但凡可能，这些价格都应该由竞争性市场来决定。

如果这说的是任何其他市场，我所认识的多数经济学家都会认为这些原则是无异议的。原因简单明了。如果患者被收取的费用低于他们接受的医疗的成本，就会形成过度消费的异常激励。如果他们必须支付更多，就会有消费不足的异常激励。在提供者一方，同样的推理也适用。如果医生收到的费用低于服务的社会价值，他们就会对服务提供不足。如果他们的费用高于服务的社会价值，就会过度提供。至于第三条原则，多数时候竞争性市场都是让前两条原则成立的基本条件。

这是基础经济学的内容了。它理性、明智且无异议。然而，世界上每个国家都在采取几乎一切可以想象的手段阻止这三条原则发挥作用。

未能遵循这些原则是医疗保健需求未被满足的主要原因。尽管据估计有 7 100 万美国人胆固醇水平偏高，只有大约一半的人接受过这方面的治疗。[②] 在接受治疗的人当中，大约三分之一的并未控制住这个问题。如果美国的高血压药物治疗遵循了国家心肺血研究院（NHLBI）发布的指南,服用血管紧张素转换酶（ACE）抑制剂的人数就会翻倍。如果 NHLBI 指南在哮喘治疗中得到遵守,哮喘药（吸入皮质类胆固醇）的用量就会从两倍上升到十倍。③

停下来思考一下我们的医疗保健体系有何不同。在正常市场上,所有这些未被满足的需要都会被视为医疗提供者的机遇。尚未解决的问题和未被满足的需要是创新性企业成长必然的沃土。

那么,为什么我们并未看到成千上万的医生、护士和其他辅助医务人员夜以继日地积极寻找更好的答案呢? 为什么我们没有看到报纸和电视广告中向如此庞大的潜在客户群兜售新疗法和新技术呢? 如果我们贯彻支配医疗保健购买的三大原则,我们就会看到这些现象。

下面转向健康保险的话题。从我们对上述问题的回答中,我们知道我们想通过健康保险做到两点:（1）允许我们在需要时购买医疗服务;（2）这么做的前提是不扭曲支配医疗保健购买的三大原则。

为提高医疗保健的可及性,本书建议:

- 用 HSA、健康券、个人管理的慢病医疗账户及其他机制提高患者的自主权,允许他们成为医疗市场上不受制约的消费者。
- 允许 Medicaid 和 Medicare 等公共保险计划的患者使用自己的保险方便地利用无预约诊所及其他便利、低成本的医疗渠道。
- 鼓励提供者提供电话和邮件问诊以及其他更便利的治疗方法。
- 鼓励提供者以别的方式基于价格、质量和便利性争夺患者。
- 放松医疗执业法规,允许更多提供者进入直接医疗市场。

上述想法并非全新的。若主要兴趣是增加医疗保健的可及性,它们似乎是自然而然的解决方案。

对于健康保险,我们已经论证,健康保险应该在竞争性市场中购买,每个人应该从政府那里得到同等金额的资助,无论人们从哪里购买保险。不一视同仁地鼓励所有保险会造成异常的激励,而且失之于武断和不公平。除此之外,我们要问以下三个根本问题:

- 谁应该拥有保险?
- 当人们变更保险时会发生什么?
- 自我保险应扮演什么角色?

对上述三个问题的回答构成了下面三条新原则:

- 保险应该由个人拥有,应该随着人们更换工作和出入劳动力市场而移动。
- 当人们更换健康保险时,他们应该总是基于真实(而非人造)价格而变动。
- 人们应该可以基于个人偏好和市场机遇自由地在个人自我保险和第三方保险之间转换;几乎所有的边际决策都应该由花自己的钱的患者作出。

我们已经看到,便携性是对先存条件问题的唯一理性的解决方案。若无法保证这一点,雇主和雇员在劳动力市场将面对形形色色的异常激励。

在一个理想的世界里,健康保险是一种处于从属地位的制度。它唯一的目的是让医疗保健市场更加便利,而不是取代医疗保健市场。未能理解这一事实,是引致美国乃至所有发达国家医疗保健政策危机的唯一的、最重要的原因。

注释

① John Rawls, *A Theory of Justice* (Cambridge, MA: Belknap Press of Harvard University Press, 1971).

② "High Blood Pressure and Cholesterol," *Vital Signs*, Centers for Disease Control and Prevention, US Department of Health and Human Services, February 2012, http://www.cdc.gov/vitalsigns/CardiovascularDisease/.

③ J.D. Kleinke, "Access Versus Excess: Value-Based Cost Sharing for Prescription Drugs," *Health Affairs* 23, No.1(2004):34—47.

Priceless: Curing the Health Care Crisis

By John C. Goodman © 2012 by THE INDEPENDENT INSTITUTE
The simplifed Chinese translation edition arranged through THE
COPYRIGHT AGENCY OF CHINA.
Simplified Chinese translation Copyright © 2024
by Truth & Wisdom Press.
All Rights Reserved.

版权所有　翻版必究
上海市版权局著作权合同登记号:图字 09-2020-084 号

图书在版编目(CIP)数据

无价：美国医疗危机的根源和出路 /（美）约翰·
C.古德曼著；许永国译. — 上海：格致出版社：上海
人民出版社，2024.4
ISBN 978 - 7 - 5432 - 3560 - 1

Ⅰ.①无… Ⅱ.①约… ②许… Ⅲ.①医疗保健事业
-研究-美国-现代 Ⅳ.①R199.712

中国国家版本馆 CIP 数据核字(2024)第 058519 号

责任编辑 王浩淼
装帧设计 路　静

无价:美国医疗危机的根源和出路
［美］约翰·C.古德曼　著
许永国　译

出　　版　格致出版社
　　　　　上海人民出版社
　　　　　(201101　上海市闵行区号景路 159 弄 C 座)
发　　行　上海人民出版社发行中心
印　　刷　上海商务联西印刷有限公司
开　　本　635×965　1/16
印　　张　25.75
插　　页　2
字　　数　341,000
版　　次　2024 年 4 月第 1 版
印　　次　2024 年 4 月第 1 次印刷
ISBN 978 - 7 - 5432 - 3560 - 1/C · 308
定　　价　118.00 元